KB192717

불경기 건강법

반항하라

When you ain't got nothing, you got nothing to lose.

(Bob Dylan_ *'Like A Rolling Stone'*)

가진 게 없으면 잃을 것도 없지!

(밥 딜런_ '구르는 돌처럼'에서)

이 책이 음울한 이 땅의 현재를 사는
모든 사람에게 한 가닥 빛이 되길 소망한다.

무기력의 공황상태에 빠진 당신을 하드캐리 할
칼날 같은 건강 지침서

불경기
건강법

반항하라

주원장한의원 원장
주석원 지음

세림출판

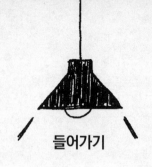

들어가기

"가진 게 없으면 잃을 것도 없다."*

딜런의 노래 속 이 말처럼 우리 곁의 많은 사람들이 더 이상 잃을 게 없는 상황
으로 몰리고 있다. 희망 없는 삶으로, 전쟁 같은 삶 속으로.

지구는 지옥처럼 끓고 있고, 삶의 터전은 쓰레기 속에 투기되고, 잘 나가는 것처
럼 보이던 경제의 깃발은 여지없이 꺾여 있고, 사람들은 휴대폰 속으로 뿔뿔이

---

* 밥 딜런(Bob Dylan, 1941~)의 노래, '구르는 돌처럼(Like A Rolling Stone)'의 가사의
일부. 이 노래는 딜런의 최고의 명반 중 하나로 꼽히는 'Highway 61 Revisited(다시 찾은 61
번 고속도로)'에 수록된 그의 대표곡으로 대중음악 역사상 가장 위대한 작품의 하나로 평가된
다. 한때 잘 나가던 콧대 높은 상류층 여인이 한 순간에 끝도 없는 나락으로 곤두박질친 처지를
한껏 조롱하는 노래다. 돈과 권력을 쥐고서 온통 허영에 찬 삶을 질펀하게 누리는 유한계급에
대하여 은유와 냉소로 신랄하게, 인정사정없이 풍자하고 있다.

흩어지고, 친구는 간 데 없고, 가족들은 보이지 않고, 아이들은 사교육의 수렁 속에서 애처로운 구원의 손짓으로 휘젓는데, 개인은 무수한 군중 속에서 까마득히 스러지고, 블랙홀 같은 삶의 굴레 속에 인간성(Humanity)은 흔적 없고, 애틋한 사랑의 탈을 쓴 끝없는 애욕만이 도처에서 난무한다. 방향타를 잃은 우리의 삶.

하지만,

이런 넋두리 속에 무방비로 매몰되고 싶진 않다. 다시 서고 싶다. 인생은 단 한번뿐이 아니던가!

알베르 카뮈(Albert Camus, 1913~1960)가 말했다: "삶에 대한 절망 없이는 삶에 대한 사랑도 없다."
그의 삶에 대한 사랑은 이런 것이다. "반항하라, 시지프(Sisyphus)처럼!"

이 책은 어찌할 수 없는 부조리한 삶의 고난 속에서 생명의 마지막 보루인 건강마저 위협 받고 있는 이웃들을 위해 나의 오랜 의료 경험을 바탕으로 쓴 항거의 외침이다.
의료인인 내가 나의 삶에서 남들보다 조금 잘 할 수 있는 장기 중의 하나인, 건강에 관한 지혜의 꾸러미를 여기 편린처럼 펼친 것이다.

가진 게 없으면 잃을 것도 없다는 딜런의 말을 다시금 곱씹어 본다. 이 말은 언뜻 모든 것을 상실한, 극한의 실패자에 대한 절망의 언사처럼 들린다. 하지만 난 그렇게만 보고 싶지 않다. 이 말은 가장 비참한 말이지만, 동시에 가장 용맹스런 전사의 언어이다. 왜?

왜냐하면⋯ 그는 더 이상 잃을 게 없으니까!
그래서 그는 앞으로 계속 얻을 수밖에 없으니까!

프랑스혁명은 왕정에 대한 민중의 반항이었다. 왕의 목을 싹둑 자르고 그 피의
반석 위에 자유, 평등, 박애의 인간을 올려놓았다.

"Gott ist tot(고트 이스트 토트)!"
니체는 이렇게 만천하에 신이 죽었다고 선언했다. 유럽을 지배하던 신 중심의
세계관을 온몸으로 부정하면서 인류사를 뒤흔드는 사상의 반란을 일으킨 것이다.

그런데
수운(水雲) 최제우(崔濟愚, 1824~1864)는 사람이 곧 하늘(하느님)이라고 했다.
아마도 인류사에서 이보다 더 긍정적인 반항은 없을 것이다.
"인내천(人乃天)!"
그는 신을 긍정하면서도 신 중심의 세계관을 송두리째 뒤흔들었다.

수운은 천상의 하느님을 지상으로 끌어내렸다.
마침내 하느님이 내 몸속으로 들어왔다.
"시천주(侍天主)!"
내 몸은 하느님을 모시고 있는 존재이다.*

---

* '시천주(侍天主)'라는 동학의 핵심 개념에 대한 도올 김용옥 선생의 독창적 해석이다. 그는
수운 최제우의 시천주에 대하여, 인간은 하느님을 모시고 있는 존재라는 뜻으로 풀이했다. 저
하늘에서 인간 위에 군림하던 하느님을, 우리 인간이 하루하루 발을 디디고 살아가는 바로 이

나는 곧 하느님이다.
하지만 나는,
반항하는 하느님이다.

생명의 탄생은 죽음만이 지배하던 이 우주에 대한 거대한 반란이었다.
생명의 출현도 이렇게 항거에서 비롯된 것이다.
죽음의 정적만이 감돌던 우주를 휘저어 극적인 변화의 소용돌이를 일으켰다.
생명이야말로 반항 그 자체이다.

삶은 그래서 『주역(周易)』과도 같다.
항상 변화한다.
끊임없이 바뀐다.
삶은 역(易)이다.

그러니 바꿔라!
자신의 처지를 한탄만 하지 말고
지금 당장 반항하라!
지금 여기서 처절하게 항거하라!

땅으로 끌어내린 것이라고 도올은 그 의미를 새롭게 새긴 것이다. 이렇게 인간이 하느님을 모
시고 있는 존재이므로 이로부터 인내천, 즉 사람이 곧 하느님이라는 명제가 성립하게 된다. 지
고한 저 하늘의 하느님을 숭배하는 객체로서의 인간이 아니라 인간 자신이 바로 하느님이라는
주체가 된 것이다. 이러한 수운의 인간관으로부터 인간의 존엄성이 자연스럽게 확보되며 인간
의 평등 역시 자연히 도출된다. 우리 모두가 하느님이 되는 장엄한 세상이 펼쳐지는 것이다.

내 고귀한 몸을 위하여!
나의 진짜 건강을 위하여!

새로운 건강을 여는 치열한 반항의 몸짓이 여기 있다.
이것이 개벽(開闢)이 아니고 무엇이랴!

　　　　　"그대의 고난을 자부심으로 받아들여라!"
　　　　　"나는 반항한다! 고로 우리는 존재한다!"

　　　　　　　　　　　　　　질풍노도의 삶이 격랑하는 이 땅에서
　　　　　　　　　　　　　　주원장한의원 원장 주석원 삼가 드림

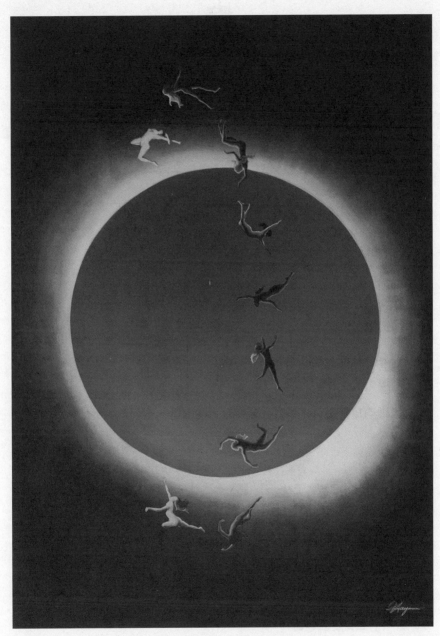

역(易)_ there's light behind

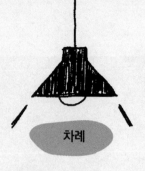

차례

셋째 가름 **스스로 질병 치료법**

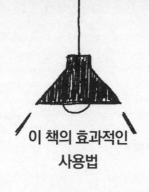

이 책의 효과적인 사용법

한 가지만 확실하게!

이 책에는 건강에 관한 다양한 방법들이 제시돼 있다. 이를 다 실천하기는 현실적으로 어려울 수 있다. 여기 소개한 건강법들은 요즘처럼 삶이 팍팍한 시절에 큰 경제적 부담 없이 적용 가능한 것들을 중심으로 집대성한 것이다. 이 중 적정한 건강법을 본인의 상황에 맞춰 고르기만 하면 될 것이다.

필자가 권하는 방법은 다음과 같다.

먼저, **올바른 식사법**을 필수적으로 숙지해서 실천하라. 내가 섭취하는 음식이 내 몸의 건강을 결정하는 제일 핵심적 인자이기 때문이다.

다음으로 여기 제시한 **스트레칭** 중에 본인에게 적합한 것 한 가지만 선택하라. 스트레칭은 생명력이 넘치는 유연한 몸을 가꾸는 데 필수불가결한 것이다.

근육 운동도 자신의 약점을 보완하는 것으로 한두 가지만 선택해서 지속적으로 실천하라. 근육은 당신에게 힘을 선사한다.

걷기 또는 트레킹을 꼭 하라. 이 책에서 소개한 다양한 코스나 트레일을 하나하나 섭렵하면 건강과 견문을 동시에 쟁취할 수 있을 것이다.

지압법은 몸에 발생한 문제를 해결할 필요가 있을 때 응용하라. 예를 들어 소화가 잘 되지 않으면 소화 관련 부분을 찾아서 해결하라.

끝으로, 필자가 대원칙으로 제안한 **생활의 운동화**를 꼭 염두에 두길 바란다. 인간은 원래 삶 자체가 운동인 삶을 살았다. 따로 시간 내서 운동할 필요가 없었다. 선사시대 우리 조상들은 사냥이나 채집 같은, 삶의 활동이 모두 운동인 삶을 살았다. 조선시대 우리 조상들의 농업도 하루 종일 운동 같은 노동이었다. 삶 자체를 운동으로 만들어라.

여기 제안한 많은 건강법 중에 단 한 가지만 꾸준히 실천해도 그대의 건강은 일취월장 할 것이다. **한 가지만 확실하게 장악하라!** 그렇게 단순하게 시작하라! 꿈에 그리던 건강이 그대 손에 확 잡힐 것이다.

건강하게
먹기

You Are What You Eat*

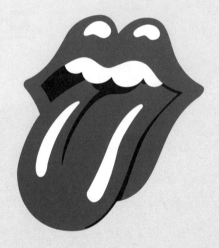

영국의 레전드 록 밴드 '롤링스톤즈(Rolling Stones, 1962~)'의 로고

---

*   "당신이 먹는 것이 바로 당신을 이룬다." 독일의 철학자 루트비히 포이어바흐(Ludwig Feuerbach, 1804~1872)의 말로 알려져 있지만, 사실 그가 한 정확한 워딩(wording)은 알려져 있지 않다. 대체로 음식이 한 인간의 신체의 거의 모든 것(특히 심신의 건강)을 형성한다는 의미로 이해되고 있다. 나는 이 말을 "당신은 음식이다."라고 직설적으로 새긴다. 우리가 먹은 음식 그 자체가 우리 자신이라는 것이다.

1 올바른 식사법

혀는 맛을 쫓는다.

창자는 건강을 쫓는다.

혀를 믿지 마라! 당신의 창자를 믿어라!

　건강을 결정하는 핵심 키는 이로운 음식이 아니라 해로운 음식이 쥐고 있다. 따라서 먹었을 때 소화 장애나 혹은 불편감을 주는, 바로 그 음식에 훨씬 더 주목해야 한다. 왜냐하면, 이것은 내 창자가 그를 싫어해서 표현하는 방식이니까. 창자가 몸에 해로운 것에 반항하는 것이니까. 내 몸이 나의 건강을 위해 항거하는데 내 어찌 그를 따르지 않을 수 있으랴! 우리 사회에 표현의 자유가 있듯 내 몸속에도 이렇듯 표현의 자유가 있다.

　창자가 싫어하는데도 굳이 혀에 집착해서 자신에게 해가 되는 식품을 찾아 먹는 사람이 있다. 프로이트(Sigmund Freud, 1856~1939)의 정신분석학적 용어를 빌린다면 '구강기(Oral Stage)'에 고착된 사람이라고 할 수도 있다. 모든 것을 입으로 가져가는 유아적 행동양식에 지배되고 있다고 볼 수 있기 때문이다.

창자가 싫어하는 것들

창자가 싫어하는 것은 어떻게 알 수 있을까?

먼저, 속이 거북하다. 말하자면 더부룩하거나 트림이 나거나 방귀가 많이 나오거나 하는, 어찌 보면 대수롭지 않은 것처럼 보이는, 그러나 사실은 예의 주시하고 들여다봐야 하는 그런 느낌이다.

창자가 싫어하는 현상으로서 가장 흔한 구체적 증상을 들라면 바로 '체'하는 증상을 들 수 있다. 체(滯)한다는 것은 음식이 몸속에서 멈춘 것 같은 느낌을 말한다. 이때 그 사람은 가슴과 명치, 위장 등의 상부 위장관(upper gastrointestinal tract)의 어느 곳에서 자동차가 도로에서 멈춰 체증을 일으킨 것처럼 음식이 실제 멈춘 것이라고 생각하기 쉽다. 하지만 사실은 음식이 멈춘 것이 아니라 나의 느낌이 여전히 그렇게 멈춘 듯 착각하는 것이다. 음식은 이미 내려갔지만, 가슴이나 명치 같은 곳에 날카롭게 할퀴고 간 음식의 잔영이 아직도 유령처럼 서성이고 있는 것이다. 신비스런 장면이 아닐 수 없다.

다음으로 위나 장에서 더욱 불편한 증상이 나타날 수 있다. 위가 쓰리거나 아프거나 화끈거리거나 빵빵하게 팽만한 것 같은 느낌이 있을 수 있고 그리고 장 역시도 풍선처럼 팽팽하게 부풀거나 빨래 쥐어짜듯 심히 아프거나 지독한 냄새 나는 방귀가 쉴 새 없이 나오거나 참을 수 없이 급박한 설사가 쏟아져 나오거나 변이 돌처럼 꽉 막히는 것과 같은 것이다. 만약 장염이라도 일어날라 치면 음식을 먹자마자 곧바로 폭포처럼 설사를 분사하기도 한다.

폭풍 설사의 기전

1. 매우 해로운 음식 섭취
2. 위장관에서 심각하게 유독한 것으로 감지하고 중추에 위험 신호 전달
3. 중추에서 위장관에 빨리 독을 빼내라고 자율신경계에 명령
4. 위장관의 연동운동 폭증
5. 폭풍 설사 시작
6. 위장관의 모든 음식이 전부 배출될 때까지 계속 설사
7. 위장관이 텅 비어 더 이상 유독한 음식이 잔류하지 않게 되면 마침내 상황 끝

장염의 미스테리한 메커니즘

어렸을 때 나는 이를 신비롭게 생각했던 기억이 있다. 어떻게 먹자마자 바로 항문까지 도달해서 쏟아져 나오는가? 음식이 100미터 달리기라도 하듯 입으로부터 항문까지 광속으로 도달하는 것과 같은 이 무시무시한 현상!

그런데 의학을 공부하다 보니 내가 먹은 것이 바로 나오는 게 아니라는 걸 깨달았다. 방금 먹은 음식이 워낙 독이 가득하므로 그 독을 즉각 빼내기 위해, 그전에 정상적으로 섭취해서 올바른 소화 과정을 거쳐 항문 근처까지 무사히 도달한, 멀쩡한 음식의 소화물부터 무작정 배출시키는 응급현상이라는 것을. **이것은 말하자면 창자가 극렬하게 내게 항거하는 반란의 외침이다.**

가끔 상태가 더욱 심각하면 위장관이 텅 비어 있는데도 상황이 끝나지 않는 경우가 있다. 그래서 이후 정상적인 음식을 먹어도 폭풍 설사가 그치지 않고 지

속되는 것이다. 이것은 위장관이 워낙 충격적으로 놀라서 독이 없는 음식인데도 뭐가 들어오기만 하면 화들짝 놀라 계속 음식을 쏟아내 버리는 것이다. "자라 보고 놀란 가슴 솥뚜껑 보고도 놀란다"라는 속담처럼. 이럴 때는 하는 수 없이 한의원이나 의원 같은 의료기관에서 제대로 된 치료를 받아야 한다. 그래서 위장관 운동이 정상으로 되돌아오도록 해야 비로소 완전히 상황이 종료되는 것이다.

내 몸이 싫어하는 그 밖의 증상들

그런데 내 몸이 싫어하는 현상이 이렇게 소화관에서만 일어나는 것은 아니다. 그것은 인체의 모든 계에서도 역시 일어날 수 있다. 인체의 모든 조직과 기관들은 그물처럼 서로 얽혀 있기 때문이다. 그런데 이렇게 소화관이 아닌, 다른 기관이나 조직에서 발생하는 것이 오히려 더 문제인 경우가 많다. 당장 가시적으로 불편한 증상이 잘 나타나지 않아 몸에 그 해악이 계속 잠행성으로 축적될 수 있기 때문이다. 최악의 경우 암이나 심근경색, 중풍, 자가면역 등과 같은 중질환의 보이지 않는 씨앗이 될 수 있다. 구체적으로 들어보자.

먼저, 내 몸이 싫어하는 증상이 순환계에서 일어나는 경우를 보자. 우선 손발이나 얼굴, 신체의 여러 부위가 붓는 현상이 흔하다. 그리고 혈액순환이 잘 되지 않아 저리고, 혈압이 올라가고, 머리가 무겁고, 심하면 두통이 오기도 한다. 소화가 안되면 꼭 두통이 오거나 몸이 붓는 사람들이 많은데 그게 바로 이런 현상인 것이다.

내분비계에도 싫어하는 증상은 당연히 올 수 있다. 췌장의 베타세포가 정상기능을 상실하면 인슐린 분비에 이상이 발생하여 당뇨가 올 수도 있고, 갑상선에 영향을 주면 갑상선기능항진증이나 저하증이 발발할 수 있고, 생식선에 여파가 가면 생리불순, 생리통, 생리전증후군 등이 발생할 수도 있다.

심지어는 근골격계에도 문제가 나타난다. 근육통이 오거나 관절이 원활하지 않게 되는 것이다. 심하면 관절통, 관절염 그리고 류마티스관절염 같은 중증도 발생할 수 있다. 환자 중에 자신에게 해로운 음식을 먹으면 지병인 근골격계 질환, 예를 들면 요통 혹은 관절염 같은 근육 및 관절 질환이 더욱 심해진다는 사람이 적지 않음을 보면 이를 어렵지 않게 확인할 수 있다.

면역계 또한 크게 영향 받는 분야라 하지 않을 수 없다. 장기 중에 폐는 면역 기능을 담당하는 중추 장기라 할 수 있는데, 창자가 싫어하는 음식을 자주 섭취하면 면역력이 감소하여 심한 기침이나 콧물을 동반한 감기를 달고 살거나 비염이나 천식 같은 알레르기 질환에 항상 고생하는 상황에 직면하게 되는 것이다.

정신의학에 나타나는 영향은 또 어떠한가? 환자 중에 항상 가슴이 벌렁거리거나 불안장애 혹은 불면증 등에 시달리는 분들이 종종 있다. 이들 중 상당수는 몸에 좋지 않은 음식을 먹어 위장 기능에 문제가 발생하면 꼭 가슴이 뛰고 불안하여 저녁에 잠을 잘 못 이룬다고 한다. 창자의 문제가 신경정신과적 질환을 직접적으로 촉발하는 원인이 되는 것이다.

식사의 대원칙

이와 같이 내 몸이 싫어하는 음식을 지속적으로 섭취하면 인체의 많은 시스템이 같이 허물어질 수 있다. 그러니 당신의 고귀한 창자의 절박한 외침에 귀 기울여라. 말할 것도 없이 당신은 언제나 당신의 창자를 끔찍이 신봉하고 극진하게 보살필 의무가 있다. 진실로 그렇다면 그대의 창자가 평안하기 위해 과연 어떻게 식사를 해야 할까?

식사의 대원칙
내 몸에 '편안한' 느낌을 주는 음식을 '골고루' 먹어라!

인간은 대표적 잡식동물이다. 아마 지구상에서 인간만큼 다양한 음식을 먹을 수 있는 동물도 없을 것이다. 인간은 유례없이 잡다한 음식을 닥치는 대로 먹을 수 있게 진화한, 거의 유일무이한 동물이다. 그러니 가능하면 다양한 음식을 섭취하라. 단, 섭취한 음식이 내 창자에 편안한 느낌을 주어야 한다. 그 모든 음식이 다 내게 좋을 순 없기 때문이다. 여기에 건강에 좋은 다양한 음식들의 예를 간략하게 들겠다.

곡식_____ 쌀, 밀, 콩, 조, 기장, 참깨, 검은깨, 메밀, 귀리 등의 여러 가지 곡류.

채소_____ 배추, 양배추, 브로콜리, 미나리, 무, 당근, 우엉, 도라지 등 다양한 채소.

과일_____ 키위, 바나나, 딸기, 복숭아, 자두, 사과, 토마토, 수박, 참외, 귤, 오렌지 등.

유제품___ 검은콩두유, 두유, 산양유, 우유 등 여러 종류의 유제품.

육식_____ 오리, 돼지, 양, 닭, 소고기 등 육류.

바다 식품 생선, 해산물, 해조류 등 바다에서 나는 식품.

내 몸을 평화롭게 하는 각 방면의 음식을 빠뜨리지 말고 골고루 먹어라! 단, 과식은 절대 금지! 배터지게 과식하면 실제 배가 터진다. 소화관을 구성하 는 세포가 상처를 입고 내적으로 파열되는 것이다. 그런 게 위염이고 장염이고 위궤양, 십이지장궤양이다. 기억하라! 아무리 귀한 산해진미라도 과식하면 반드시 독약이 된다. 작용과 반작용의 법칙은 물리계에만 적용되는 것이 아니다. 당연히 생명활동의 주체인 인체에도 정확하게 적용된다. 과식하느니 차라리 굶는 게 훨씬 낫다. 명심 또 명심!

내게 좋은 음식의 조건

이처럼 다양한 음식을 별 탈 없이 잘 먹을 수 있는 사람은 과식하지 않는 범위 내에서 널리, 골고루 섭취하라.

하지만 특정 음식에 자주 소화 장애를 일으키거나 종종 불편감을 느끼는 사람이 있을 수 있다. 그리고 구체적인 소화상의 불편감을 느끼지 않더라도 창자가 싫어하는 음식을 감지할 수 있다. 내 몸은 어떤 식으로든 싫어하는 음식에 대해 감정을 표현하기 때문이다. 그럼 내 몸에 좋은 음식의 조건들에 대해 알아보자.

똥과 오줌이야말로 가장 직관적인 건강의 지표!

1   먼저, 대변 상태가 좋아야 한다. 좋은 대변은 다음과 같은 원칙을 지닌다. 우선, 양이 많아야 한다. 그리고 잘 나와야 한다. 굵고 시원하게 한 큐에 쑥! 나오는 거대한 똥일수록 좋은 대변이다. "먹은 것보다 더 많이 나오는 것 같아요!" 이렇게 말하면서 "혹시 먹은 게 흡수되지 않고 다 빠져나오는 게 아니냐?"며 걱정하는 사람이 가끔 있는데, 아니다! 이게 진짜 좋은 것이다. 똥은 어마어마하게 많이 나올수록 좋다. 모양도 가래떡처럼 예쁘게, 매끈하게 잘 빠져야 한다. 색깔은 진하지도 흐리지도 않은, 누르스름한 것이 좋다(흔히 말하는 황금변은 좀 과장된 표현이라고 생각한다. 똥이 아무려면 황금처럼 찬란하게 빛나겠는가?). 질감은 딱딱하지도 무르지도 않은, 말랑말랑한 상태가 최고다. 기억하라! 똥이 당신의 건강을 판정한다!

2   식후 위장관이 평안해서 아무런 반응이 없어야 한다. 창자가 평화로워 아무 말도 없는 것이다. 하지만 내 몸이 싫어하는 음식을 먹으면 창자가 반응을 보이는 경우가 많다. 트림이 많아지거나 가스가 차서 위장이 팽만해지거나 가스가 대장에 가득 차서 방귀가 계속 나오게 된다. 방귀 냄새가 별로 없거나 약간 구수한 향기가 나고, 횟수도 그리 많지 않다면 그건 괜찮은 사인이라고 볼 수 있지만, 해로운 음식을 먹었을 때 나는 방귀 냄새는 대개 지독한 경우가 많다. 썩은 내가 진동하는 것이다. 이는 장에서 유산균에 의해 음식물이 올바르게 발효되는 게 아닌, 유해균에 의해 부패 현상이 진행되고 있는 상태이기 때문이다. 말 그대로 창자 안에서 음식이 세균에 의해 썩고 있는 상황인 것이다. 이때 나오는 대변은 냄새도 좋지 않지만, 외견상으로도 대개 시궁창 같은 소견을 보이는 경우가 많다. 대변이 위와 같이 좋은 상태가 아니면 해로운 음식이 몸에 들어왔다는 명백한 사인이다.

❸　다음으로, 먹은 후 몸의 느낌이 가벼워야 한다. 먹을 땐 맛있게 잘 먹었는데 먹고 난 후 몸이 축 쳐지고 맥아리가 없다면 그건 내 몸이 싫어하는 것을 먹었다는 사인이다. 과식이 아닌, 정상적인 양으로 먹었는데도 식곤증이 심하게 온다면 그건 창자가 기진맥진, 축 늘어진 것이다. 창자가 늘어지면 내 몸도 함께 늘어진다. 위나 장이 하수한다는 것은 과식에 의해서일 수도 있지만, 몸에 해로운 음식으로 과도한 활동을 한 창자가 파업 선언을 한 것이다. 반면, 내게 좋은 음식은 먹은 후에는 몸에 활력이 솟고 경쾌해진다. 몸이 깃털처럼 가벼워져 문자 그대로 몸이 날듯이 무중력 상태가 된다.

❹　비슷한 맥락에서 눈에 일어나는 느낌도 있다. 단도직입적으로 말한다면 눈이 편안해져야 한다. 내게 좋은 음식을 먹으면 눈이 밝고, 맑아진다. 식후 눈이 침침해지고 머리가 맑지 않다면 그건 음식이 내 몸에 허열(虛熱)을 발생했다는 말이다. 허열이란 내 몸에서 발생하는 병리적 발열 증상을 말한다. 내게 독이 되는 음식이 처리되는 과정에서 독가스가 발생해 위로 떠오르는 현상인 것이다. 좋은 음식을 먹으면 눈이 환해지고 정신이 은화(銀貨)처럼 맑아진다. 좋은 음식은 내 몸에 이상의 날개를 달아준다!

❺　또한, 소변이 잘 나와야 한다. 식후 소변이 청장(淸長), 즉 맑고 시원하게, 다량으로, 잔뇨감 없이 한 번에 쭉 끊기지 않고 나와야 좋다. 어떤 음식을 먹었을 때 자꾸 나와 화장실을 드나들게 하고, 나와도 찔끔 찔끔 혹은 쫄쫄쫄 나오고, 깔끔하게 끊어지지 않고 질질 새고, 다 봤는데도 아직 본 것 같지 않고 잔뇨감이 있다면 그건 해로운 음식을 먹었다는 증표다. 남자의 경우 전립선비대증 같은 증상으로 그리고 여성의 경우 방광염 같은 감염증으로 그럴 수도 있지만, 평소 그런 게 없는데도 특정 음식을 먹었을 때 이런 소변불리(小便不利)의 증상이 있다면 그 음식은 그 사람에게 해롭다는, 내 몸의 비뇨기적 반응이라는 점을 기억해야 한다.

요료법

사람들이 잘 모르고 또 착각하기 쉬운데, 소변은 사실 내 몸의 피와 같은 것이다. 피가 콩팥을 통과하면서 걸러져 바로 배출되는 것이기 때문이다. 방광으로 가기 직전에 소변은 피였으므로, 비록 그것이 몸의 생리적 입장에서는 버려지는 것이라 할지라도 사실 크게 유독한 것은 아니다. 심지어 전통 의학에서는 소변을 몸을 치료하기 위한 약으로까지 썼다는 점도 주목하길 바란다. 요료법(尿療法)이라는 게 바로 그것이다.

요료법이란 소변을 받아서 마시는 건강법이다. 자기 소변을 받아 마시기도 하고, 깨끗한 동변(童便, 어린 아이의 소변)을 받아 마시기도 한다(감염을 막기 위해 소변을 받자마자 미지근한 상태에서 바로 마셔야 한다. 대개 소변의 처음과 끝 부분을 버리고 중간뇨를 취한다). 사람들은 얼굴을 잔뜩 찌푸리며 어떻게 그 더러운 소변을 마실 수 있느냐고 반문하겠지만, 정상적인 소변은 사실 전혀 무균의, 매우 깨끗한 상태라는 걸 상기할 필요가 있다. 단지 몸에서 순환을 거치고 나온 생화학적 부산물로서 생리적으로 몸에 맞지 않기 때문에 배출되는 것일 뿐이다.

대개 드물지만, 요료법은 잘 치료되지 않는 난치병 치료에 쓰인다. 오줌은 오행으로 한수(寒水), 즉 한성(寒性, 차가운 성질)이 강한 수기(水氣)에 속하는 약재이므로 심한 열증(熱證)의 질환에 효험이 있다고 알려져 있다. 과거 내 한의원에 오던 어떤 환자도 한때 요료법을 실행해서 상당히 좋은 효험을 봤다는 케이스도 있었다. 필자도 호기심이 들어 한때 실험 삼아 오줌을 스스로 받아 마셔본 적이 있다. 특유의 지린내와 함께 짭짤하고 느끼한 맛이, 미지근한 체온이 실린 채 위장관을 통과해 내려가는 것을 서리얼리스틱(surrealistic)하게 느껴 봤었다. 생각보다 역하지 않고 먹을 만했지만, 두 번 다시 체험해 보고 싶지는 않았다.

우암 송시열(尤庵 宋時烈, 1607~1689)이 평소 이 요료법을 실천해서 매우 건강하게 살았다는 이야기는 꽤 유명하다. 당시로서는 상당히 장수에 속하는 83세에, 그것도 남인과 숙종의 정치공작에 의해 사약을 받고 사망했으니 정상적이었다면 이보다 훨씬 더 오래 살았을 것이다.

요료법과 관련한 기묘한 일화가 그에게 전해진다. 우암이 자신에게 내려진 비상(砒霜)과 부자(附子) 등의 대열(大熱), 대독(大毒)한 약재들로 구성된 사약을 마셨는데, 무슨 이유인지 쉽사리 죽지 않았다는 것이다. 그가 평소 극히 냉한 성질의 오줌을 계속 마신 까닭에 오줌의 냉기가 전신에 배어 있어 사약의 그 맹렬한 열독을 짓누르는 바람에 쉽사리 죽지 않았다는 것이다. 이에 사형 집행관이 진땀을 삐질삐질 흘리며 무척이나 당황했다는 뒷얘기도 있다. 궁여지책으로 사약을 수차례 더 마시게 한 후에야 비로소 절명했다는, 전설 같은 얘기가 전한다. 믿거나 말거나 같은 이야기이지만 그게 사실이라면 그를 살려줘야 했던 것이 아닌가 생각해 본다. 죽지 않는 것도 하늘의 뜻일진대, 그 뜻을 거스르고 죽을 때까지 계속 사약을 먹게 하는 건 무슨 경우인가? 반칙 아닌가?

똥과 오줌은 내 몸의 반항의 상징이다. 똥은 반항의 선두 주자요, 오줌은 반항의 최종 주자다. 내 몸의 가혹한 물리적, 화학적 테러를, 그 지독한 소화 작용의 융단폭격을 거치고도 살아남은 지옥의 전사이다.

자연은 아름다움을 추구한다. 꽃과 나무가 아름다움을 추구하듯, 공작과 얼룩말이 아름다움을 추구하듯 똥과 오줌도 아름다움을 추구한다. 내 몸에서 불필요한 쓰레기로 퇴출되는 이들마저도 내 몸이 건강하다면 아름답게 배출되는 것이다. 똥과 오줌이 아름답지 않다면 그건 내 몸이 건강하지 않다는 뜻이다.

아름다운 똥과 오줌은 내 몸의 참다운 건강의 상징이다. 내 몸의 활력과 생명의 상징이다. 언제나 내 몸을 가꾸고 또 가꾸자. 아름다운 똥과 오줌을 위하여!

6　　피가 맑아야 한다. 붉은 피의 터전, 순환계의 병리적 현상에도 주목할 필요가 있다. 몸에 해로운 음식이 축적되면 먼저 혈액에 그 여파가 반영되기 때문이다. 혈액이 맑은 시냇물처럼 경쾌하게 잘 흐르는 것이 아니라, 하수도의 시궁창 물처럼 더럽고 탁하게 흐르고, 심하면 막히기도 하는 것이다. 그것을 객관적 지표로 보여주는 것이 고지혈증 같은 것이다. 이것은 핏속에 기름이 둥둥 떠다니는 것을 말한다. 이들이 심하면 혈액순환을 막는다. 피가 걸쭉해져서 흐름이 정체되는 것이다.

더욱 악화되면 혈전 형성에 영향을 주기도 한다. 혈전(thrombus)이란 다른 말로 혈병(blood clot), 즉 피떡이라고 하는데, 이는 일부 혈액이 응고되어 형성된 덩어리를 말한다. 이것이 혈액순환을 저해하고 크고 작은 혈관을 막아 큰 문제를 일으킬 수 있는 것이다. 특히 동맥이 막히는 동맥혈전증은 생명을 위협하는 중대한 문제를 일으킬 수 있다. 뇌혈관이 막힌 중풍이나 관상동맥이 막힌 심근경색이 대표적인 예이다. 이것은 몸이라는 집에 갑자기 전기가 탁 끊기고 수도관이 꽉 막히는 사태가 일어난 것이다. 몸의 에너지원이 올 스톱 한 것이다.

7　　간이나 신장에 독성반응을 일으키지 않아야 한다. 해로운 음식이 특정 장기에 강한 독성을 일으키는 경우도 있다. **가장 대표적 장기는 간이다.** 간에 독성을 일으키면 속이 울렁거리고 심하면 구토증이 일고, 피부가 가렵고, 전신에 누렇게 황달기가 뜨고 눈의 흰자위도 누런색을 띠게 되며, 몸은 심한 피로로 거의 맥을 못 추게 된다. 이런 증상이 온다면 병원에서 급히 해독치료를 받아야 한다.

해로운 음식은 신장 독성도 일으킬 수 있다. 초기 증상으로 체중 증가, 발과 발목 또는 얼굴과 손의 부종, 소변량 감소 등이 발생한다. 신장 손상이 심하면 급성요폐(急性尿閉), 즉 소변이 완전 불통될 수도 있다. 신장 손상의 지속으로 독성물질이 전신에 넘쳐나면 피로, 집중력 감퇴, 식욕부진, 오심, 전신 가려움증 등을 일으킬 수 있고, 흉통, 호흡곤란, 사구체신염으로 인한 콜라색 소변(피오줌, 즉 혈뇨의 사인) 등의 위중한 증상도 또한 동반될 수 있다.

이렇게 인체는 해로운 음식으로 인한 갖가지 불편감을 다양한 형태의 사인으로 나타내 보인다. 이럴 경우 반드시 다음에 제시한 식생활 가이드라인을 따르기를 권장한다. 왜냐? 그것은 당신의 고귀한 창자가 반항하여 반란을 일으키고 있다는 분명한 징표이기 때문이다.

結_
믿을 건 창자뿐!

2 식생활 가이드라인

다음의 식생활 가이드라인은 필자가 평생 한의사로서 임상을 하면서 얻은 빛나는 한의학의 지혜의 소산이다. 나의 임상의 결론은 건강을 결정하는 요소들 중 가장 핵심적 요인은 누가 뭐래도 단연코 음식이라는 것이다. 그 코어를 여기 공개한다. 이 가이드라인만 잘 지켜도 살면서 몸에 큰 문제없이 건강한 삶을 지속할 수 있을 것이다.

육식 가이드라인

음식 중에 소화 장애를 일으키는 대표적 식품을 들라면 고기 즉 육식을 들 수 있다. 고기! 정말 많은 사람들이 좋아하는 음식인 고기! 하지만 고기는 얄궂게도 두 얼굴을 가지고 있다: 맛있다! 하지만 소화가 잘 되지 않는다! 야누스 같은 고기!

이럴 때 어떻게 해야 할까? 다시 한 번 강조한다. 혀를 믿지 마라! 그대의 창자를 믿어라! 당신의 창자가 싫어한다면 결단코 먹지 마라. 철칙이다.

어떤 음식이 자주 소화가 되지 않는다면 그것은 당신에게 좋지 않다는 말이다. 미련 없이 손절하라! 세부적으로 다음과 같은 경우가 있을 수 있다.

돼지_____ 다른 고기는 괜찮은데 유독 돼지고기가 안 좋다는 사람이 있다. 소위 한의학에서 말하는 비위(脾胃)가 허랭(虛冷, 허약하고 차가운 상태)한 사람이다. 이런 사람이 고기를 먹으려면 소고기나 닭고기, 양고기를 먹어라. 이런 경우에 해당하는 사람은 평소 찬 음식, 과식, 날 것을 피하고 따뜻한 음식, 소식, 익힌 음식을 취하는 것이 좋다.

닭_____ 닭고기를 먹으면 속이 안 좋거나 잘 체한다는 사람이 있다. **이는 한의학적으로 위열(胃熱, 위장의 열)이 많은 사람에 해당된다.** 이렇다면 돼지고기를 먹어라. 혹은 이 사람은 육식 자체가 죄다 안 맞는 사람일 수 있는데, 이 경우 육식 대신 생선이나 해산물을 먹어라.

소_____ 소고기가 유독 소화가 잘 되지 않는다는 사람이 있다. 이 경우 소고기뿐만 아니라, 사실은 **육식 자체가 안 맞는 사람일 수 있다.** 육식을 금하고 채소(주로 잎채소)나 생선, 해물을 선택하는 것이 좋다.

육회_____ 익힌 고기는 괜찮은데 육회가 좋지 않다는 사람이 있다. **이는 위가 냉하고 허한 사람에 속한다.** 물론 이 경우 익혀서 먹는 것이 상책이다. 단, 돼지고기는 피하라. 대신 닭고기나 쇠고기, 양고기를 익혀서 먹어라. 하지만 튀긴 것은 피하고, 굽거나 삶은 것을 택하라. (그리고 고기뿐만 아니라 가능한 모든 음식을 익혀 먹어라.) 탄수화물 급원 식품으로는 밀가루 음식보다는 쌀이 좋다. 그리고 과식과 찬 음식을 반드시 피하라.

육식 전체_____ 특정 고기가 아닌 거의 모든 고기가 다 안 좋은 사람이 있다. 그런 사람은 체질적으로 육식이 맞지 않은 경우에 속하므로 고기를 자주 먹으면 절대 안 된다. 그럼에도 불구하고 단백질 운운하는 전문가나 매스컴의 말을 듣고 고기를 꼭 먹어야 한다고 생각하는 사람이 있다. 하지만 그건 사실이 아니다. 종류를 불문하고 대부분의 고기가 안 좋은 반응을 일으키는 사람은 고기가 맞지 않은 사람일 확률이 99% 이상이다. 고기를 피하고 생선이나 해물 또는 식물성 단백(완두콩, 강낭콩, 녹두, 서리태, 서목태 등) 쪽으로 선회하라.

우유 가이드라인

우유 먹으면 소화가 잘 되지 않거나 설사하거나 속이 거북한 사람이 의외로 매우 많다. **그만큼 우유는 불완전한 식품이다.** 그럼에도 우유를 꼭 먹어야 하는 식품으로 생각하는 사람이 많다. 성장기 어린이나 골다공증과 같은 뼈 건강이 우려되는 노년기에 특히 그렇다. 골다공증 예방에 우유 마셔야 한다고 극히 강조하는 전문가나 의료인도 적지 않다. 하지만 의외로 우유 섭취가 골다공증 예방에 도움 되지 않는다는 연구와 증거는 매우 많다. 우유 섭취가 세계 최고 레벨에 속하는 스웨덴이 골다공증 발생률 세계 최고 그룹에 속한다는, 아이러니한 사실이 이를 증명한다.

　우유가 맞지 않은 사람은 두 가지 유형으로 압축된다. **하나는 찬 음식이나 날것, 과식이 맞지 않은 사람이고, 다른 하나는 육식이 대개 맞지 않은 사람이다.** 전자의 경우 음식을 따뜻하게 익혀 먹을 것이며 소식을 하고, 육식을 할 경우 닭고기나 소고기, 양고기를 택하고, 채소는 무, 도라지, 연근, 우엉 같은 뿌리채소를 섭취하라. 생선은 조기(또는 굴비)나 갈치 정도가 무난하다.

육식이 맞지 않은 사람의 경우 단백질은 주로 생선이나 해물 같은 바다 식품, 또는 콩(주로 완두콩, 강낭콩, 녹두, 서리태, 쥐눈이콩)과 같은 식물성 단백원으로부터 섭취하고, 채소는 배추나 양배추 같은 잎채소를 권한다.

생선 및 해산물 가이드라인

생선회⎯⎯⎯ 익힌 생선은 괜찮으나 회 먹으면 속이 불편한 사람이 있다. **위가 냉한 사람이다.** 그런 경우는 당연한 거지만 구운 생선이나 삶은 생선, 또는 생선 조림을 먹어라. 익힌 생선마저 좋지 않은 사람은 생선은 손절하고 육식으로 선회하는 것이 좋다. **위가 냉할 뿐만 아니라 허한 사람이기 때문이다.** 육식 중에서도 돼지고기보다는 소고기나 닭고기 또는 양고기를 택하라.

생선 전체⎯⎯⎯ 대부분의 생선이 소화가 잘 되지 않거나 속이 불편한 사람이 있다. 이는 위장이 허하고 냉한 음식에 취약한 경우에 속하므로 생선 대신 육식, 그 중에서도 소고기나 닭고기, 양고기를 먹어라.

민물 장어⎯⎯⎯ 민물 장어 먹으면 속이 좋지 않은 사람이 있다. 그런 사람은 담백한 흰살 생선을 먹어라. 흰살 생선마저 좋지 않다면 그 사람은 위가 허하고 냉한 사람이므로 생선이나 해산물 자체가 맞지 않은 사람이다. 육식을 택하는 것이 낫고 그 중에서도 소고기나 닭고기, 양고기를 선택하라.

해물⎯⎯⎯ 대부분의 해물이 안 좋은 사람이 있다. 그런 경우는 위가 허하고 냉한 사람이어서 찬 성질의 음식이 맞지 않다는 말이다. 육식 중에 소고기나 닭고기, 양고기 등 따뜻한 성질의 것을 택하라.

과일 가이드라인

과일 전체_____ 대부분의 과일이 속의 불편함을 초래하는 사람이 있다. 이 사람은 위가 허하고 냉한 경우에 해당한다. 위에 부담을 주지 않는 따뜻한 성질의 과일 즉 사과, 귤, 오렌지, 토마토, 망고 등을 차지 않은 상태에서 섭취하라. 살짝 익혀서 먹으면 더욱 좋을 것이다.

수박_____ 수박 먹으면 속이 불편한 사람 중에 평소 과일을 매우 좋아하는 경우는 딸기, 키위, 바나나, 복숭아, 자두, 파인애플, 앵두 혹은 체리를 권한다. 반면 평소 수박이 불편한 사람 중에 다른 과일도 그다지 좋지 않은 사람은 위가 허하고 냉한 사람이므로 사과, 귤, 오렌지, 토마토, 망고를 섭취하라. 단, 차지 않게 상온 혹은 좀 따뜻하게 한 후 섭취하라.

귤_____ 귤을 먹으면 속이 쓰리거나 속이 불편한 경우 위열이 많은 사람에 속한다. 이런 사람은 딸기나 바나나, 감, 블루베리를 먹는 것이 좋다. 평소 채소(잎채소)를 주로 먹고 육식보다는 생선이나 해물을 선택하는 것이 좋다. 육식을 원할 경우 돼지고기 수육을 추천한다. 그리고 곡식은 밀가루보다는 쌀을 먹어라.

견과_____ 견과류를 먹었을 때 속이 불편한 경우 간이 허해서 지방 분해 능력이 매우 떨어지는 사람이라고 할 수 있다. 육식을 금하고 주로 채소와 생선, 해산물을 권한다. 곡식의 경우도 밀가루 음식보다 쌀이 좋다.

채소 가이드라인

채소(특히 잎채소)를 먹으면 소화가 안 되거나 속이 불편한 사람은 위가 허하고 냉한 사람이다. 찬 음식(아이스크림, 냉면 등), 날 것(생선회, 육회), 과식을 피하고 항상 음식을 따뜻하게 먹고 익혀 먹고 소식을 해야 한다. 잎채소(배추, 양배추)를 피하고 무, 도라지, 연근, 우엉 같은 뿌리채소를 섭취하라. 곡식의 경우 밀가루 음식을 금하고 쌀이나 찹쌀을 권장한다. 생선이나 해산물도 대체로 먹지 않는 것이 좋다. 육식의 경우 돼지고기를 피하고 닭고기나 소고기를 먹어라.

곡식 가이드라인

밀가루_____ 밀가루 음식이 소화가 잘 되지 않거나 속이 불편한 사람이 있다. 이런 경우는 탄수화물 급원 식품으로 쌀이 가장 좋다. 밀가루 음식과 동시에 육식 소화도 잘 되지 않는다면 쌀과 더불어 메밀과 호밀도 좋다. 메밀국수는 예를 들면 100% 메밀로 만든 막국수, 호밀빵도 100% 호밀 함량을 가진 빵을 섭취하도록 하라. 밀가루 음식뿐만 아니라 육식도 소화가 잘 되지 않는다면 생선이나 해산물을 단백질 급원 식품으로 대신 택할 수 있다. 되도록 피하는 것이 좋으나, 꼭 육식을 해야 할 경우는 돼지고기 수육을 먹어라.

메밀_____ 메밀이 소화에 좋지 않은 사람은 위가 허하고 냉하여 찬 성질의 음식을 잘 견디지 못하는 경우에 속한다. 이런 사람은 육식을 할 경우 소고기나 닭고기를 먹는 것이 좋다. 밥은 현미보다 흰 쌀밥을 먹고, 채소는 잎채소보다 뿌리채소를 먹어라.

콩_____ 대두(백태, 메주콩) 먹으면 속이 편치 않은 사람은 단백질 식품으로 육식보다 생선 또는 해산물을 먹는 것이 좋다. 채소의 경우 무나 당근 같은 뿌리채소보다 배추나 양배추 같은 잎채소를 먹어라.

보리_____ 보리 먹으면 속이 거북하거나 소화가 안 되거나 설사를 하는 사람이 있다. **이런 사람은 위가 허하고 냉한 사람에 속하므로 따뜻한 성질의 음식을 먹어야 한다.** 곡식은 쌀, 찹쌀, 옥수수, 육식은 닭, 양, 소고기, 채소는 무, 연근, 우엉, 도라지 같은 뿌리채소, 향신료는 생강, 고추, 후추, 카레 같은 열성의 것을 택하라. 그리고 생선이나 해물, 수박이나 참외 등은 피하라. 모든 음식을 되도록 따뜻하게 섭취하고 찬 것은 가능하면 피하라.

양념 가이드라인

고추_____ 매운 음식을 먹으면 속이 아프거나 설사를 하는 사람은 대체로 찬 성질의 음식이 좋다. **위에 열이 많은 사람**이기 때문이다. 생선이나 해물, 잎채소, 돼지고기를 섭취하라. 밀가루 음식을 피하고 쌀밥을 먹어라.

파_____ 파를 먹으면 속이 불편한 사람도 역시 위에 열이 많은 사람에 해당한다. 생선이나 해물, 잎채소, 돼지고기를 섭취하라. 밀가루 음식을 피하고 쌀밥을 먹어라.

식용 기름_____ 식용유가 들어간 기름진 음식이 소화가 잘 되지 않는 사람은 지방 분해 능력이 떨어지는 사람이다. 이런 사람은 육식도 잘 안 맞는 사람일 확률이 높다. 육식을 피하고 생선이나 해물, 잎채소, 쌀밥을 먹는 것이 건강한 삶으로 이끄는 첩경이다. 피치 못하게 육식을 해야 할 상황이라면 살코기(돼지 수육이 좋다)를 소량 먹어라.

건강식품 가이드라인

비타민_____ 종합비타민류가 안 맞는 사람은 일반 약에 대해서도 부작용이 많은 사람일 확률이 높다. 간의 해독력이 떨어지는 경우에 해당하므로 가능하면 모든 약을 피하고 음식으로 건강을 유지하는 전략을 취하는 것이 상책이다. 잎채소(배추, 양배추 등), 과일(딸기, 바나나, 키위, 자두, 블루베리, 파인애플, 복숭아 등), 생선, 해산물 그리고 쌀을 주식으로 식생활을 하라. 육식과 분식은 독이라고 생각하라.

인삼(혹은 홍삼)_____ 인삼 복용 후 열이 오르거나 두통이 있는 사람은 위열이 많은 사람이므로 매운 음식이나 닭고기와 같은 열이 많은 음식은 피하라. 주로 잎채소, 생선, 해산물, 쌀을 먹어라. 고기는 대체로 돼지고기 수육이 낫다.

한약_____ 대부분의 한약이 복용 후 속이 좋지 않거나 몸 컨디션이 나빠진다면 이는 간기능이 약한 경우가 많으므로 평소 술이나 화학조미료(MSG), 양약에 주의해야 한다. 영양제도 함부로 섭취하지 마라. 이런 사람은 평소 육식이나 분식, 매운 음식은 피하는 것이 좋다. 식생활은 주로 잎채소나 생선, 해산물, 쌀을 섭취하라.

대부분의 건강식품_____ 영양제나 건강식품 섭취했을 때 오히려 몸이 안 좋아지는 사람은 역시 간기능이 약한 경우가 많다. 따라서 건강식품이나 영양제뿐만 아니라 양약 또한 주의해야 한다. 평소 술이나 화학조미료도 금하고, 육식이나 분식, 매운 음식도 피하는 것이 좋다. 식생활은 주로 잎채소나 생선, 해산물, 쌀을 섭취하라.

외식 가이드라인

외식 하면 유난히 갈증이 심해져 물을 자주 마시거나, 혹은 속이 좋지 않거나 몸의 전반적인 컨디션이 나빠지는 사람도 대체로 **간이 약한 경우가 많다**. 평소 술이나 양약, 영양제, 건강식품에 주의하고 채소나 생선, 해물, 쌀을 주로 한 식생활을 하는 것이 좋다. 육식이나 분식, 매운 음식은 가급적 피하라.

음식의 온도 가이드라인

차가운 음식_____ 온도가 낮은 상태의 음식(냉수, 얼음, 아이스크림, 팥빙수, 얼음 넣은 냉면, 냉장고에 둔 찬 과일, 아주 차가운 탄산수 및 주스, 냉커피 등)을 먹으면 곧장 소화 장애나 배탈, 설사가 나는 사람은 모든 음식을 항상 따뜻하게 먹어라. 그리고 날 것(생선회, 육회, 생야채)과 과식을 절대 금하라. **위가 허하고 냉한 사람이기 때문이다**. 따뜻한 밥(쌀밥, 찰밥), 익힌 소고기, 닭고기, 무, 도라지, 연근, 우엉 등 뿌리채소, 김, 미역국(소나 닭고기를 넣은 것) 등을 따뜻하게 먹어라. 생선이나 해산물, 밀가루 음식은 멀리하라.

뜨거운 음식_____ 뜨거운 음식을 거의 먹지 못하는 사람은 음식을 차게 먹어라. 위에 열이 많기 때문이다. 음식은 뜨겁지 않게 쌀밥, 생 채소, 시지 않은 과일, 생선, 해산물을 주로 먹고, 육식의 경우 돼지고기를 먹어라. 뜨거운 음식과 찬 음식 모두 잘 먹지 못하는 사람은 가능하면 상온이나 미지근한 상태로 먹어라.

커피 가이드라인

커피 마시면 자주 가슴이 두근거리거나 소변이 잦아지거나 잠이 오지 않거나 속이 좋지 않거나 대변이 나빠지는 것과 같은 증상이 자주 나타난다면 **커피뿐만 아니라 카페인 음료가 맞지 않은 사람이다.** 이런 경우에 해당되는 사람은 카페인 음료(커피, 녹차, 홍차, 보이차, 에너지음료, 박카스 등)는 가급적 피하라. 대신 대추차, 구기자차, 생강차, 루이보스티, 카모마일을 추천한다.

結_
가이드라인은 생명선_ 지키지 않으면 당신의 건강은 역주행 한다.

3 건강과 경제를 동시에 챙기는 단백질 섭취 요령

● ○ ○
고기가 문제!

동물성 단백질을 어떻게 섭취해야 할까?

불경기에 주머니 사정이 좋지 않을 때 가장 부담스러운 식품 중 하나가 육식, 그 중에서도 소고기, 그 중에서도 우리 한우 고기일 것이다. 한우 2++ 정도 되는 레벨의 고기는 보통 큰 맘 먹지 않고는 먹기 어려울 것이다.

마블링, 마법이냐, 마각이냐?

이런 높은 등급의 고기와 낮은 등급의 고기를 나누는 핵심 기준이 뭘까? 그건 바로 **마블링(marbling)**이라는 것이다. **이는 고기의 근육 조직 내(intramuscular)에 분포된 지방의 영역을 말한다.** 이 지방 조직이 육질을 부드럽게 하고 특유의 고소한 맛을 내는 결정적 부분인 것이다. 그런데 사실 이 지방 조직은 소라는 동물의 입장에서 보면 그리 건강한 현상이 아니다. 아니, 정말 최악의 지옥 같은 것이다!

예전에 현대 축산업의 문제를 다룬 다큐멘터리를 본 적이 있었다. 우선 경악스러운 것은 소 한 마리에게 할당된 지독히 협소한 공간이었다. 셀 수 없이 많은 다른 소들과 함께 거대한 축사에 꼼짝없이 갇힌 채 하염없이 사료를 먹고 있는 모습. 저 푸른 초원의 목초 대신, 정상적인 상황이라면 거의 먹지 않을 옥수수나 콩 같은 고탄수화물 곡물 사료를, 소들은 오로지 자신에게 풍부한 살을 찌우기, 아니 찌워지기 위해 열심히 먹고 있었다. 식용으로 길러지는 소(비육우)들의 평균 수명은 수소의 경우 겨우 30개월(2.5세) 전후라고 한다. 고작 두세 살의 나이에 생을 마감하는 것이다. 그냥 두면 20~30년은 족히 살 생명들인데 인간을 위해 그렇게도 일찍 비참하게 도축되는 것이다. 암소는 그보다 조금 나은 55개월(4.6세) 정도 그리고 젖소는 우유 생산 능력이 떨어지는 7세 전후라고 한다. 참 애달프다!

마블링은 혀를 위한 것

마블링이란 이러한 고열량의 탄수화물 사료로 인해 소에 병적으로 축적된 초고농도의 유전(油田), 즉 기름밭이라 할 수 있다. 이렇게 기름덩어리가 소의 거의 모든 조직에 광활한 평원처럼 가득 펼쳐져 있는 현상이 바로 마블링인 것이다.

생각해보라! 내 몸이 이러한 중성지방이나 콜레스테롤 덩어리로 발 디딜 틈 없이 가득 차 있다면 어떻겠나! 중풍이나 급성심근경색이 자객처럼 내 몸을 습격하는 것은 그저 시간문제가 아니겠는가! 이렇게 고지혈증에 시달리는 소고기를 인간이 다시 먹는다면 육식이 잘 맞지 않는 사람의 경우 **고지혈증, 고콜레스테롤혈증 그리고 고혈압, 당뇨** 등에 걸리는 것은 불을 보듯 뻔한 것이 아니겠는가! 이렇게 대사와 순환계에 문제가 발생하는 것은 내 몸이 싫어한다는 것을 나타내는 것이다. 건강을 원한다면 이렇게 반항하는 내 몸에 신중하게 귀 기울일 필요가 있다.

소고기 등급의 허와 실

낮은 등급의 고기가 질이 낮아서 낮은 등급이 아니다. 그건 단순히 지방 함량이 낮을 뿐이다. 지금 소고기 등급제는 단지 부드러운 식감과 근사한 맛을 위한 기준일 뿐이다. 건강과는 별로 관련이 없다. 아니, 건강에 역행하는 기준이 아닌가 생각한다. 이런 기준을 우리가 따라야 할까?

우리는 양자 중 하나를 결정해야 하는 곤란한 순간을 맞이한다. 맛을 좇을 것인가? 아니면 건강을 좇을 것인가? 맛이냐? 건강이냐? 혀냐? 창자냐?

한의원에 있으면 질병으로 시달리고 있는 많은 환자들을 맞이하게 된다. 그들의 병력을 청취하면 다수의 사람들이 순환계나 대사성 질환에 고통 받고 있음을 목격한다. 고혈압, 심장병, 당뇨병, 비만 등등. 이들의 원인은 임상병리적 소견으로 고지혈증, 고콜레스테롤혈증 등을 대표로 꼽는다. 그리고 이들의 원천적 원인으로 포화지방을 말한다. 그리고 이 포화지방의 최상의 원류 중 하나로 바로 소의 지방이 지목된다. 소! 네 놈이 원흉이야! 내게 병을 일으키는 빌런을 드디어 찾아냈다.

원인이 꼭 소의 지방이 유일한 것이겠냐 만은 어쨌든 꽤 많은 부분을 차지하는 것은 결코 부정할 수 없을 것이다. 이렇다면 우리의 선택은 생각보다 쉬워진다. 포화지방이 잔뜩 낀 높은 등급의 소고기가 아닌 포화지방이 별로 없는 낮은 등급의 소고기를 택하는 것이다.

더욱이 우리는 현재 건강에 논의의 포커스를 맞추고 있으니, 이런 결론은 너무나 당연한 것 아니겠는가! 우리는 한우 투뿔(++)이 아닌 한우 2등급이나 3등급을 선택해야 한다!

이것은 쉬운 일 같지만 생각보다 쉽진 않다. 2등급 혹은 3등급과 같은 낮은 숫자가 주는 산술적 규정이 저질(질이 낮다)이라는 뉘앙스를 강하게 풍기기 때문이다. 사실은 건강에 훨씬 더 좋을 수 있는 고급 식품인데 말이다.

여기서도 우리는 검토되지 않은 통념에 두 눈을 부릅뜨고 날카롭게 반항해야 하는 나를 발견한다. 잘못된 상식에 항거하는 것은 민주시민의 치열한 시대정신이 아닐 수 없다. 이러한 보이지 않는 투쟁 속에 값진 건강도 챙길 수 있지만 덤으로 쉽게 벌기 어려운 금전도 꽤 세이브할 수 있는, 경제적 이득도 동시에 획득할 수 있다. 이건 일석이조, 말하자면 돌 하나로 새 두 마리를 확실하게 잡는 방법이다.

그런데 문제가 있다. 그것은 바로 맛이라는 것이다!

경제적이면서 동시에 건강한 요리법

건강이 물론 가장 중요하지만 맛도 사실 결코 포기할 수 없는 것 중 하나이다. 우리가 항상 이성적으로만 살 수 있는 건 아니기 때문이다. 그런데 맛은 무엇으로 내는가? 물론 요리라는 행위를 통해서이다.

제아무리 투뿔 한우가 맛있다 한들 맛있는 양념이나 소스가 없으면 맛은 맹탕이 된다. 스테이크를 먹어도 역시 소스가 필요하다. 하다못해 소금이라도 필요하다. 그리고 낮은 등급의 한우라도 요리를 어떻게 하냐에 따라 맛은 크게 달라질 수 있다. 어디까지나 요리사의 역량에 달려 있는 것이다.

그럼 요리를 잘 못하는 사람은 낮은 등급 한우를 먹을 수 없을까? 아니다! 요리란 게 사실 그렇게 어려운 게 아닐 수도 있다. 복잡한 기교가 요구되는 요리도 물론 있다. 하지만 그렇지 않은, 아주 간단한 요리로도 음식의 맛을 한껏 높일 수 있는 방법이 분명 있다. **사실 최고의 요리는 양념이나 향신료와 같은 것들을 최소로 사용하여 식재료 자체의 본연의 맛을 최고로 살리는 것이라 하지 않는가!** 이러한 컨셉의 요리 코너가 유튜브나 인터넷에 적잖이 있다. 이런 유용한 정보를 활용해 요리의 핵심을 파악하면 모두 초간단 요리의 대가가 될 수 있다.

예를 들어 소고기 스테이크를 만든다고 하자. 정육점에 가면 소고기를 부위별로 판다. 우리는 '스테이크' 하면 곧바로 등심 아니면 안심 같은 부위를 떠올린다. 다른 부위는 스테이크로 먹을 생각을 절대 하지 않는다. 다른 부위는 다른 용도로만 먹어야 하는 것처럼 받아들인다. 예를 들어 양지 같은 부위는 국거리나 장조림용으로 써야 하는 것이다. 이건 심한 고정관념이다. 사실 어떤 부위건 우리는 스테이크로 만들어 먹을 수 있다. 법전에 등심과 안심만 스테이크로 먹어야 한다는 조항은 어디에도 없다. 그럼에도 우리의 관념은 비판 없이, 아무런 저항 없이 '등심=스테이크'라는 등식을 받아들이고 있는 것이다. 우리는 여기에 반기를 들어야 한다.

이 등식은 그럼 어떻게, 왜 성립하게 되었나? 그건 단순하다. 마블링이라는 기준 때문이다. 소고기의 '고기'라는 건 기본적으로 단백질을 말한다. 단백질은 등심이건, 안심이건, 양지건 다 같은 것이다. 그들의 맛을 다르게 하는 결정적인 인자는 바로 마블링, 즉 지방이라는 성분이다. 이것이 고루 잘 분포해 있는 것이 등심이나 안심이고, 양지는 마블링이 별로 없다. 안심은 지방이 없는 부드러운 부위라고 생각하는 사람도 있을 것이다. 하지만 안심도 사실 지방이 매우 많은 부위이다. 시판되는 안심은 지방을 손으로 하나하나 다 제거하고 파는 것일 뿐이다. 하지만 여전히 보이지 않게 지방이 고루 스며있기에 부드럽고 고소한 맛이 나는 것이다.

흥미로운 것은 외국 소고기의 경우 스테이크로 쓰는 등심이라도 그렇게 마블링이 많지 않다는 점이다. 이는 소의 등급 기준을 마블링만으로 판단하지 않기 때문이다. 그래서 생각보다 팍팍하고 고소함이 덜하다. 맛은 좀 덜하겠지만, 이것이 우리 인간에게나 혹은 소라는 동물에게 더 바람직한 상태이다. 인간에게는 건강권이 있으며, 소에게는 동물권이 있다.

양지도 얼마든지 스테이크로 만들어 먹을 수 있는 부위다. 고기를 부드럽게 하고 고소하게 하는 그 맛을 어떻게 창출하느냐가 관건일 뿐이다. 그를 수행할 선수를 소개하고자 한다. 그것은 바로 두태기름이라는 것이다.

두태기름은 소의 콩팥 주위에 있는 지방 조직이다. 다른 부위의 지방이 포화지방인 데 비해 이것은 특이하게도 **불포화지방**에 속한다(고지혈증이나 고콜레스테롤혈증이 있는 분들에게 더 나은 옵션이 될 수 있다). 두태기름이 뭔지 모르는 사람이 많을 것이다. 사실 평소 자주 대하는 것인데 모르고 있는 것이다. 우리가 고기 집에 가면 식당에서 불판 표면을 윤활하는 기름덩어리를 주는데 그것이 바로 두태기름이다.

이것을 양지를 스테이크로 요리할 때 마블링 대용으로 쓸 수 있다. 고기가 타지 않게 하려고 쓰는 용도일 뿐인데 여기서는 요리의 중요한 배역으로 사용하는 것이다. 뜻밖에도 두태기름은 그 고소함이 일품이다. 그래서 양지를 등심이나 안심과 같은 레벨로 승화시킬 수 있다. 이것은 소고기 전문 시장이나 혹은 인터넷을 통해 구입할 수 있다.

'고기'는 단백질을
말한다.
단백질은 등심이
건, 안심이건,
양지건 다 같다.
그들의 맛을 다르
게 하는 결정적인
인자는 '지방'이다.

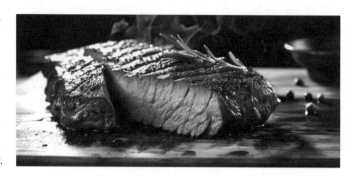

　　그럼 여기 소개하는 양지 스테이크의 요리법은 무엇인가? 이건 정말 간단하
다. 초등학생, 아니 유치원생도 할 수 있다. 두태기름과 버터를 프라이팬에 녹인
후 여기에 양지를 넣어 구우면 된다. 웰던이냐 미디엄이냐 레어냐 하는 것만 취
향에 따라 선택하면 된다. 잊었는가? 우린 지금 투철한 반항의 정신으로 무장하
고 있다. 무반성적 통념에 반기를 들고 샤우팅(shouting)하는 로커(rocker)처럼
번득이는 저항의 기치 아래 새로운 컨셉의 요리를 제시하고 있는 것이다.

양지 스테이크*

준비물

스테이크용 한우 양지살 2~3등급 적당량(예: 3인분 600g), 소금, 후추, 버터, 두태
기름.

---

*　유튜브 채널 '근육병아리의 요리' 중에서 인용함.

요리법

❶ 한우 양지살을 살결에 따라 직각으로 깍둑썰기 한다.

❷ 고기에 소금과 후추를 적당량 뿌린다.

❸ **두태기름과 버터를 2:1 비율로 프라이팬에 넣고 가열**하여 녹인 후 한우 양지살을 투척하여 취향에 맞게 적당히 굽는다.

핵심 체크

이 요리의 핵심은 불포화지방인 두태기름에 있다. 이를 통해 높은 등급 한우의 마블링 효과를 극적으로 얻을 수 있다.

　　이렇게 통념에 반기를 들고 다양한 식재료 중에 하나를 선택하여 자신만의 간단한 요리를 시도해보자. 재료의 종류를 줄이고 양념 개수도 줄이고 최대한 짧은 시간 안에 완성할 수 있는 그런 초간단 요리를.

結_
좋은 고기는 마블링에 있지 않다.

둘째 가름

주원장 운동법

1 운동이란?

엔트로피

우리는 누구나 편한 걸 좋아한다. 하지만 삶에서 계속 게으름을 피우게 되면 내 몸의 근육이 차츰 늘어지기 시작하고 서서히 자취를 감춘다. 나도 모르는 결에 몸은 도둑처럼 늙어버린다.

우리가 몸을 움직이지 않고 편한 상태로 계속 두면 몸은 살며시 죽음을 향해 가속 페달을 밟기 시작하는 것이다. 결국 건강을 잃게 되고 끝내 목숨이 다하게 된다. 내 몸은 이제 산산이 흩어진다. 우리 몸에서 일어나는 엔트로피 증가의 법칙이다. 열역학의 법칙은 어디에도 예외가 없다! 그런가?

세포의 안과 밖

인체에는 많은 조직과 장기들을 구성하는 수십 조의 천문학적인 세포가 있다.

겉으로 보면 몸은 연속된 치밀한 덩어리 같지만, 사실은 생각보다 매우 성글다. 우리 몸은 수억만 개의 구멍이 숭숭 뚫린 수세미 같은 조직이다. 세포와 세포는 따닥따닥 조밀하게 붙어 있는 것처럼 보이나, **사실 세포들은 물 위에 둥둥 떠 있는 섬들과 같다.** 세포와 세포 사이에는 체액이라는, 끝없는 액체의 운하가 거미줄처럼 얽혀있다. 이 체액을 세포 밖의 액체라 하여 세포외액(extracellular fluid, ECF)이라고 한다.

세포 안에도 역시 물이 가득 차 있다. 세포 안에 존재하는 액체이므로 세포내액(intracellular fluid, ICF)이라고 부른다.

세포내액과 세포외액에는 여러 가지 물질이 들어있는데, 그 중에는 칼륨 이온, 나트륨 이온 같은 전해질이 있어 중요한 생리적 작용을 한다. 이 이온들이 세포 내외를 드나들면서 인체의 중요한 생명 활동을 조절하는 것이다.

방귀는 똥의 확산

세포에는 외부와 경계를 짓는 세포막(cell membrane)이 있다. 이 막에는 **소디움-포타시움 펌프**(sodium-potassium pump, Na-K pump)라는 수송단백질이 있어 세포 내외의 전해질 농도를 조절하는 작용을 한다. 안정상태에서 세포외액에는 나트륨 이온 농도가 높고, 세포내액에는 칼륨 이온 농도가 높다. 세포외액에 나트륨, 즉 소금의 주성분을 이루는 원소가 많다는 것은 세포가 짠물 위에 떠있다는 말이다. **인류가 바다로부터 진화해 왔다는 움직일 수 없는 증거**라고 한다(놀라운 것은 태아가 10개월 동안 사는 자궁의 양수 또한 바닷물과 유사한 조건이라고 한다). 경이로운 생명의 신비가 아니고 무엇인가!

세포 내에 고농도의 칼륨 이온은 세포 바깥으로 확산해서 나가려고 하고, 세

세포의 안과 밖에는 여러 가지 물질이 들어있는데, 그 중에는 칼륨 이온, 나트륨 이온 같은 전해질이 있어 중요한 생리적 작용을 한다.

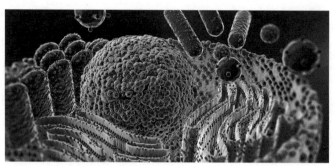

포 바깥의 고농도의 나트륨 이온은 세포 안으로 확산해서 들어오려는 경향을 갖는다. 자연 상태에서는 모든 물질이 엔트로피가 증가하여 혼란도가 커지는 방향으로 가려고 하기 때문이다.

집안에서 고기를 구우면 그 냄새가 주방으로부터 온 집안으로 퍼지는 것도 동일한 이치이다. 방안에서 누가 방귀를 뀌면 그 냄새가 그 사람의 항문으로부터 결국 내 코까지 도달하는 것도 같은 현상이다. 방귀란 직장에 갇혀 있는 똥에서 떨어져 나온 똥의 기체 분자이다. 따라서 방귀란 똥에서 떨어져 나온 분자가 확산하는 현상이다. 분자 수준에서 보면 방귀를 뀌는 행위는 똥을 싸는 것과 크게 다르지 않다. 옆 사람의 방귀 냄새를 맡는다는 것은 그 사람의 똥의 일부를 내 코로 들이마시는 것이다.

세포 펌프

세포 내외의 나트륨과 칼륨 이온의 이러한 확산 경향에 대해 이 소디움-포타시움 펌프는 거스르는 행동을 한다. 생화학적 에너지(ATP)를 사용하여 세포 안으로 들어오는 나트륨 이온을 밖으로 퍼내고, 세포 밖으로 나가는 칼륨 이온을 안으로 유입시킴으로써 원래 안정상태의 이온 농도 기울기(휴지막전위)를 회복하려고 한다.

이러한 펌프의 작용은 마치 홍수가 나서 물이 집안으로 들어올 때 그것을 바가지로 계속 퍼내는 것과 같은 행위라 할 수 있다. 만약에 홍수로 들어오는 물을 퍼내지 못해 집안이 물로 가득차면 그 집은 물에 잠겨 결국 살 수가 없게 된다.

평등과 불평등

인체의 세포도 마찬가지다. 과다한 나트륨 이온이 세포 안으로 들어오는 것을 바깥으로 계속 퍼내고, 과다한 칼륨 이온이 세포 바깥으로 나가는 것을 안으로 계속 퍼 넣어야 들어오고 나가는 이온들의 홍수에 잠기지 않고 적정한 생리적 기능을 유지할 수 있다. 이 바가지의 작용이 멈추게 되면 세포내외의 이온 농도 차가 없어지고 이온의 확산이 지배하면서 평형에 이르게 된다. 세포 내외의 이온 농도가 같아지는 것이다. 우리가 죽을 때 이 바가지가 비로소 그 숭고한 노동을 멈춘다. 이것이 바로 죽음이라는 것이다. 세포에서 전해질 농도의 평등은 죽음을 의미한다. 세포는 불평등의 무대에서만 찬란한 생명의 꽃을 피운다.

생명은 엔트로피 감소

쉴 새 없이 쏟아져 들어오고 나가는 이온들을 바가지로 퍼내는 작용, 바로 이 행위는 엔트로피의 증가에 거스르는 생명의 몸부림이다. 죽음의 사신에 반기를 든,

내 몸의 세포들의 끝없는 항거이다. 시지프의 처절한 반항이다.* 이러한 반항을 통해 우리는 죽지 않고 생명을 꿋꿋이 유지할 수 있는 것이다.

인간이 늙거나 병들지 않고 건강하게 살 수 있는 것은 맹목적 삶에의 의지(blind will to life)에 투철한 세포들이 단 하루도, 단 한시도 쉬지 않고 죽음을 부르는 저 엔트로피의 증가 법칙에 반항하며 끝없는 노동을 하고 있기 때문이다. 메이저 리그의 전설 요기 베라(Yogi Berra, 1925~2015)가 말했다. "끝날 때까지는 끝난 게 아니다(It ain't over till it's over.)." 세포들의 이온 퍼내기는 끝날 때까지 결코 끝나지 않는 영원한 생명의 과정이다.

운동이란

우리는 건강을 위해 운동을 한다. 운동이란 뭔가 힘을 쓰는 것을 연상케 한다. 역기를 드는 행위, 고무 밴드를 당기는 행위 그리고 레그 프레스를 발로 미는 행위 등등. 역기를 드는 것은 바벨의 무게가 내 어깨를 짓누르는 중력에 이 악물고 거스르는 행위이며, 고무 밴드를 낭기는 것은 밴드가 당기는 텐션에 역시 핏대를 올리며 거스르는 행위이고, 레그 프레스를 발로 밀쳐내는 행위 역시 그 기계가 내 발에 가하는 중력에 숨 가쁘게 거스르는 행위이다. 미친 것 같은 이런 기이한

---

* 그리스 신화에서 시지프는 신들의 노여움을 사 커다란 바위를 산꼭대기까지 굴려 올리는 형벌을 받는다. 죽을 힘을 다하여 바위를 산꼭대기에 올리면 바위는 다시 굴러 떨어져버리고, 시지프는 다시 그 바위를 산꼭대기까지 올려야 한다. 카뮈는 그의 책, 『시지프의 신화(Le Mythe de Sisyphe)』에서 이 신화를 부조리한 상황에 놓인 인간의 삶을 상징한다고 봤다. 신화 속의 시지프는 좌절하지 않고 바위를 굴려 올리고, 올리고, 또 올린다. 카뮈는 이러한 시지프의 행위를 부조리에 항거하는 고매한 인간의 정신으로 해석했다.

행동 역시 만물이 지향하는 엔트로피 증가에 항거하는 생명의 몸짓이다.

걷는 것도 중력에 굴복하고 주저앉음에 항거하는 것이고 스트레칭도 경직되어 가는 근육과 관절에 저항하는 의로운 외침이다. 이 모든 행위는 죽음 속에 침잠하려는 사망의 유혹에 반항하는 생명의 지난한 춤사위이다.

반항하는 청춘

우리가 평소 게으름에 빠지지 않고 적절한 운동을 지속하면 질병에 잘 걸리지 않고 건강한 삶을 유지할 수 있음을 경험한다. 운동을 통해 에너지를 얻으면 활력이 넘치고, 그로부터 역동적이고 창의적인 삶을 영위할 수 있다. 운동이라는 생명 활동을 통해 엔트로피의 증가를 엔트로피의 감소로 역전시키려는 것이다.

운동이란 이렇게 어쩔 수 없는 인간의 숙명과도 같은 엔트로피 증가의 법칙에 거스르는 우리 생명의 반란이다. 타인의 욕망을 욕망하는, 주체 상실의 삶을 온몸으로 거부하는 반역의 횃불이다. 내 몸의 세포들이 이렇게 순간순간을 쉬지 않고 항거하고 있는데 내 어찌 게으름에 안주하고 반항하지 않을 수 있겠는가? 치열한 저항의 몸짓으로 운동을 하자! 운동이란 생명을 향한 끝없는 항거이다! 운동이란 반항하는 청춘이다.

2 주원장의 운동의 3법칙

효율적이고 또 경제적인 운동을 위한, 놀라운 운동의 법칙을 제안한다. 실천하기 쉽고 어렵게 획득한 재화를 고이 보존하는 데 최적인 필자의 운동철학이다. 이것 하나만 제대로 실천해도 여러분이 이 책을 읽는 목적은 이미 달성한 것이라고 생각한다.

법칙 1_ 생활을 운동하라

건강을 위해 하는 운동으로서 맨 먼저 떠오르는 것이 헬스 같은 것이다. 헬스장에 가서 소정 비용을 지불하고 운동하는 것. 하지만 바쁜 일상에서 이렇게 시간 내기 어려운 사람이 많다. 이런 경우 **가장 좋은 방법은 생활 자체를 운동화 하는 것이다.** 집안일을 운동하라! 업무를 운동하라! 이동을 운동하라! 그대의 일상을 운동하라! 그대의 삶 자체가 항상, 자나 깨나 운동이 되게 하라!

집안일 운동

집안일이 무슨 운동이 되냐며 반문할 사람도 있을 것이다. 하지만 '일체유심조' (一切唯心造)라는 말이 있다! 초기 대승불교의 핵심 경전인 『화엄경(華嚴經)』에 나온 말로서 '모든 것은 오로지 마음이 지어내는 것'이라는 뜻이다. 모든 게 생각하기에 달려 있다는 말이 아니겠는가.

헬스장에 가서 하는 '피트니스(fitness)'라는 것도 사실 육체노동의 일종이다. 옛날 우리 조상들이 헬스장에서 무거운 바벨을 낑낑 들어 올리고, 고무줄을 이악물고 당기고, 트레드밀 위에서 속절없이 제자리 걷기를 하는 사람들을 봤다면 "이 무슨 미친 짓인가!" 했을 것이다. 멀쩡한 돈까지 버리면서 '노가다'를 하고 있으니.

하지만 그 어떤 사람도 헬스 하면서 역기를 드는 것을 노가다라고 생각하지 않을 것이다. 대신 그것이 내 몸을 단련시키고 멋진 근육을 만들어주는 '운동'이라고 여길 것이다.

우리도 생각을 회전하자! 임마누엘 칸트(Immanuel Kant, 1724~1804)가 말한 코페르니쿠스적 전회(Copernican Revolution)가 결코 저 멀리 있는 게 아니다. 여기 칸트가 말하는 바야말로 바로 내가 말하는 반항의 정신과 정확하게 일치하는 것이라고 생각한다. **코페르니쿠스적 혁명이란 결국 필자가 초장부터 줄기차게 말하는 항거요 반항이 아니고 무엇이란 말인가!**

청소＿＿＿＿ 집안일에서 가장 힘든 것 중 하나가 바로 청소일 것이다. 하지만 생각을 바꿔 보자! 이 청소도 운동이 될 수 있지 않을까? 청소도 헬스처럼 몸으로 힘을 써서 움직이는 것이 아닌가!

이제 청소를 운동하자! 진공청소기를 움직일 때 운동하는 마음으로 하자(진공청소기 대신 먼지 흡착이 잘 되는 정전기 청소포나 극세사를 이용한 수동 밀대를 이용해도 좋다. 층간 소음도 없어서 한밤중에도 충분히 할 수 있다). 청소할 때는 엔트로피 증가의 산물인 먼지가 집안 곳곳에 은밀히 침잠해 있을 것이므로 먼저 마스크를 쓰자. 그리고 청소기를 오른손으로 밀기도 하고 반대로 왼손으로 밀기도 하면서 좌우 균형감 있게 운동(청소)하자.

진공청소기로 먼지를 흡입한 다음, 더욱 진하게 운동을 하고 싶다면 이제 물을 적신 밀걸레로 바닥을 박박 닦아 보자(스팀 청소기가 있다면 살균까지 할 수 있으니 더더욱 좋을 것이다). 이렇게 대략 1시간 정도 청소한다면 운동 효과가 넘치도록 날 것이다.

청소 운동을 할 때는 마음가짐이 무척 중요하다. 운동하는 마음으로 하는 청소와, 하기 싫은 일을 억지로 하는 청소는 같은 운동량이라도 그 효과는 천양지차일 수 있다. 헬스장에서 하는 운동도 노가다 한다는 마음으로 한다면 운동효과는 급격히 떨어지지 않겠는가!

설거지_____ 요즘 집에서 설거지를 자주 해보니 이것도 상당히 운동이 되는 일이라는 것을 몸소 체험한다. 운동의 기본은 자세이다. 설거지를 할 때 좌우 발을 적당히 어깨 넓이로 벌리고 균형을 유지하면서 하는 것이 중요하다. 아랫배에 적당한 힘을 주면서 동시에 케겔 운동(뒤에 설명)까지 곁들이면 코어근육이 형성되어 여러모로 건강에 큰 도움이 될 수 있다. 또는 필자가 설거지 때 즐겨하는 뒤꿈치 들기 운동도 하체 단련에 큰 효과가 있음을 알 수 있다. 일반적으로 오른손잡이의 경우 왼손 사용 빈도를 높여(왼손잡이는 반대) 좌우 팔의 근육도 고루 형성시키면 운동 효과를 더욱 배가할 수 있을 것이다.

사무실 운동

업무를 운동하라!_____ 젊었을 때 사회생활 초기에 기업체에서 근무한 적이 있었다. 그때 나의 고참 사수가 업무를 운동처럼 했던 기억이 있다. 허리에 만보계를 차고 무거운 서류를 즐거운 마음으로 왔다 갔다 들고 다니면서 온종일 업무를 운동화 한 분으로 기억한다. 이분은 일부러 힘들게 일을 하는 게 아닌가 싶은 생각이 들 정도로 늘 부산하게 움직였다. 모든 것은 마음먹기에 달렸다. 일체유심조!

필자도 지금 무릎 주위에 밴드를 걸치고 힙 어브덕션(hip abduction, 고관절 외전운동)을 하면서 집필하고 있다. 동시에 간편한 기구를 사서 힙 어덕션(hip adduction, 고관절 내전운동)도 한다. 역시 글을 쓰면서. 일체는 유심조라!

서서 사무 보기_____ 책상을 높여 서서 일하라. 모션 데스크를 사용하거나 혹은 기존 책상에 작은 앉은뱅이 책상을 올려놓고 일하면 된다. 이는 하지를 튼튼하게 하고, 요추 전만을 유지할 수 있으므로 허리디스크처럼 허리가 좋지 않은 사람에게 특히 좋다. 이동하면서 신속한 업무를 할 수 있는 장점도 있다. 기동성이 요구되는 업무에 적합하다는 것이다.

출퇴근 운동

출퇴근을 운동하라! 그러려면 승용차로 다니기보단 버스나 지하철 같은 대중교통을 이용하는 것이 훨씬 좋다. 현재 필자도 가능하면 대중교통을 이용해 출퇴근 하려고 한다.

버스 및 지하철 이용 출퇴근_____ 대중교통을 이용하여 출퇴근 하게 되면 필연적으로 걷는 양이 많아진다. 집에서 지하철 또는 버스 정류장까지 걷게 되고, 전철 안이나 버스 안에서 대개 서 있는 경우가 많으므로 자연스레 하체 운동의 효과도 기할 수 있다. 서 있는 동안 케겔 운동이나 발꿈치 들기 운동을 하면 하체 운동을 더 배가할 수 있다. 엉덩이근육과 대퇴근육을 주기적으로 수축하는 것도 역시 코어를 강화하는 좋은 운동이다. 필자도 요즘 출퇴근 할 때 열심히 하고 있다.

좌석 운동_____ 자리에 앉아서 가는 경우에도 역시 케겔 운동을 하면 가만히 멍때리며 있는 것보다 훨씬 유용하게 시간을 활용할 수 있다. 동시에 엉덩이근육과 대퇴근육을 주기적으로 수축하여 코어를 강화하자.

승용차 출퇴근_____ 이 경우에도 역시 가만 앉아서 운전만 하지 말고 케겔 운동과 엉덩이근육, 대퇴근육 운동을 하면서 코어를 단련할 수 있다. 신호등에 걸려 한참 제자리 서 있는 경우엔 두 손을 이용해 상체 스트레칭도 할 수 있다. 어느 상황에서도 골똘히 생각을 하면 그 시공에 딱 맞게 운동할 수 있는 방법을 얼마든지 찾아낼 수 있다.

아파트 및 사무실 계단 오르기

도시에 살다 보면 항상 고층 아파트나 건물을 만나게 된다. 대부분의 사람들은 이 상황에서 엘리베이터나 에스컬레이터를 이용한다. 하지만 잠깐만 생각을 고치면 우리는 계단이라는 놀라운 운동기구를 발견할 수 있다.

계단은 말하자면 도심 등산 같은 것이다. 계단을 이용해 오르면 자연스레 건물을 등반하고 아파트를 등반하는 게 된다. 생각의 힘은 놀랍다. 동일한 행위가 마법처럼 다른 의미로 다가온다.

나는 아파트 12층에 산다. 당연히 12층까지 항상 걸어 올라간다. 하지만 계단을 내려갈 때는 승강기를 이용한다. 계단에서 넘어지기라도 하면 자칫 큰 사고를 당할 수 있기 때문이다.

내 한의원의 오랜 고객 중 한 분은 작년에 계단에서 서둘러 내려가다 굴러 바닥을 짚다가 손목 골절을 당하셨다. 수술을 받고 많이 회복했으나 아직도 후유증이 있다. 또 다른 한 분 역시도 최근 계단에서 굴러 다리 골절을 크게 당하는 바람에 긴급 수술 후 아직도 회복 중이다. 계단 운동은 오르기만 하자.

도로 걷기

도로에서 걸을 때는 힘차게 파워 워킹을 해보자. 걸을 때는 고개를 약간 쳐들어 거만한 듯한 자세를 취하는 것이 좋다. 그래야 경추의 정상적인 커브인 경추만곡(cervical curvature)을 유지할 수 있다. 그리고 두 손을 앞뒤로 크게 흔들어 어깨와 팔 운동을 병행함으로써 운동 효과를 배가하라.

허리 역시도 요추의 정상적인 만곡을 유지하기 위해 배를 약간 앞으로 디밀어 요추만곡(lumbar curvature) 상태를 취하면서 걸어라. 그래야 디스크가 빠져나와 신경을 압박하는 허리디스크나 척추관협착증 같은 척수신경계 질환을 완화하고 예방할 수 있다.

발은 뒤꿈치부터 디디고 발바닥을 앞으로 굴려 발가락이 지면을 박차고 나가는 식으로 걷는 것이 좋다. 즉, 뒤꿈치 ⇨ 중간 ⇨ 발가락 순서로 땅을 디디면서 걷는 것이다.

법칙 2_ 적은 비용으로 운동하라

요즘처럼 살인적인 고물가 시대엔 아무래도 지갑 열기가 쉽지 않다. 그렇다면 방법은 돈 들이지 않는 운동법을 찾는 것이다. 앞에서 소개한 '생활을 운동하는 것' 역시 비용절감의 큰 효과가 있지만, 특정 운동을 위해 선택하는 운동 방법 역시도 적은 비용이 들게 하면 좋을 것이다.

예를 들어 도구를 사용하지 않는 맨몸 운동을 하라. 혹은 큰 비용이 필요하지 않는 운동 도구를 사용하라. 저비용의 운동 도구로는 **고무 밴드, 폼롤러, 짐볼, 보수볼, 아령** 등을 들 수 있다(다음쪽 그림 참조). 그리고 헬스장에 가서 트레이너에게 비용을 지불하면서 운동할 수 있는 여력이 부족한 분들은 **유튜브의 다양한 건강 채널**을 이용해 홈트(홈 트레이닝)를 하라. 이렇게 비용의 부담 없이 얼마든지 적합한 운동을 찾아 할 수 있다.

그림 아래 부분의 마사지볼은 야구공 정도 크기의 공으로서 근육의 통증 부위에 대고 굴려서 마사지하는 데 사용할 수 있다. 팔이나 다리, 복부 등 어느 부위에도 다 가능하나 특히 발바닥으로 밟고 굴려서 마사지 하면 누적된 발의 피로가 싹 풀리는 시원함을 만끽할 수 있다. 나음 그림에서 마사지볼 2는 통 안에 있어서 베어링처럼 돌아가므로 손으로 쥐고 사용하는 데 편리하고, 마사지볼 3은 척추 주위 근육 즉 척추기립근의 마사지에 특히 유용하다.

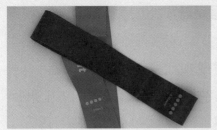

루프 밴드

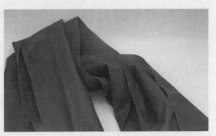

저항 밴드

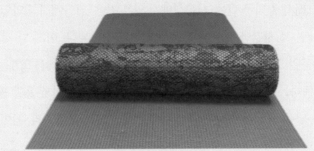

폼롤러와 매트

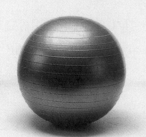

짐볼

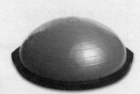

보수볼

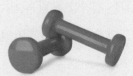

아령

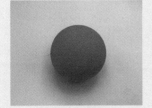

마사지볼 1

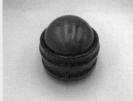

마사지볼 2

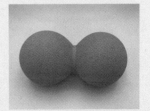

마사지볼 3

법칙 3_ 자투리 시간을 활용해 운동하라

현대인은 삶이 참 바쁘다. 직장인도 바쁜 일과로 운동을 위한 시간 내기가 참 어렵지만, 자영업자나 사업가 역시 사업을 꾸려가느라 촌음을 아껴 가면서 일해야 하므로 시간 내기가 여간 힘든 게 아니다.

　앞에서 생활을 운동하라고 한 것도 역시 자투리 시간 활용법과 궤를 같이 하는 것이다. 그래서 출퇴근 간에, 사무실에서 업무 간에, 집안에서 집안일 간에 잠깐 시간이 나면 그 시간을 활용해 운동을 이어나가면 된다. 이게 별 것 아닌 것 같지만 하루 종일 그 자투리 시간을 합하면 적어도 하루 한 시간에서 많게는 두세 시간은 족히 운동하는 셈이 된다. 이 정도면 사실 굳이 시간 내서 운동할 필요가 많이 줄어든다. 남은 시간은 평소 관심 있는 취미나 여가에 투자하라. 삶이 훨씬 풍요로워질 것이다.

　사실 이 책에서 독자 여러분은 이 운동의 3법칙만 건져도 성공한 것이라고 나는 생각한다. 다른 것 다 제쳐 두고 '생활을 운동하는 것' 이것만 챙겨도 건강이 그대 손에 확실히 장악될 것이다.

結_
삶 자체가 운동이 되게 하라!

3. 추천 운동

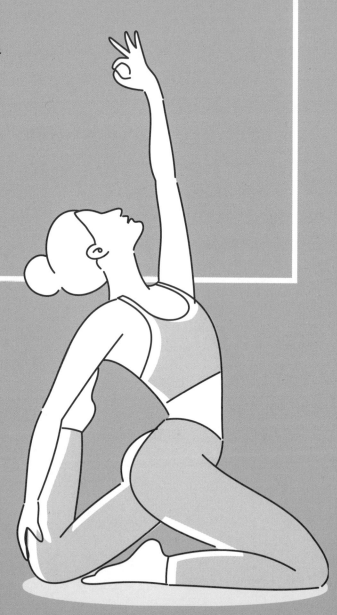

3-1 아주 간단한 운동들

● ○ ○
하느님이 쉬지 않으시는데 내 어찌 쉴 수 있겠는가![*]

생활 속에서 간편하고 긴요하게 실천할 수 있는 효과적인 운동을 여기 소개한다. 주로 앞에서 제시한 **주원장의 운동의 3법칙**이라는 모토에 부합하는 것이다.

고전인 『중용(中庸)』에 이런 말이 있다.

至誠無息(지성무식)

하늘과 땅의 지극한 성실함(至誠, 지성)은 쉼이 없다(無息, 무식)는 말이다. 여기 금과옥조와 같은, 건강에 진짜 좋은 많은 운동들을 알려주지만, 이를 지성으로써 쉼이 없이 실천하지 않으면 아무런 소용이 없을 것이다. 단 한 가지라도 좋다. 정말이다! 단 한 가지라도 꾸준히 하면 그대의 건강은 반드시 좋아질 것이다. 그러니 일단 선택하면 무식하게 하자. 지성무식!

---

* 동학의 2대 교주 해월 최시형(崔時亨, 1827~1898, 본명 최경상崔慶翔)의 말로 전해진다. 그는 이런 뜻에 따라 일생을 단 한시도 쉬지 않고 일을 했다고 한다. 그는 스승인 수운 최제우가 순교한 후 그가 남긴 뜻을 충직하게 받들어 수운이 저술한 동학의 바이블인 『동경대전(東經大全)』을 편찬하고 그 가르침에 따라 평생 동학 운동에 헌신했다.
　　　　－ 도올 김용옥 저, 『동경대전 1-나는 코리언이다』(서울: 통나무, 2021), p.13~82.

뒤꿈치 들기 운동

● ○ ○
이것은 종아리 **운동 그 자체**

뒤꿈치 들기는 매우 단순한 운동이지만 그 효과는 매우 크다. 이 운동을 이 책의 맨 처음에 소개하는 뜻이 여기에 있다. 그런데 이것은 참 별스런 운동이다. 하기 전에는 "이게 무슨 운동이 되나?" 하는 생각이 들 수 있기 때문이다. 하지만 이런 운동이 정말 좋은 운동이다. 배워서 실천하기 쉽고 운동효과도 뛰어나기 때문이다.

방법

1 바닥에 책이나 널빤지와 같은 물건을 놓고 그 위에 발바닥의 반 정도를 걸쳐 발목이 약간 굴곡한(굽힌) 상태로 선다(균형을 잘 잡지 못하면 앞에 의자 등받이를 잡거나 벽을 짚고 한다. 바닥에 놓을 물건이 없는 경우 맨 바닥에서 해도 된다).

2 숨을 들이쉬고 발꿈치를 천천히 든 다음 2초가량 멈춘다(까치발 들기).

3 숨을 내쉬면서 발꿈치를 천천히 내려

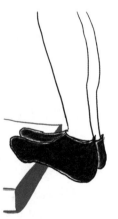
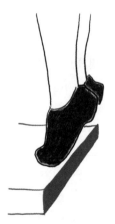

뒤꿈치들기 1　　　　**뒤꿈치들기 2**

널빤지 위에 올라서서 1과 2의 동작을 반복한다.

발목이 약간 굴곡하여 종아리가 완전히 펴질 정도까지 하강한 뒤 2초가량 멈춘다(시간이 없는 경우 발꿈치를 들었다 내리는 속도를 빨리 빨리 해도 된다. 심지어는 완전히 굴곡, 이완하지 않고 살짝 살짝 해도 된다. 하지만 역시 좋은 건 정석대로 하는 것이다).

❹ 1세트 30회 정도 반복(실력이 늘면 100회 혹은 수백 개까지 늘린다), 총 3세트, 세트 사이 30초~1분 정도 호흡을 고르면서 휴식.

주의사항

1. 허리를 구부리지 않고 편 상태로 유지한다. 그러기 위해서는 허리를 앞으로 내밀어 요추만곡(정상적인 요추 커브)을 취한다.

2. 고개를 숙이지 않고 머리를 뒤로 약간 젖혀 경추만곡(정상적인 경추 커브)을 유지한다.

3. 뒤꿈치를 들 때 엄지발가락 쪽으로 힘을 줘서 든다.

4. 발꿈치를 올리고 내릴 때 종아리, 허벅지, 코어 등을 명료하게 의식하면서 적절한 자극이 가도록 한다.

5. 1세트의 횟수는 꼭 30회에 구애받지 말고 능력에 따라 정한다. 대개 한 번에 자신이 할 있는 최대 수보다 2~3개 적게 정하면 된다. 본인이 할 수 있으면 한 번에 100개 혹은 그 이상도 얼마든지 가능하다.

효능

1. 종아리(장딴지) 근육을 강화한다. 종아리를 형성하는 근육은 크게 비복근과 가자미근이 있다(이 종아리근육에서 발꿈치까지 이어진 힘줄이 그 유명한 아킬레스건이다). 이 중 특히 종아리에 알통 배긴 것처럼 튀어나오는 근육이 바로 비복근이다. 이 근육은 걷거나 달리기에 매우 중요한 역할을 한다. 활력 있는 생활에 핵심적인 기능을 하는 근육이라 할 수 있다.

2. 정맥귀환(venous return)을 돕는다. 종아리근육 속에 파묻혀 있는 심부정맥(deep

vein)을 수축시켜 정맥이 심장으로 돌아가도록 한다(이 기능 때문에 종아리근육을 '제 2의 심장'이라고 한다). 따라서 하지의 혈액순환에 좋아 하지정맥류를 예방할 수 있다. 앉았다 설 때 일어나는 **기립성저혈압**이나 일사병 등으로 인한 저혈압(이것도 기립성저혈압의 일종)으로 졸도하는 것과 같은 유사 빈혈 증상이 개선된다.

3. 심근경색이나 중풍 등 혈관질환을 예방할 수 있다.

4. 허리를 강화한다.

5. 무릎에 좋다.

6. 발목을 튼튼하고 유연하게 하여 부상을 방지한다.

7. 하지의 밸런스를 잡아주어 쉽게 넘어지는 것을 예방한다. 어린이나 노년의 낙상 방지.

앉아서 뒤꿈치 들기

뒤꿈치 들기는 서서 하는 것이 가장 좋지만 상황이 여의치 않은 경우 의자에 앉아서도 할수 있다. 사무실에서 일하다가 혹은 도서관에서 공부하면서 할 수 있는 하체 근력 운동이다. '업무를 운동하는' 이 책의 강령에 딱 부합하는 운동이라고 할 수 있다. 요령은 다음과 같다.

방법

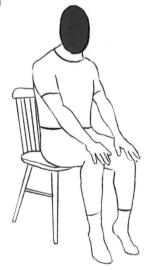

1️⃣ 가슴을 활짝 펴고 허리를 바로 세워 의자에 앉고 손을무릎 위에 올린다.

2️⃣ 손으로 무릎을 누르면서 뒤꿈치를 들어올린다.

3️⃣ 세트당 50회 이상, 총 3세트 반복한다.

앉아서 뒤꿈치들기

모관 운동

모관 운동은 누워서 팔다리를 흔드는 운동이다. 단순하고 코믹한 동작이지만 말초의 혈액순환에 큰 도움이 되는 운동이다. 여기서 모관이란 모세관을 뜻한다. 남녀노소 누구나 배우기가 아주 쉬운 것이 또 다른 장점이다. 운동량은 대단하다. 처음 시작하면 1분을 버티기가 어려울 것이다.

방법

1 준비 자세

• 바닥에 등을 대고 누워 팔다리를 편안하게 뻗는다.

• 몸을 이완시키고 편안한 호흡을 한다.

2 손과 발 들어올리기

• 두 팔과 두 다리를 공중으로 수직으로 들어올린다.

• 손바닥은 마주 보게 앞으로 나란히 하고, 발바닥은 지면과 평행이 되도록 한다.

3 진동하기

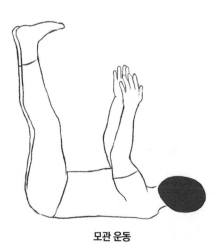

모관 운동

- 손목과 발목을 이용해 팔다리를 털 듯이 빠르게, 가볍게 흔든다.
- 하루 중 1~5분가량 수시로 하고 익숙해지면 시간을 늘린다(잘하는 사람은 무려 30분까지도 할 수 있다).

4 이완
- 진동을 멈추고 30초가량 정지한 상태로 유지하면서 마음을 편안히 한다.
- 팔다리를 천천히 내리고 누운 상태에서 호흡을 가지런히 하며 1분 정도 몸을 이완시킨다.
- 다시 손발을 들어 위 과정을 3세트 반복한다.

3세트를 완수하면 편안하게 누워서 숨을 고르며 운동을 마친다.

효과

- **혈액순환 촉진_** 손발 저림, 하지 부종, 수족냉증 등에 효과.
- 고혈압, 고지혈증, 심장병, 중풍, 당뇨병 등 예방.
- 하지와 코어 그리고 상지 근육 운동에 효과.
- 전신의 긴장 및 스트레스 완화.

모관 운동은 손발만 털 듯이 움직이는 것이므로 장난치는 것처럼 느껴지지만 사실은 상당히 운동량이 많다. 하는 도중에 심장이 고동치고 호흡마저 가빠오는 걸 느낄 수 있다. 대퇴사두근을 비롯한 허벅지와 햄스트링 등의 하지 운동, 복직근, 엉덩이근육 등 코어근육 그리고 어깨 및 팔근육 단련에 탁월한 운동이다. 진짜 빡센 전신 운동!

모관 운동을 마치고 가만 누워 있으면 손발에 기분 좋은 미세한 진동이 지르르 하고 여진처럼 느껴지는데 이때 마음도 아주 평화로워짐이 느껴진다. 살면서 이보다 더 행복한 기분이 드는 순간이 있을까 싶다.

붕어 운동

붕어 운동은 단순한 동작으로 구성된 운동이지만 사실은 **전신 운동**이다. 생각보다 운동량이 많으며 그로부터 얻을 수 있는 건강의 이점이 매우 다양하다. 이것도 약간 코믹한 요소가 있는 운동이다. 하는 사람은 진지한데 옆에서 보는 사람은 웃음이 나오는 것을 참아야 한다. 요령은 다음과 같다.

방법

1 하늘을 보고 매트 위에 눕는다.

2 발꿈치를 붙이고 발끝은 몸 쪽으로 당겨준다.

3 양손을 깍지 끼고 뒷목을 받친다.

4 머리와 발을 같은 방향(오른쪽 또는 왼쪽)으로 활처럼 구부린다.

5 반대 방향으로 같은 동작을 반복한다.

(붕어가 좌우로 몸을 흔들며 헤엄치는 모습을 흉내 낸 것이다)

6 처음엔 천천히 움직이고, 동작이 익숙해지면 빠르게 한다.

7 처음부터 무리하지 말고 20회, 30회, 40회, 50회… 이렇게 조금씩 횟수를 늘려간다.

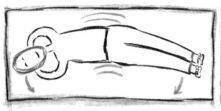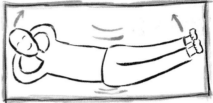

붕어 운동 1과 2의 동작을 반복한다.

척추측만 진단 및 치료

척추에 비대칭이 있는 경우 붕어 운동을 하면 한쪽으로 몸이 쏠리는 현상이 일어난다. 예를 들어 붕어 운동 후 좌측으로 몸이 돌아가 있으면 좌측으로 척추 측만이 있다는 소견이다(병원에서 엑스레이 검사상 좌측으로 측만증이 있는 경우도 마찬가지다). 이때 측만을 바로잡는 것이 필요하다.

그 방법은 어떻게 할까? 그것은 간단하다. 붕어 운동을 할 때 좌측으로 구부리는 동작을 더 크게 하고 우측으로 구부리는 동작은 작게 하는 것이다. **측만이 발생한 쪽의 근육이 약화됐으므로 약한 쪽을 강하게 수축하여 그 근육을 보강하는 것이다.** 이런 식으로 붕어 운동을 다시 하면 몸이 제자리로 돌아오는 것을 확인할 수 있다. 이 방법을 6개월~1년 이상 꾸준히 헤주면 자기도 모르게 척추가 바로잡히게 될 것이다.

폼롤러를 이용한 붕어 운동

붕어 운동을 매트 위에서 바로 하면 몸과 매트 사이의 마찰력으로 인해 매트가 자꾸 쏠려서 생각보다 불편하다. 폼롤러로 스트레칭을 하다가 아이디어를 내서 **폼롤러 위에 다리를 올리고 붕어 운동을 해봤다.** 폼롤러를 이용해서 하니 몸이 매트에서 떠 몸과 매트 사이의 마찰력이 감소하므로 좌우로 움직이는 것이 훨씬 용이했다. 그 방법을 여기 소개한다.

1 매트를 깔고 바르게 눕는다.

② 폼롤러를 허벅지 밑에 넣고 발꿈치를 붙이고 발끝을 좌우로 벌리면서 다리를 쭉 편다.

③ 양손을 깍지 끼고 뒷목을 받치고 복부에 힘을 주어 상체부터 발끝까지 일직선이 되도록 꼿꼿이 유지한다.

④ 복부에 힘을 준 채 상체와 하체가 같은 방향으로 활처럼 휘게 구부린다(붕어가 헤엄치는 모습).

⑤ 반대 방향으로 같은 동작을 반복한다.

⑥ 처음부터 무리하지 말고 적은 횟수부터 시작하여 차근차근 횟수를 늘려간다(폼롤러를 이용하면 폼롤러가 지렛대 역할을 하여 붕어 운동이 더 쉬워지므로 횟수를 더 많이 늘려서 할 수 있다).

붕어 운동의 효과

1. 기본적으로 척추 운동의 효과가 있어 몸의 밸런스가 좋아진다. 따라서 허리디스크, 협착증, 척추측만증, 요통 등에 좋다.

2. 위와 장 운동이 촉진된다. 변비, 설사, 복통, 소화불량 등에 효과.

3. 복근 운동 효과가 있다.

4. 유산소 운동의 효과가 있어 전신의 혈액순환이 좋아진다.

5. 자율신경의 균형이 회복된다.

6. 만성피로, 수면장애를 개선해 준다.

목표

한 번에 100회 이상, 하루 2회(시간 기준으로는 한 번에 5분 이상, 하루 2회). 폼롤러로 하는 경우 한 번에 200회 이상, 하루 2회(시간 기준으로 한 번에 10분 이상, 하루 2회).

케겔 운동

1948년 미국의 산부인과 의사 아놀드 케겔(Arnold Kegel)이 개발한 골반기저근 (pelvic floor muscle, 골반저근이라고도 한다) 운동법을 말한다. 케겔 운동은 특이하면서도 흥미로운 운동이다. 겉으로는 전혀 운동하는 것 같지 않은데 내적으로는 상당히 분투해야 하는, 그래서 의외로 운동량이 많은 정적 운동의 상징적 운동이다.

골반기저근

골반기저근이란 특정 근육을 지칭하는 전문적인 의학용어라기보다는 골반의 밑바닥을 이루는 근육군을 뭉뚱그려 이르는 말이다. 이는 항문 및 주위 근육을 위로 들어 올리는 기능을 하는 근육들로서 자세하게 보면 치골미골근(pubococcygeus), 장골미골근(iliococcygeus), 좌골미골근(ischiococcygeus) 등으로 구성된 여러 근육들을 통칭하는 말이다(말하자면 꼬리뼈와 연결된 골반 내 세 개의 근육 모둠세트이다).

　이 중 특히 치골미골근(pubococcygeal muscle, PC근육)이 중요하다. 이것은 성기 바로 위에 위치한 치골(pubis)에서 항문 바로 뒤에 잡히는 꼬리뼈(coccyx)까지 해먹 모양으로 이어진 근육으로서 질과 요도, 전립선, 직장 등의 입구를 감싸고 있다. 그래서 요도괄약근, 질괄약근, 항문괄약근 등의 수축기능을 도와준다.

골반강 내에 위치한 자궁, 방광, 대장 등의 장기들을 받쳐줌으로써 이들 장기들이 아래로 쏟아지는 하수증도 막아준다.

애초에는 산부인과 의사였던 케겔의 주된 관심사 중 하나인 여성의 요실금 치료를 위해 고안된 것이었으나, 배뇨장애나 대변실금뿐만 아니라 질수축 저하, 발기부전 등을 치료하는 성기능 개선에도 효과가 있음이 밝혀져 남녀 공용의 운동으로 발전했다.

케겔 운동 방법

케겔 운동은 골반기저근에 힘을 줘서 수축과 이완을 반복하는 것이다. 대개 케겔 운동에서 저지르는 흔한 실수는 골반기저근이 아닌 다른 근육, 예컨대 엉덩이근육을 수축하는 것과 같은 것을 들 수 있다. 반드시 골반기저근에만 5초가량 힘을 준 후 서서히 힘을 빼는 동작을 반복하는 것인데, 가장 쉬운 요령은 대소변을 참는 것과 같은 느낌(소변을 참으면서 동시에 항문도 조임)으로 4~5초 근육을 조이고 이어 천천히 푸는 것이다.

골반기저근만 힘이 가도록 하면 좋겠지만 그게 잘 되지 않는 사람이 있다. 골반기저근을 수축하는데 엉뚱하게 엉덩이가 수축되는 것이다(이런 엉뚱한 사람들이 생각보다 많다). 그런 사람에게 좋은 방법이 있다. 그냥 둘 다 하라! 방법은 먼저 엉덩이를 수축하고 그 다음에 오줌을 참을 때처럼 혹은 대변을 참을 때처럼(상상으로) 요도나 항문괄약근을 쥐어짜듯 수축하라. 그러면 될 것이다. 아니, 오히려 금상첨화일 수 있다. 골반기저근뿐만 아니라 엉덩이근육도 단련하는 보너스를 얻었으니.

앉은 자세 케겔 운동

1 의자에 앉아 호흡을 가지런히 한다. 호흡은 코로 들이마시고 입으로 내뱉는다(호흡의

일반 원칙은 대체로 근육을 수축할 때 호흡을 멈추거나 내쉬고, 근육을 이완할 때 들이쉬는 것이다).

❷ 숨을 코로 들이마셨다가 입으로 내쉬면서 소변을 참듯이 요도에 힘을 주고 동시에 항문도 조여 준다.

❸ 5~6초간 유지한 뒤 숨을 코로 들이쉬면서 이완한다.

서서 하는 케겔 운동

❶ 다리를 어깨 너비로 벌린다.

❷ 숨을 코로 들이마시면서 무릎을 살짝 구부린다.

❸ 숨을 내쉬는 가운데 대소변을 참듯이 항문괄약근과 요도괄약근을 수축하면서 무릎을 편다.

누워서 하는 케겔 운동

❶ 하늘을 보고 누워 등과 엉덩이를 바닥에 밀착한다.

❷ 숨을 코로 들이마셨다가 입으로 내쉬면서 대소변을 참듯이 항문괄약근과 요도괄약근을 수축한다.

효과

1. 요실금의 예방 및 치료.

2. 변비 및 치질의 예방.

3. 성기능 향상: 질수축력의 향상, 남성 조루방지, 발기력 증강 등과 같은 남녀 공히 성기능의 향상을 기할 수 있다.

이러한 효험을 제대로 보려면 **하루 100회 이상, 3개월 이상** 지속적으로 하는 것이 필수적이다. 꾸준한 것을 이길 장사는 세상에 없다!

고치법(叩齒法)

고치법이란 한자로 두드릴 '고(叩)', 이 '치(齒)'이므로 말 그대로 이를 두드린다는 말이다. 아침에 일어나자마자 입을 열지 않은 상태로 윗니와 아랫니를 부딪치는 전통 양생법의 하나이다. 하지만 모르는 사람이 있을 땐 안 하는 것이 좋다. 이상하게 볼 가능성이 100프로 될 테니까.

허준의 고치법 강의

허준의 『동의보감(東醫寶鑑)』에 '수양고치법(修養叩齒法)'이라는 기사가 있는데, 고치법에 관한 방법과 효능에 관한 단초를 접할 수 있다.

> "아침, 저녁으로 치아를 맞부딪쳐 신(神)을 모아야 한다. 혹은 신(身)과 신(神)을 모아야 한다고도 한다."
> "양생에 힘쓰는 사람은 새벽에 일어나서 치아를 맞부딪치는데, 평생 치아의 병을 모르게 된다."

정기신

신(神)이란 정기신(精氣神)에서의 신을 말한다. 허준은 인체를 상초(上焦), 중초(中

焦), 하초(下焦)로 이뤄진 삼초(三焦)의 시스템으로 보고, 여기에 도가의 개념인 정기신을 각기 배속해 상초를 신, 중초를 기, 하초를 정으로 바라봤다. 허준이 『동의보감』을 집필한 인체관의 근본 구조인 것이다.

허준이 말하는 인체는 정기신이라는 '구조적' 틀 안에서 형성된 인체의 시스템이라고 할 수 있다. 이 구조하에서 그는 인체의 모든 생리와 병리를 파악하려 했다고 할 수 있다.

정기신의 정(精)은 하초의 시스템으로 신, 방광 그리고 생식기관을 포괄하는 개념이며, 기(氣)는 중초의 시스템으로 간담, 위, 췌장 등을 포괄하는 개념이다. 마지막으로 신(神)은 심장과 폐 그리고 뇌의 정신작용까지 포괄하는 인체의 상부를 아우르는 개념이다. 단순화해서 말하자면 정은 생식, 기는 소화, 신은 정신 개념을 상징한다고 하겠다.

고치법에 관한 허준의 생각

이런 관점에서 볼 때 허준이 고치법을 통해 신(神)을 모아야 한다고 말한 것은 특히 정신 작용, 즉 뇌의 중추신경계로서의 기능을 말하는 것으로 볼 수 있다. 치아를 딱딱 부딪침으로써 하악골과 상악골이 교합하는데, 이것이 뇌에 어떤 자극을 줌으로써 뇌척수액의 순환이나 대뇌의 활동을 촉진하고, 동시에 침샘을 자극하여 소화기관을 활성화하는 작용을 한다고 볼 수 있는 것이다.

고치법 요령

1 아침에 일어나 바른 자세로 앉은 다음, 입을 다문 상태에서 윗니와 아랫니를 고르게 부딪친다.

2 고치법을 하는 도중에 침이 고이면 이 침을 세 번에 나눠 삼킨다.

3 고치 횟수는 36회 정도로 한다.

고치를 할 때 다른 이보다 어금니를 잘 맞춰 적당한 강도로 부딪치는 것이 좋다. 너무 강하게 하면 치아가 마모되거나 잇몸에 염증이 발생할 수 있으니 주의해야 한다.

의서에 의거한 횟수가 일반적으로 36회로 정해져 있는데, 사실 그 숫자에 너무 큰 의미를 부여할 필요는 없으나 기준으로 삼을 수는 있을 것이다.

침을 3번에 나눠 삼키는 것도 역시 숫자에 큰 의미를 두기보다는 마음을 가지런히 하고 정성껏 삼키라는 것으로 새기면 되지 않을까?

효능

1. 정신 활동_ 뇌신경을 자극하여 신경 활동을 활성화하고, 정신을 맑게 하며, 노인성치매와 같은 뇌신경조직의 퇴화를 예방할 수 있다.

2. 소화 작용_ 침샘 분비를 촉진하고 소화기능을 향상시킨다.

3. 턱관절 교정_ 상악과 하악의 교합을 바로잡아 턱관절(temporomandibular joint, TMJ) 질환과 그로 인한 증후군을 예방할 수 있다.

4. 안면 운동_ 저작 운동을 통해 저작근(masseter muscle)을 포함한 안면 근육의 활력을 높일 수 있다.

5. 치아 건강_ 치아에 적절한 자극을 주어 치아를 튼튼하게 한다.

임상 사례

일전에 내 한의원에 오래 전부터 내원하던 환자가 오랜만에 들렀는데, 몸이 많이 건강해져서 한의원에 올 필요가 없어 뜸했다는 것이다. 그러면서 그가 그동안 실천한 여러 건강법을 내게 펼치는데 그 중 주목되는 것이 바로 이 고치법이었다.

그가 말하길, 아침마다 일어나 고치를 해왔는데 이를 꾸준히 했더니 몸이 전반적으로 몰라보게 건강해졌다는 것이다. 피로한 게 없어지고 치아가 건강해지고 잦은 병치레가 싹 사라졌다는 것.

사실 평소에 고치를 하는 사람은 그리 많지 않은 편이다. '이게 무슨 효과가 있나?' 하는 의문이 들 수 있기 때문이다. 그는 그런 의구심을 갖지 않고 신념을 가지고 열심히 고치를 실천한 것이다. 한 때 이분은 암도 걸리고 건강에 큰 시련이 있었다. 그런 그가 이제 건강에 자신이 생겨 자신의 경험담을 말하는데 그 중 한 자리에 바로 이 고치법이 자리하고 있었던 것이다. 그는 이제 몸이 건강해지고 정신적으로도 건전한 상식과 깊은 지혜를 겸비한 사람이 되었다.

허준이 신(身, 몸)과 신(神, 정신)을 모아야 한다고 한 것이 바로 이런 뜻이 아니었나 헤아려본다. 고치법을 열심히 행하면 몸이 건강해지고, 정신세계도 진실로 고양된다는 말을 하고 싶었던 것이라 해석할 수 있다.

結_
쉽고 간단한 게 최고!

3-2 홈트레이닝

● ○ ○
굳으면 죽음이다

스트레칭(stretching)이란 늘린다는 말이다. 뭘 늘린다는 것인가? 제 1대상은 근육(muscle), 더 자세히는 골격근이고 그 다음은 인대(ligament)이다. 근육이나 인대는 뼈에 붙어 있는 조직이다. 근육은 뼈를 움직이는 기능을 하고, 인대는 관절을 싸서 고정하고 보호하는 역할을 한다(흔히 염좌, 즉 삔다는 것은 관절을 싸고 있는 인대가 늘어나거나 손상된 사태를 말한다).

인간은 동물이다. 동물은 움직이는(動) 물체(物)라는 뜻이다. 식물이 땅에 심어진(植) 물체(物)라는 뜻에 반해 인간의 인간됨은 움직임, 즉 동성(動性)에서 확보된다는 말이다. 그 움직임을 결정하는 기관이 바로 근육이다.

근육의 작동 원리

근육은 어떻게 작동하는가? 수축을 통해서이다. 근육이 수축해야 근육이 부착된 그 뼈가 움직이는 것이다. 예를 들어 상완이두근(biceps brachii muscle)이 수축하면 상완이두근의 말단이 부착된 요골(radius bone)을 당겨 팔꿈치가 구부려진다.

재밌는 것은 **모든 근육은 수축밖에 할 수 없다는 사실이다**(이완은 못한다). 그게 무슨 말인가? 팔을 구부렸다가 이렇게 펼 수 있는데 이게 이완이 아니고 뭐냔 말이야?

상완이두근이 수축한 후 이완하는 것은 상완이두근(흔히 '알통'이라고 하는 근육)이 스스로 이완하는 것이 아니라 상완이두근의 대척점(팔뚝의 뒷부분)에 위치한 상완삼두근(triceps brachii muscle)이 수축하여 수동적으로 '이완되는' 것이다. 그러니까 팔꿈치관절을 구부리는 건 상완이두박근이, 펴는 건 상완삼두박근이 따로따로 하는 것이다. 이렇게 두 근육이 길항하면서 수축함으로써 우리가 팔꿈치를 구부렸다 폈다 할 수 있는 것이다.

스트레칭도 반항이다

이로부터 우리는 재밌는 사실을 확인할 수 있다. **한 근육의 스트레칭은 반대 방향으로 작용하는 다른 근육의 수축을 통해서 이뤄진다.** 예를 들어 복근의 스트레칭은 등 쪽 근육들의 수축을 통해서 이뤄지는 것이다. 스트레칭 역시 습관적으로 굳어진 근육(들)에 거슬러서 반대편에 있는 근육(들)이 항거하는 활동이라는 걸 알 수 있다.

그럼 스트레칭은 왜 하는가? 그것은 인체의 해부학적, 구조적 특징 때문에 일어나는 편향성을 바로잡기 위한 것이다. 그리고 일상생활에서 습관적으로 일어나는 행동의 편향성 때문에 발생하는 근골격계의 왜곡된 발달을 보정하기 위한 것이다.

예를 들면 우리는 해부학적 구조나 평소 생활 습관 때문에 항상 고개를 펴기보단 숙이고 생활하기 쉽다. 컴퓨터 모니터를 쉬지 않고 바라보고 휴대폰을 하루 종일 끼고 사는 현대적 일상생활은 그런 경향을 극단적으로 가속하고 있다. 이로 인한 대표적인 현상이 바로 딱딱하게 경직된 후두하근(뒷목 근육)이나 돌 같이 굳은 승모근 또는 어깨근육의 근육통이다. 이렇게 경직된 근육들은 다시 부드럽게 풀어줘야 한다. 그래야 통증이 사라질 것이다. 이렇게 풀어주는 운동법이 바로 스트레칭이다.

관절 역시도 그 구조적, 일상생활의 잘못된 습성에 의해 유연성을 잃고 굳어지기 쉬운 조직이다. 예를 들어 무릎관절은 항상 펴기보다는 구부리는 자세를 주로 하는 조직이다. 그래서 무릎관절은 펴는 동작은 부수적이 되고, 구부리는 동작이 주된 기관으로 고착되기 쉽다. 나이가 들수록 그런 경향이 지속적으로 축적되므로 무릎관절이 구부정한 상태로 경직되어 버리는 현상이 발생하는 것이다(무릎관절을 잡아주고 보호하는 인대가 굳어지고, 관절을 이루는 뼈들을 윤활하는 활액이 마르는 것과 같은 증상이 동반되어 발생할 수 있다).

따라서 관절의 스트레칭은 자주 안 쓰는 쪽을 펴는 동작으로 이뤄져 있다. 이 역시 루틴에 젖은 습관적 행동에 저항하는 생명의 표현인 것이다. **지금 당장 습관에 반항하는 새로운 습관을 수립하자!** 근육이 돌처럼 경직되고 관절이 철갑처럼 굳어지는 죽음의 무도에 날카로운 메스를 가하자!

『노자』 36장에 다음과 같은 말이 있다: "柔弱勝剛强(유약승강강)." 부드럽고 약함이 단단하고 뻣뻣함을 이긴다는 말이다.

우리는 나이가 들면 점점 몸이 굳어진다. 몸이 여기저기가 말을 듣지 않고 낡은 목조 건물처럼 삐걱거린다. 젖먹이 때 부드럽고 연약했던, 실바람에 버들가지 같던 그 유연함은 온데간데없이 사라지고 코끼리 가죽 같은 뻣뻣함이 그 자리를 대체한다. 늙음이란 이런 것이다. 죽음으로 가는 동안 거쳐 가는 경유지 같은 것. 이 죽음의 행로를 삶의 활로로 바꿔주는 게 바로 스트레칭이다. 우리 모두 몸을 쭉쭉 펴자!

추천 스트레칭 프로그램

스트레칭은 어떤 의미에서는 근육 운동보다 더 중요하다. 특히 나이가 들어갈수록 더욱 그러하다. 중장년 이후에 스트레칭과 근육 운동 중에 우선순위를 정하라면 난 단연코 스트레칭을 택할 것이다. 스트레칭은 몸을 자연스럽고 유연하게 하여 무리한 동작으로부터 부상을 예방할 수 있게 해준다. 노년의 굳어진 근골격계로 인한 낙상을 피할 수 있게 배려한다. 심하면 뼈가 부러지는 처참한 비극을 미연에 원천적으로 막아준다. 그리고 실제 해보면 객관적으로 체력이나 활력의 측면에서 스트레칭 쪽이 훨씬 효과적임을 몸으로 리얼하게 느낄 수 있다. 그만큼 스트레칭은 건강에 중요하다.

스트레칭 할 때 그 동작을 자연스럽게 이끌기 위해 적절한 호흡이 필요하다. 호흡의 제 1원칙은 흉강을 넓히는 동작에서 들이쉬고, 흉강을 좁히는 동작에서 내쉬는 것이다. 제 2원칙은 근육을 수축하기 전에 들이쉬고 수축 후 이완할 때 내쉬는 것이다. 그리고 대체로 들이쉴 때는 코로 한 번에 신속하게 들이쉬고, 내쉴 때는 입으로 조금씩 천천히 내쉰다.

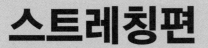

스트레칭편

의자 스트레칭

플로어 스트레칭

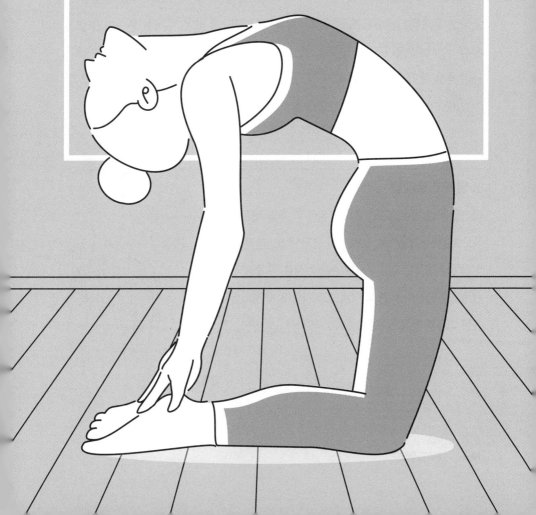

의자 스트레칭

● ○ ○

이것은 실내에서 하기에 좋은 스트레칭 프로그램이다. 직장인은 특히 사무실에서 대개 의자에 앉아 일을 하는 구조이므로 앉아서 행하는 스트레칭이 매우 중요하고 유용하다. 아래 프로그램은 겉보기엔 대단치 않은 것처럼 보이지만 실제 건강에는 놀라운 효과를 발휘할 수 있는 것들이다. 숙달되면 사무실 같은 좁은 공간에서 대략 10분 내외로 마칠 수 있는 최적의 스트레칭 프로그램이라고 할 수 있다. 아래의 그림을 보면 요령을 직관적으로 알 수 있다.

1. 옆목 스트레칭

머리를 바로 세우고 오른손으로 왼쪽 귀 윗머리를 잡고 오른쪽으로 천천히 당긴 후 10초가량 유지한다(이때 왼손은 의자 받침 왼쪽을 잡는다). 다시 왼손으로 오른 귀 윗머리를 잡고 왼쪽으로 천천히 당긴 후 역시 10초가량 유지한다(이때 오른손은 의자 받침 오른쪽을 잡는다). 좌우 각 3회 반복.

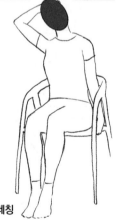

옆목 스트레칭

👍 이것은 측부의 목근육(흉쇄유돌근, 두판상근, 견갑거근, 사각근, 승모근 등)의 경직을 풀어주는 데 효과가 좋은 스트레칭이다.

2. 가슴 및 뒷목 스트레칭

두 손으로 깍지를 끼고 후두(뒷머리)에 받친 다음 팔꿈치를 바깥으로 활짝 젖혀 가슴을 편 상태로 10초가량 유지한다. 깍지 낀 손을 후두에 댄 상태에서 팔꿈치를 앞으로 모으면서 후두를 앞으로 천천히 당겨 뒷목이 시원하게 늘어나게 한 다음 10초가량 유지한다(이때 상체는 똑바로 세운다). 3회 반복.

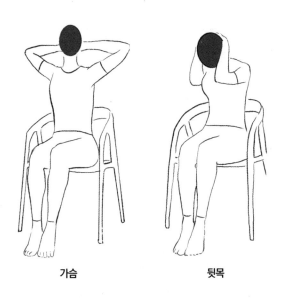

가슴   뒷목

👍 흉근(가슴근육) 및 후두하근(뒤통수 아래 근육)의 이완으로 흉통 및 뒷목 통증을 완화하고 예방할 수 있다.

3. 견갑거근 스트레칭

머리를 오른쪽으로 45도 정도 돌리고 오른손으로 머리 정수리를 잡아 당겨 머리를 숙인 채 10초가량 유지한다(왼손은 왼 허리에 댄다). 다시 왼쪽에도 동일한 동작을 한다(오른손은 오른 허리에 댄다). 견갑거근뿐만 아니라 승모근 스트레칭에도 좋다. 좌우 각 3회 반복.

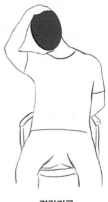

견갑거근

4. 앞목 스트레칭

양손을 깍지 끼고 좌우 엄지손가락을 턱에 받쳐 목을 천천히 뒤로 젖힌다(10초가량 유지). 호흡은 목을 뒤로 젖힐 때 들이쉬고, 돌아올 때 내쉰다. 3회 반복.

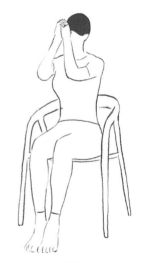

👍 목의 앞부분을 구성하는 근육에는 흉쇄유돌근(sterno cleidomastoid muscle)을 포함해 9개가량의 여러 근육들이 복잡하게 얽혀있다. 스마트폰과 컴퓨터 모니터를 거의 하루 종일 쳐다봐야 하는 현대 생활은 언제든지 목 부분의 강직과 통증을 초래하기 십상이다. 이 스트레칭을 통해 목에서 흔히 발생할 수 있는 거북목, 목디스크, 경항부(뒷목과 뒤통수)의 강직과 통증 등을 효과적으로 예방할 수 있다.

앞목

5. 팔과 어깨 스트레칭

양손을 깍지 끼고 손바닥이 앞으로 향하게 한 뒤 고개를 숙이면서 팔을 앞으로 쭉 뻗는다. 원위치로 돌아와 깍지 낀 상태에서 이번에는 손바닥이 위로 향하게 하고 하늘을 향해 양팔을 수직으로 쭉 올린다. 3회 반복.

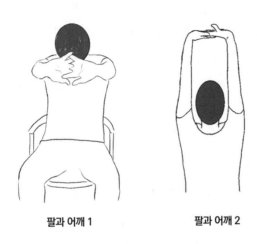

팔과 어깨 1   팔과 어깨 2

👍 어깨관절 및 상지(팔, 팔꿈치, 손목, 손가락) 그리고 상부 등근육의 강직 및 통증의 예방과 완화에 좋다.

6. 4방향 팔·가슴 스트레칭 및 어깨 돌리기*

1️⃣ 양 손바닥을 마주 붙이고 양팔을 앞으로 뻗는다. ➡ 그 상태에서 손목을 바깥으로 젖히면서 동시에 양팔을 벌려 가슴을 활짝 열어젖힌다. ➡ 쉬지 않고 바로 되돌아와 같은 동작을 반복한다(총 8회 반복).

2️⃣ 양 손등을 위로 하고 좌우 엄지손가락을 붙인 채 양팔을 앞으로 뻗는다. ➡ 그 상태에서 손목을 바깥으로 젖히면서 동시에 양팔을 벌려 가슴을 활짝 열어젖힌다. ➡ 쉬지 않고 바로 되돌아와 같은 동작을 반복한다(총 8회 반복).

3️⃣ 양 손등을 붙이고 양팔을 앞으로 뻗는다. ➡ 그 상태에서 손목을 바깥으로 구부리면서 동시에 양팔을 벌려 가슴을 활짝 열어젖힌다. ➡ 쉬지 않고 바로 되돌아와 같은 동작을 반복한다(총 8회 반복).

4️⃣ 양 손바닥을 위로 하고 좌우 새끼손가락을 붙인 채 양팔을 앞으로 뻗는다. ➡ 그 상태에서 손목을 바깥으로 젖히면서 동시에 양팔을 벌려 가슴을 활짝 열어젖힌다. ➡ 쉬지 않고 바로 되돌아와 같은 동작을 반복한다(총 8회 반복).

5️⃣ 양 손가락 끝을 어깨에 대고 팔꿈치를 크게 원을 그리면서 어깨 관절을 앞으로 돌린다(8회 반복). ➡ 어깨 회전 방향을 바꿔 동일한 동작을 반복한다(8회 반복).

👍어깨나 견갑골 주위 근육의 문제에 이만한 운동이 없다고 생각한다. 어깨관절 통증이나 견비통, 오십견, 회전근개파열 등의 예방과 증상 완화에 효과가 좋은 스트레칭이다.

---

* 청산 계열 국선도의 준비운동 프로그램 중 하나로 기억한다.

7. 손목 스트레칭

왼 손등을 위로 하고 왼팔을 앞으로 뻗어 오른손으로 왼 손등을 감싸 쥔 다음 아래로 손목을 굽히고 10초가량 유지한다(손목 1 그림). 이제 왼 손목을 반대로(위로) 젖혀 왼손바닥이 전면을 향하게 하고 오른손으로 왼손가락을 잡아 몸 쪽으로 당겨 왼 손목을 신전한 상태에서 10초가량 유지한다(손목 2 그림). 손을 바꿔 동일한 동작을 반복한다. 좌우 3회 반복.

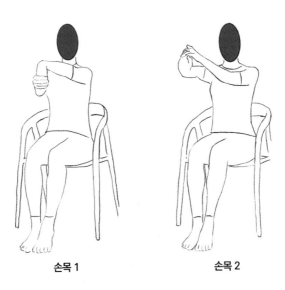

손목 1   손목 2

👍손목관절의 통증, 손목터널증후군의 예방과 완화에 좋다. 특히 주부들에 자주 발생하는 손목터널증후군(수근관증후군)은 수근관이 좁아지면서 정중신경(median nerve, 목부분에 있는 팔의 신경다발인 위팔신경총brachial plexus에서 출발하여 팔의 내측을 따라 손목을 경유하여 손바닥으로 주행하는 신경)을 압박하여 발생하는 손목통증, 저림, 감각저하 등을 일으키는 질환이다. 이 스트레칭을 꾸준히 해주면 이러한 질환을 효과적으로 예방할 수 있다.

8. 고관절 스트레칭

바른 자세로 앉아 오른 발목을 왼 허벅지 위에 올린 다음, 가슴과 허리를 편 상태에서(허리가 구부러지지 않게 주의) 상체를 앞으로 숙인 채 10초가량 유지한 다음 되돌아온다. 호흡은 숙일 때 내쉬고, 돌아올 때 들이쉰다. 다리를 바꿔 반대쪽도 동일하게 반복한다. 좌우 3회 반복.

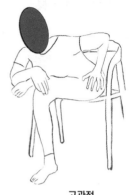

고관절

👍 엉덩이근육과 고관절의 스트레칭에 좋다. 스트레칭 시 고관절에 뻐근한 느낌이 기분 좋게 전달된다.

9. 햄스트링 스트레칭

의자 끝 부분에 앉아 오른다리를 앞으로 쭉 펴고 발끝을 몸 쪽으로 당긴 상태에서 10초가량 유지한다(이때 허리를 편 채 상체를 앞으로 적당히 구부려서 스트레칭 강도를 배가한다). 다리를 바꿔 반대쪽도 동일하게 반복한다. 좌우 3회 반복.

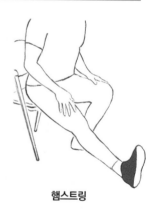

햄스트링

👍 햄스트링은 허벅지 뒤쪽의 근육들을 통칭하는 말이다. 이 스트레칭을 통해 허벅지 뒤쪽의 주요 근육들을 풀어줄 수 있다.

10. 척추 스트레칭

왼손으로 오른 무릎을 잡고 오른손으로 의자 등받이 뒤쪽
을 잡은 상태에서 오른쪽으로 척추를 비틀고 10초 유지한
다. 반대쪽으로 바꿔 동일 동작 반복. 좌우 3회 반복.

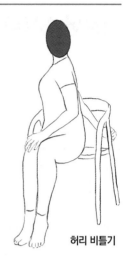

허리 비틀기

👍 척추는 우리 몸의 중심을 이루는 기둥이다. 이 척추 주위로 척추기립근 등 많은 근육
들이 좌우로 복잡하게 분포해 있다. 척추가 바로 서려면 이 척추에 부착돼 있는 좌우 근육
들이 균형을 잘 이루고 있어야 한다. 어느 한쪽이 과도한 긴장 상태에 있으면 통증이 발생
하거나 그 쪽으로 척추가 끌려가 척추측만증(scoliosis)을 일으킬 수 있다. 이 스트레칭은
척추 주위 근육들의 긴장을 고루 풀어주어 인체의 좌우의 균형을 이루는 데 좋은 스트레
칭이다.

플로어 스트레칭

● ○ ○

다음은 요가 기본 동작으로 누워서 혹은 엎드려서 할 수 있는 스트레칭 동작이
다.* 거실 바닥이나 침대 위에서 게으름 피우듯이 한가로이 할 수 있는, 그러면서
도 효율이 꽤 좋은 운동이다.

1자 자세

누워서 양 손바닥을 하늘로 하여 양손을 쭉 머리 위로 뻗고 양 무릎을 붙인 상태에서 발목
을 신전(펴는 것)하여 쭉 뻗는다. 견관질과 족관설을 한껏 신전하는 것이 포인트. 이 상태
로 3분 이상 유지한다.

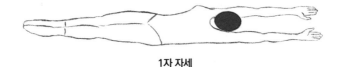

1자 자세

---

* 송규성, 『50가지 요가 다이어트』(서울: 국일미디어, 2004), pp. 17~65. 자세와 의학적 설
명은 필자가 덧붙임. 요가 운동의 특징은 한 마디로 스트레칭과 근육 단련(근육 운동)을 동시
에 이룬다는 것이다.

무릎 끌어안고 얼굴 대기

바로 누운 상태에서 양팔 전체로 무릎을 끌어안아 최대한 몸에 가까이 당기고 발목은 최대한 신전한다(편다). ➔ 이 상태에서 머리를 앞으로 수그려 무릎에 최대한 가까이 댄다. 목과 등허리, 엉덩이, 대퇴 근육을 신전함과 동시에 복근 단련에도 효과가 좋다. 3분 이상 유지.

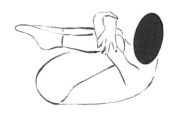

얼굴 무릎 대기

다리 수직으로 올리기

바로 누운 상태에서 몸 옆에 양손바닥을 바닥에 댄 채 양다리를 붙이고 수직으로 들어 올린다. 슬과절과 족관절 신전과 대퇴사두근, 복직근 단련에 효과. 2분 이상 유지.

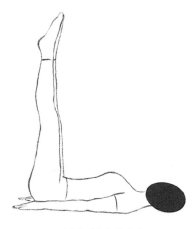

다리 수직으로 올리기

허리 받쳐 다리 넘기기

바로 누운 상태에서 양다리를 박차고 머리 위로 넘기면서 허리를 양 손바닥으로 받쳐 지탱한다. ➡ 양다리를 붙인 상태로 발까지 일직선으로 쭉 펴고 양 발끝으로 바닥을 디딘다. 경부와 허리, 엉덩이, 햄스트링, 슬관절의 스트레칭과 복근의 단련에 효과. 2~3분 이상 다리 넘긴 상태 유지.

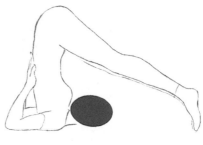

다리 넘기기

활 자세

바로 눕는다. ➡ 양 발을 엉덩이 쪽으로 가져가 양 무릎을 세운다. ➡ 손바닥을 젖혀 머리 옆에 거꾸로 대고 발끝으로 바닥을 지지하면서 엉덩이를 위로 일으켜 세운다. ➡ 전신을 젖혀 활처럼 휘게 한 채 두 손과 두 발로 선다. 손목, 어깨, 가슴, 복근, 대퇴사두근, 슬관절, 족관절의 스트레칭과 엉덩이근육, 햄스트링, 비복근의 근육 단련에 효과. 1~3분가량 유지.

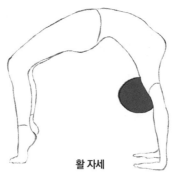

활 자세

개구리 자세

바로 누워 양 손바닥을 하늘로 향한 채 바닥을 따라 머리 위로 쭉 뻗는다. ➔ 양 발바닥을 마주 붙이고 양 무릎을 몸 쪽으로 당기면서 좌우로 벌려 개구리 자세를 취한다(등허리는 바닥에 밀착한다). 주로 견관절, 가슴, 대퇴내전근의 스트레칭, 엉덩이근육의 단련에 좋다. 이 자세 3분 이상 유지.

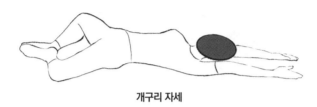

개구리 자세

다리 45도 들기

양 손바닥을 바닥에 대고 차렷 자세로 바로 눕는다. ➔ 발목을 신전하고(펴고) 양다리를 위로 45도 정도 올린 후 2분 이상 유지한다(난이도를 올리려면 머리도 같이 들어준다). 주로 족관절, 햄스트링의 스트레칭 그리고 복직근, 대퇴사두근의 단련에 좋은 효과.

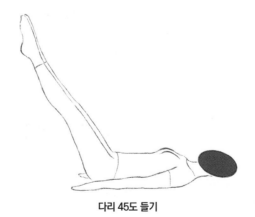

다리 45도 들기

허리 받쳐 골반 올리기

바로 누워 골반 너비로 무릎을 벌리고 세운다. ➜ 양 팔꿈치를 바닥에 지지하고 양 손바닥으로 골반(허리와 엉덩이 사이, 허리띠 걸치는 부분)을 받치면서 엉덩이를 들어올린다(발은 지면에 유지한다). 주로 복직근, 대퇴사두근, 고관절의 스트레칭과 아래 허리, 엉덩이 근육 및 햄스트링의 단련에 효과가 좋다. 1~2분 정도 유지.

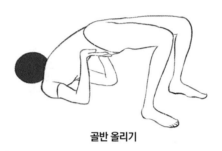

골반 올리기

다리 옆으로 올리기

왼팔을 왼쪽 옆머리에 받치고 모로 눕는다. ➜ 오른다리를 쭉 펴고 발목을 편 채 천천히 다리를 들어 올린다(피트니스에서 'side leg raise', 즉 다리 옆으로 올리기와 유사한 동작이다). 주로 대퇴내전근과 슬관절, 족관절, 옆구리의 스트레칭과 대퇴외전근, 엉덩이근육의 단련에 효과가 좋다. 3분 이상 유지하고 다리를 바꿔 같은 동작을 반복한다.

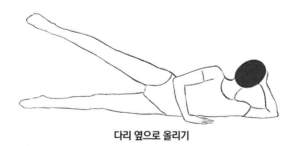

다리 옆으로 올리기

엎드려 머리와 다리 올리기

바로 엎드린 자세에서 다리를 붙이고 곧게 편 채 뒤로 들어 올리고, 동시에 머리도 들어 올린다. 앞목, 가슴, 복근, 고관절, 대퇴사두근, 슬관절, 족관절의 스트레칭과 뒷목, 등허리, 엉덩이근육의 단련에 최고. 1분 이상 유지.

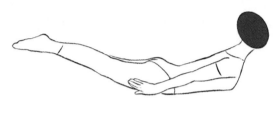

머리 다리 들기

고양이 등 만들기

양손바닥과 양 무릎을 바닥에 수직으로 대고 아래를 보면서 선다. ➡ 고개를 수그리고 등을 구부린 채 3분 이상 유지한다. 뒷목, 등허리 근육의 스트레칭, 복근의 단련에 좋다.

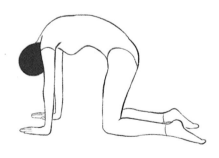

고양이 등 자세

고양이 기지개 자세

양 무릎을 바닥에 대고 앉는다(발등도 지면에 대고 앉는다). → 엉덩이를 들어 대퇴(허벅지)를 수직으로 세워 상체를 일으킨다. → 양손바닥을 최대한 앞으로 쭉 뻗어 바닥에 대고 등허리를 펴면서 가슴을 바닥에 밀착한다(대퇴는 지면에 대해 계속 수직으로 유지한다). → 고개를 들어 턱을 바닥에 대고 시선은 전방을 바라본다(고양이가 기지개를 켜는 자세). 주로 앞목, 견관절, 가슴, 복근의 스트레칭과 뒷목, 등허리, 엉덩이근육 단련 운동에 효과. 3분 이상 유지.

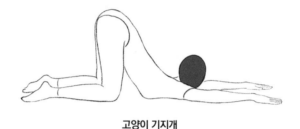

고양이 기지개

結_
부드러움이 강함을 이긴다!

짐볼 운동편

짐볼 유산소 운동

짐볼 코어 운동

짐볼 스트레칭

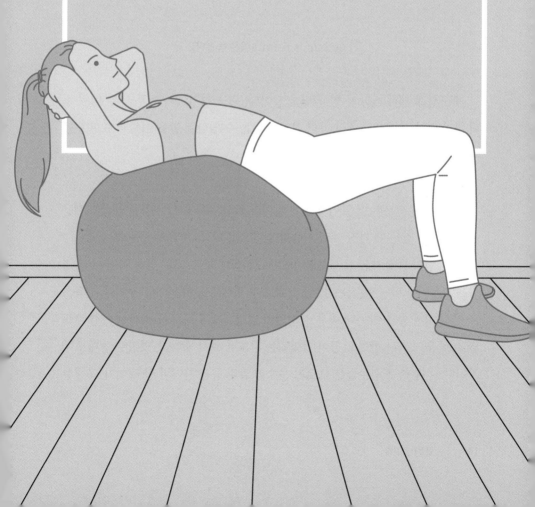

짐볼 유산소 운동

짐볼(gym ball)은 여러 가지 피트니스 운동에 사용되는 대형 풍선 공이다. 유산소 운동, 코어 운동, 스트레칭, 균형 운동, 자세교정 등 여러 경우에 사용할 수 있다.

"The ball is round(공은 둥글다)."

축구황제 펠레(Pele)가 한 유명한 말이다. 축구 경기에서 아무리 두 팀의 실력 차가 있다 하더라도 예상 밖의 결과가 나올 수 있다는 말을 이렇게 표현한 것이다. 그런가?

나는 오래 전부터 이 말이 잘못된 말이라고 생각했다. 사실 공은 둥글기 때문에 선수들이 찼을 때 가장 예측 가능한 방향으로 나갈 수 있지 않을까?

공이 만약 둥글지 않고 사각형이었다고 상상해 보라. 그런 공을 차면 어디, 방향을 가늠이나 할 수 있겠는가? 말 그대로 지 멋대로 공이 날아갈 것이다. 왼쪽으로 약간 비껴 공을 찼는데 공은 사정없이 엄청나게 왼쪽으로 비껴 날아갈 수도 있고, 바운드 되는 방향도 공이 떨어지는 각도나 위치에 따라 '엿장수 맘대로'일 것이다. 이제 축구 선수들은 오로지 운수에 맡겨 공을 차야만 할 것이다. 축구는 강팀도 없고 약팀도 없이 그저 운 좋은 팀이 이기는 경기로 전락할 것이다.

공은 둥글기 때문에 360도, 사방팔방으로 고른 반발력에 의해 내가 차고자 하는 방향으로 정확히 날아간다. 공은 둥글기 때문에 바운드의 입사각과 반사각이 거의 같다. 그래서 그 진행로를 상당히 정확히 예측할 수 있다. 이러한 예측 가능성 때문에 선수들이 축구라는 스포츠를 자신있게, 합리적으로 할 수 있는 것이다.

공은 둥글다. 그 결과 축구 경기는 의외의 결과가 가장 적게 나는 스포츠 중 하나가 된 것이다. 가끔 잘못된 작전이나 운이 지지리도 없어서 강팀이 지는 경우도 드물게 있지만 대부분은 강팀이 약팀을 이기는 확률이 훨씬 높다. 맨시티가 최근 몇 년간 영국 프리미어리그를 씹어 먹고 있는 데 반해, 토트넘이 중위권을 탈피하지 못하고 맴돌고 있는 이유도 이것이다.

짐볼은 공의 이런 성질을 이용한 운동기구다. 공의 중심을 잘 이용하여 힘을 가하면 예측 가능한 방향으로 탄성이 반작용을 일으키므로 그를 통해 다이나믹한 운동을 할 수 있다. 공의 중심에 내 몸의 무게중심을 잘 놓으면 동적 균형이 잡히고, 공의 기압에 의한 반발력이 내 몸에 골고루 가해져 여러 가지 효과적인 운동을 할 수 있는 것이다. 공이 내게 가하는 반작용이 부드러운 반항처럼 살며시 다가온다. 반작용이 아프지 않고 나를 어루만지듯, 마사지하듯 살포시 감싸는 것이다. 그리고 또 하나 중요한 장점이, 힘들여 고생스럽게 하는 운동이 아닌, 재밌는 놀이를 하는 느낌을 주는 운동이란 것이다.

앞에서 말한 짐볼 응용 운동 중에 자세교정이 있는 이유가 공이라는 도구의 특성을 극적으로 보여주는 것이라고 생각한다.

짐볼 위에 앉을 때 정확한 중심을 향해 앉으면 공이 옆으로 비껴 나가지 않고 그 자리에 안정감 있게 멈춰 있을 수 있다. 중심에 맞춰 바르게 앉아야 몸이 바로 세워지므로 그 결과 몸에 바른 자세가 발현되는 것이다.

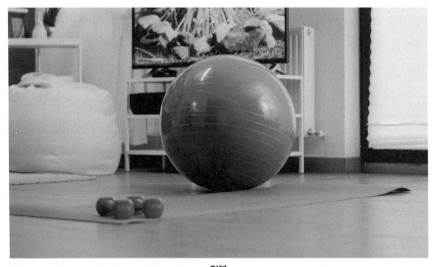

짐볼
짐볼은 거실에 놓고 수시로 운동할 수 있는 매우 유용한 도구다.

적합한 짐볼의 사이즈는 신장에 따라 다를 수 있다. 신장에 따른 추천 짐볼의 직경은 대략 다음과 같다:

직경 45~55cm: 신장 152cm 이하
직경 55~65cm: 신장 153~174cm
직경 65~75cm: 신장 175~189cm
직경 75~85cm: 신장 190cm 이상

자신에게 맞는 짐볼은 앉았을 때 고관절과 무릎관절이 수평이 되는 것이다. 대체로 시중에 판매되는 짐볼은 평균 신장대에 적합한, 직경이 65cm 정도가 가장 많은 것 같다.

짐볼 유산소 운동

유산소 운동(cardio)이란 심박수와 호흡을 증가시켜 심폐기능을 높이고, 이를 통해 심혈관계의 순환을 향상시키는 운동을 말한다. 산소를 사용하여 에너지를 생성하는 지속적이고 리드미컬한 동작으로 주로 구성되어 있다. 달리기, 파워워킹, 수영, 바이킹(biking), 댄스 등이 그 예이다. 체력을 증진하고, 지구력을 향상하며, 칼로리를 소모하고, 심장 기능을 북돋는 데 좋은 운동이다. 일반적으로 유산소 운동을 하려면 운동장이나 공원, 도로 같은 넓은 야외 공간이 필요한 경우가 많은데, 실내에서는 공간이 협소하여 그렇게 하기가 쉽지 않다.

하지만 **짐볼을 이용하면 유산소 운동의 효과를 거실이나 방처럼 좁은 데서도 구현할 수 있다.** 둥근 짐볼의 탄성력을 이용하면 코딱지만큼 좁은 공간에서도 운동량이 많은 유산소 운동을 너끈히 할 수 있는 것이다.

주의 사항으로 짐볼을 이용한 운동을 할 때는 부상 방지를 위해 요가매트처럼 충격을 방지할 수 있는 매트 위에서 하는 것이 좋다. 짐볼의 특성상 짐볼이 비껴나가면 자칫 바닥에 넘어질 수 있기 때문이다.

추천 유산소 운동
• 복부와 허리에 힘을 주며 짐볼 위에 바로 앉는다.
• 짐볼 위에 앉아서 엉덩이를 상하로 바운스 하며 앉았다 서기를 반복한다.
• 운동 강도를 더욱 높이려면 앞의 동작과 함께 두 팔을 벌려 물개박수 치듯 옆으로 크게

반원을 그리며 한번은 어깨 높이까지 다른 한번은 머리 위까지 높이 올렸다 내리기를 반복한다.

• 5~10분 동안 혹은 능력에 따라 시간을 증감하여 운동한다(TV나 영화를 시청하면서 하면 지루함 없이 즐겁게 할 수 있다. 혹은 속도감 있는 음악에 맞춰 해도 좋을 것이다).

• 하다 보면 다양한 응용동작(다리 벌리고 오므리기, 360도 돌기 등)이 가능함을 알 수 있다. 나름대로 재밌고 효과적인 동작을 만들어 보길 바란다.

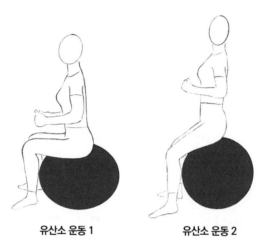

| 유산소 운동 1 | 유산소 운동 2 |

유산소 운동_ 발을 굴러 1과 2 동작을 반복한다.

짐볼 코어 운동

● ○ ○

코어근육이란 몸통, 골반, 허리에 위치한 근육들을 말하며, 척추, 골반, 어깨 등을 안정시키는 역할을 한다. 이를 통해 자세, 균형 및 전반적인 움직임을 지원하는 역할을 한다.

짐볼 플랭크(gym ball plank)

짐볼에 엎드려 플랭크 자세를 취하는 운동. 코어근육을 강화하고 균형감, 전신의 건강 상태를 향상시키는 운동이다. 다음과 같은 절차로 한다.

- 짐볼 위에 하완(주로 팔꿈치)을 올려 플랭크 자세를 취한다.
- 어깨가 팔꿈치 위에 수직으로 위치하도록 하고 발은 엉덩이 너비 정도 되게 벌린다.
- 코어근육과 엉덩이근육에 힘을 주어 머리부터 발꿈치까지 일직선이 되도록 한다.
- 이 자세에서 20~30초간 혹은 지탱할 수 있을 때까지 멈춘다.
- 30초가량 쉰 다음 같은 동작을 2~3회 반복한다.
- 강도를 높이려면 한 발을 들고 플랭크를 하거나 짐볼을 앞뒤로 굴리면서 플랭크를 한다.

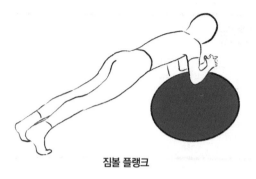

짐볼 플랭크

짐볼 브리지(gym ball bridges)

짐볼 위에 누워 무릎을 직각으로 구부린 채 엉덩이와 복근, 허벅지에 힘을 가하여 수축한다. 요령은 다음과 같다.

- 짐볼 위에 앉아서 아래로 미끌어지듯 짐볼을 굴리면서 눕는다.
- 머리부터 허리까지 짐볼 위에 자연스럽게 접촉하도록 몸을 릴랙스 하고, 양발은 바닥에 붙이고 무릎은 직각이 되도록 한다.
- 그 상태에서 엉덩이를 쥐어찌듯 힘껏 수축하고(엉덩이가 텐션을 받아 약간 위로 올라간다) 동시에 복근, 허벅지근육도 같이 수축한다.

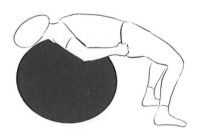

짐볼 브리지

짐볼 골반회전(pelvic tilt on a gym ball)

짐볼에 앉아 골반을 앞(↶)뒤(↷)로 기울이는(tilting) 운동. 하부 허리, 복근 그리고 엉덩이근육의 운동에 좋다. 요령은 다음과 같다.

- 발바닥을 바닥에 잘 밀착하고 무릎을 90도로 구부린 채 짐볼에 앉는다.
- 양손을 엉덩이 또는 허리 양측에 둔다.
- 복근과 엉덩이근육을 수축하면서 허리를 내밀어 천천히 골반을 앞으로 회전한다. 이때 하부 허리(lower back) 부분이 약간 아치 모양 '(' 으로 휘게 된다.
- 그 상태에서 수 초간 유지한다.
- 복근과 엉덩이근육을 이완하면서 천천히 골반을 뒤로 회전한다. 하부 허리 부분이 굽어 약간 라운드 모양 ')' 을 띠게 된다.
- 그 상태로 수 초간 유지한다.
- 이 동작을 10~15회 반복한다.

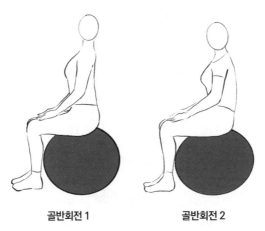

골반회전 1   골반회전 2

골반을 전후로 회전하여 1과 2 동작을 반복한다.

짐볼 스트레칭

● ○ ○

짐볼은 그 탄성을 이용해서 스트레칭에도 잘 응용할 수 있다.

짐볼 위에 누워 전신 스트레칭

- 매트에 반쯤(엉거주춤) 앉은 상태에서 짐볼에 허리를 대고 다리를 서서히 밀면서 눕는다.
- 두 팔을 머리 위로 평행하게 펴고, 두 다리는 골반 너비로 벌리고 엉덩이 아래로 늘어뜨리며 쭈욱 편다. 몸이 뒤로 젖혀지면서 짐볼 위에서 활('⌒' 이런 모양)처럼 휘게 된다.
- 발, 다리, 허리, 등, 어깨, 팔, 뒷목, 머리 등 머리부터 발끝까지 전신이 시원하게 이완되면서 골고루 스트레칭이 된다(누운 상태에서 1~3분 정도 유지).

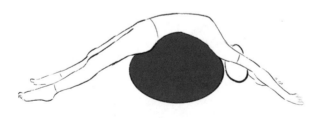

짐볼 전신 스트레칭

필자가 매일 아침 일어나면 거실에서 밤새 굳은 몸에 반항하는, 첫 번째 전신 스트레칭이다. 기지개를 아주 오지게 하여 정신이 확 돌아오게 하는 기막히게 기분 좋은 스트레칭이다. 머리 쪽으로 피가 쏠리므로 두부 혈액순환을 촉진하는 물구나무서기 효과도 준다.

- 응용 동작으로 두 손을 깍지 끼어 뒷머리에 대고 다리를 구부렸다 폈다 하면서, 짐볼에 누운 채 바닥까지 거의 앉았다가 뒤로 길게 누웠다를 반복한다(상체를 일으켰다 뒤로 눕혔다 한다. 10회, 총 3세트 반복).

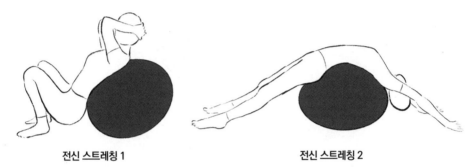

전신 스트레칭 1   전신 스트레칭 2

짐볼 전신 스트레칭 응용 동작_ 1과 2의 동작을 반복한다.

- 또 다른 응용 동작으로 짐볼 위에 몸을 완전히 젖혀 누운 상태에서 **발목을 신전(펴기)했다가 굴곡(구부리기)하는 동작**을 반복하여 대퇴사두근(허벅지 전면)과 비복근(종아리 근육)을 교대로 단련한다.
- 짐볼에 누운 상태에서 어깨 스트레칭도 추가할 수 있다. **양팔을 쭉 펴고 어깨를 360도 앞으로 10회 크게 돌린다**(방향을 반대로 바꿔 뒤로도 10회 반복한다).

짐볼 햄스트링 스트레칭

• 짐볼에 앉아 양발을 골반 너비로 벌리고 양 다리를 쫙 편다.

• 허리를 편 상태로 상체를 앞으로 숙인다. 이때 양 발끝을 몸쪽으로 당겨 가능하면 가슴이 다리에 닿도록 한다(양손은 양다리 바깥으로 내려 바닥을 짚는다. 그 상태에서 10초 유지).

• 상체를 천천히 세우면서 돌아온다. 3회 반복.

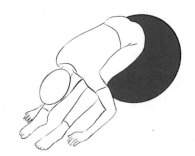

짐볼 햄스트링 스트레칭

結_
짐볼로 부드럽게 운동하자.

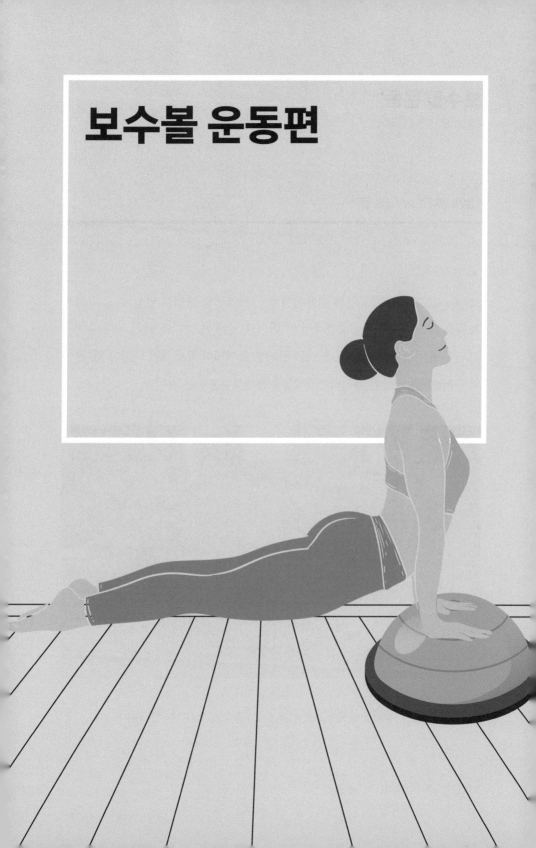

보수볼 운동편

보수볼 운동

● ○ ○
짐볼이 아니면 보수볼을 달라!

보수(bosu) 볼이라는 도구를 이용해서 하는 트레이닝 방법을 말한다. 공을 사과 자르듯 한 모습이다. 단, 중간에서 딱 반으로 자른 게 아니라 약간 위에서 자른 것 같은 모양새다(반달 모양). 안에는 공기를 불어넣어 풍선처럼 탄성이 있다. 이 역시 **짐볼처럼 안에 든 공기의 반발력을 이용해서 운동**하는 것이다.

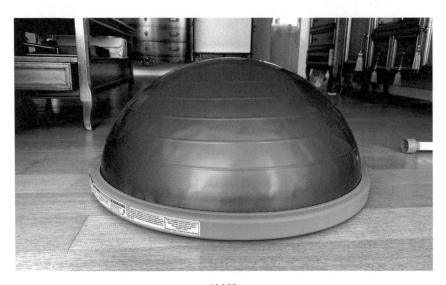

보수볼
보수볼도 짐볼처럼 거실에 두고 언제든지 운동할 수 있는 편리한 운동기구다.

운동 방법

크게 두 가지 운동 방법이 있다. 하나는 보수볼을 엎어놓고 하는 경우, 다른 하나는 보수볼 바닥을 위로 놓고 하는 경우(둥근 부분이 아래로 온다). 엎어놓고 하는 것은 당연히 안정감이 있다. 짐볼이 사방으로 이동이 쉬운 운동기구라면 이것은 고정된 장소에 정지된 운동기구이다.

반대로 놓고 하는 것은 유동성이 큰 방식의 운동에 적용한다. 짐볼처럼 굴러가지는 않더라고 보수볼을 놓은 지점에서 좌우가 상하로 시소처럼 움직이는 상태이다.

위 두 가지 중 어떤 방식이든 다양한 운동 방법을 적용할 수 있다. **스트레칭, 유산소 운동, 근육 운동 등 다 가능하다.**

엎은 보수볼 운동

보수볼 유산소 운동_____ 필자는 보수볼을 엎어놓은 상태에서는 주로 유산소 운동 하는 것을 추천한다. 보수볼 위에 한 발씩 교대로 오르내리면서 심폐운동을 하기에 딱 좋다. 이것은 걷기나 달리기를 하는 것과 유사한 효과를 준다. 처음 하면 조금만 해도 숨이 헉헉 찬다. TV 같은 것을 시청하면서 하면 지루함을 날려버리고 재밌게 운동할 수 있다. 보수볼의 장점은 이렇게 실내에서 달리기를 해도 발에 충격이 없다는 것이다. 그래서 족저근막염 같이 발병 날 가능성이 매우 낮다. 게다가 층간소음 걱정은 한숨에 날려버릴 수 있다(그래도 매트는 필수).

이렇게 오르내리는 동작은 좌우 발을 바꿔가면서 하는 것이 좋다. 그래야 고루 신체가 발달할 수 있으니까.

전후로 오르내리기뿐만 아니라 좌우로 사이드 스텝을 밟으며 오르내릴 수도 있다. 앞걸음으로 오르내리기만 가능한 게 아니라 뒷걸음으로 오르내리기도 가능하다.

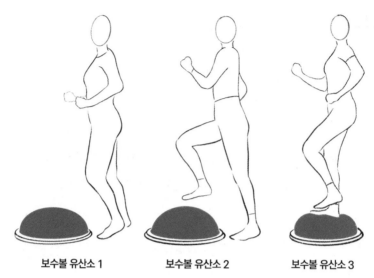

보수볼 유산소 1　　　　보수볼 유산소 2　　　　보수볼 유산소 3

보수볼 유산소 운동_ 보수볼 위를 오르내리며 1과 2, 3의 동작을 반복한다.

보수볼 근력 운동_____ 이 외에도 다양한 동작을 응용할 수 있다. 발을 보수볼에 올리고 런지(lunge)나 플랭크(plank)도 할 수 있고, 보수볼 위에 올라 스콰트(squat)*도 할 수 있다.

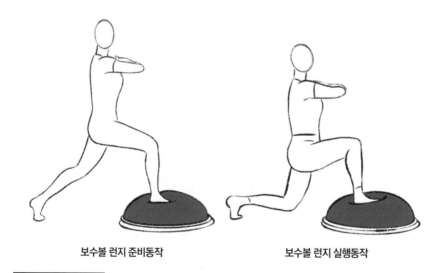

보수볼 런지 준비동작　　　　　　　보수볼 런지 실행동작

---

* 흔히 일반에게 '스쿼트'라고 알려진 운동을 말한다.

보수볼 런지_____ 한 다리를 보수볼 위에 올려 자세를 잡고 몸을 올리고 내리는 동작을 반복한다.

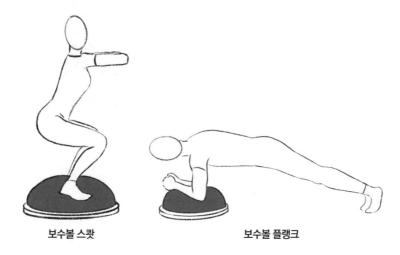

보수볼 스콰트   보수볼 플랭크

보수 윗부분에 등을 대고 기대거나 또는 앉아서 할 수 있는 동작도 매우 유용하다. 단순 크런치(crunch)뿐만 아니라 다리 들고 크런치, 좌우 발을 교대로 하는 크로스 크런치, 보수 위에 앉아 다리 들기(leg raise)도 할 수 있다.

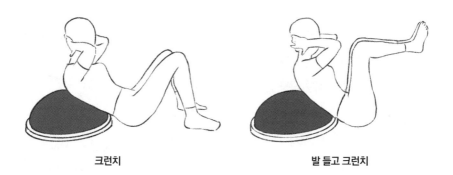

크런치   발 들고 크런치

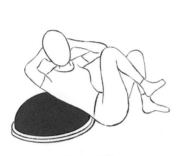
크로스 크런치

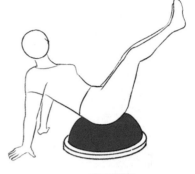
레그 레이즈

보수볼을 이용한 여러 가지 운동 방법

보수볼 스트레칭_____ 보수볼은 스트레칭에도 도움이 된다. 보수볼 위에 누워서 활처럼 등허리를 스트레칭하거나 다리를 위에 올려 햄스트링 스트레칭 등 여러 가지 스트레칭도 할 수 있다.

뒤집은 보수볼 운동

보수볼 플랭크, 팔굽혀펴기, 스콧_____ 보수볼을 양손으로 짚고 플랭크를 한다든지 팔굽혀펴기(push-up)를 할 수 있다. 특히 나는 보수볼 위에 올라가 스콧(body weight squat)하기를 좋아한다. 보수볼이 좌우로 기울면서 흔들리므로 균형감각을 기를 수 있고 동시에 대퇴, 종아리, 코어근육의 단련도 할 수 있다. 주의할 것은 반구 같은 물체에 오르는 것이므로 중심을 잃고 넘어져 다칠 수 있다는 것이다. 바닥에 매트를 필히 깔고 오를 때도 익숙해지기 전까지는 주위에 물체를 잡고 오르는 것이 좋다.

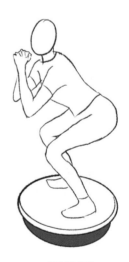
보수볼 스콧

폼롤러 운동편

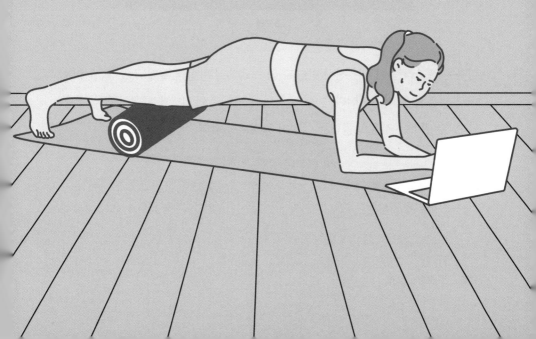

폼롤러 운동

폼롤러(foam roller)도 아주 편리한 운동 도구이다. 주로 마사지나 스트레칭에 유용하다.

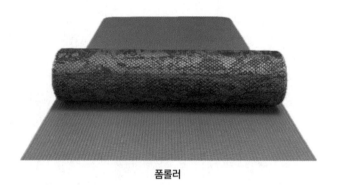

폼롤러

다음은 폼롤러를 이용한 전신 마사지 및 스트레칭 방법의 일례이다.* 정말 시원하고 기분 좋은 마사지이다. 이렇게 간단한 도구로도 건강에 매우 유용한 운동을 할 수 있다는 것을 폼롤러는 여실히 증명하고 있다.

---

* 유튜브 채널 '빵느'의 전신 폼롤러 마사지에서 인용하고 필자가 자세와 의학적 설명을 붙였다.

종아리 및 햄스트링 마사지

폼롤러 위에 두 다리를 포개어 올리고 종아리를 좌우로 굴려 마사지 한다. 고단한 하루 일과 후 뻐근한 비복근과 가자미근이 아주 시원해진다. 폼롤러 위에 대퇴 후면을 올려 햄스트링 마사지도 할 수 있다.

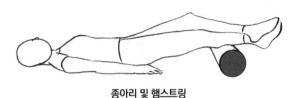

종아리 및 햄스트링

허벅지 내측 마사지

허벅지 안 쪽을 폼롤러 위에 올리고 롤러를 굴려 마사지 한다. 허벅지를 안쪽으로 모아주는 근육인 내전근들(adductors), 즉 대내전근(adductor magnus), 장내전근(adductor longus), 단내전근(adductor brevis)과 박근(gracilis) 등을 풀어줄 수 있다.

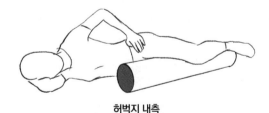

허벅지 내측

허벅지 전면 마사지

폼롤러 위에 허벅지 전면을 올리고 롤러를 굴린다. 주로 대퇴사두근(quadriceps femoris) 마사지를 제대로 느낄 수 있다.

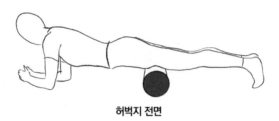

허벅지 전면

허벅지 외측과 고관절 마사지

그림과 같이 허벅지 외측을 폼롤러 위에 올려 폼롤러를 굴리면서 마사지 한다. 폼롤러를 더욱 위로 올려 고관절과 엉덩이 외측 마사지도 할 수 있다.

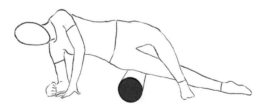

허벅지 외측과 고관절

가슴 및 등허리 스트레칭

견갑골 부위를 폼롤러 위에 올리고 가슴을 열면서 목을 뒤로 젖힌다. 또한 폼롤러를 어깨와 등 그리고 허리 부근까지도 굴려서 넓게 마사지 할 수 있다.

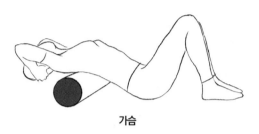

가슴

정강이 마사지

폼롤러 위에 정강이를 올리고 폼롤러를 굴려 마사지 한다.

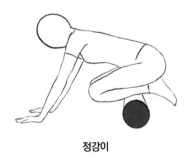

정강이

목 마사지

폼롤러 위에 목을 올리고 좌우로 목을 돌리면서 마사지 한다. 목은 뒤로 젖혀서 정상적인 경추만곡을 유지하도록 주의한다.

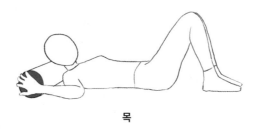

목

겨드랑이 마사지

폼롤러 위에 겨드랑이를 올리고 롤링하면서 겨드랑이를 마사지 한다. 겨드랑이를 상하좌우 4방향으로 롤링하면 겨드랑이에 맺힌 경직한 느낌과 대흉근 및 광배근 외측에 쌓인 스트레스를 확 날릴 수 있다. 이 마사지를 제대로 하면 겨드랑이가 말로 표현할 수 없이 짜릿해지고 시원해짐을 물씬 느낄 수 있다.

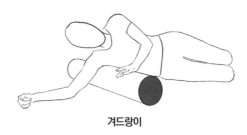

겨드랑이

어깨 및 척추기립근 스트레칭

척추 방향으로 폼롤러를 놓고 그 위에 척추를 올려 눕는다. 양 손바닥을 하늘로 향하고 위로 쭉 양손을 올린 후 3초가량 있다가 좌우로 손을 벌리며 바닥을 쓸 듯이 손을 아래로 내린다. 이 동작을 3회 정도 반복한다. 동시에 폼롤러를 좌우로 롤링하면서 척추기립근의 긴장을 풀어줄 수 있다. 등에 쌓인 스트레스가 탈탈 털림을 만끽하게 될 것이다.

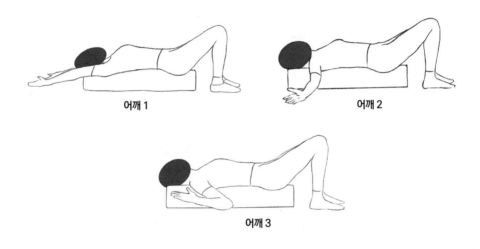

어깨 1   어깨 2

어깨 3

結_
폼롤러 위에서 건강을 굴려보자.

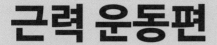

근력 운동편

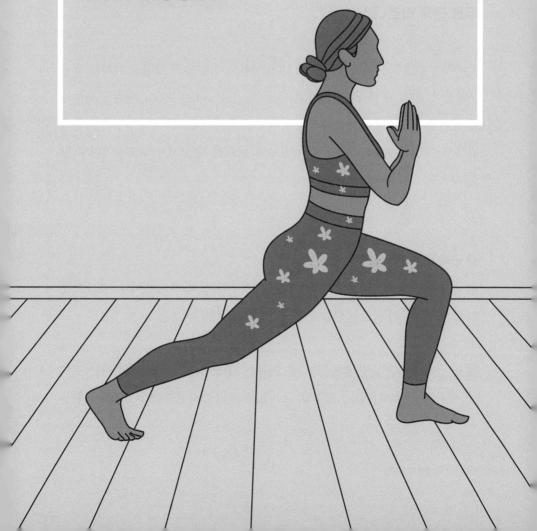

근력 운동

주요 근육 피트니스

인체에는 수많은 근육들이 있는데 그 중에서도 건강에 큰 영향을 끼치는 핵심 근육들이 있다. 이 근육들의 특징은 우선 큰 근육이라는 것이다. 이런 근육들을 잘 단련해주면 건강이 괄목하게 향상되어 많은 질병을 예방하는 데 큰 도움이 된다. 다다익선(多多益善)이란 말이 있는데, **근육은 대대익선(大大益善)**이라고 할 것이다.

큰 근육 운동의 장점

1 큰 근육 운동이 좋은 것은 힘을 쓰는 데 큰 역할을 하기 때문이다. 평소 기운이 없거나 피로가 심한 사람들에게 강력하게 추천한다.

2 큰 근육을 길러주면 좋은 또 다른 이유는 **체내 대사량을 증진해 준다**는 것이다. 따라서 비만이나 당뇨, 고혈압, 고지혈증 등의 대사성질환이나 혈액 질환을

예방하고 극복하는 데 최고의 공신이 될 수 있다. 힘만 세지는 게 아니라 몸의 생리적 활동이 활발해져 실질적인 건강이 좋아지는 것이다.

3 큰 근육 운동의 또 다른 장점으로는 큰 근육을 서포트 하는 작은 근육들도 덩달아 좋아진다. "원님 덕에 나발 분다"라는 속담처럼 큰 근육에 더부살이하는 작은 근육들도 두루두루 좋아질 수 있다(근육들이란 사실 거미줄처럼 서로 얽히고설켜 있는 기관이다). 큰 동작뿐만 아니라 섬세한 동작도 좋아지는 것이다.

4 역시 '임도 보고 뽕도 따는' 이점으로 큰 근육 운동은 내장근, 특히 심장근육을 튼튼하게 해줄 수 있다는 것이다. 대개 근육 운동은 골격근, 즉 뼈에 붙어 있는 근육의 운동이므로 엄밀하게는 자율신경의 지배를 받는 심근의 운동에는 직접 영향을 주지 못한다. 하지만 큰 근육의 운동을 함으로써 일시에 많은 양의 에너지가 요구되어 심근의 활동이 크게 늘어나는데, 이 때문에 심장이 활발히 움직임으로써 심근이 크고 튼튼해지는 것이다. 이는 혈액순환에 지대한 공헌을 하는 모티브가 된다.

그 외에 위나 대장의 평활근 그리고 혈관 평활근 등의 비골격계 근육들에게도 간접적인 운동 효과를 준다. 따라서 설사 등 장 운동이 좋지 않은 분들, 평소 위장병으로 소화 장애가 심한 분들에게도 근육 운동을 강권한다.

5 마지막으로 이건 좀 부수적이지만, 큰 근육 운동을 하면 뭇사람들의 선망을 한 몸에 받는 '몸짱'이 될 수 있다. 큰 근육은 미남 미녀가 되는 '단축키'인 것이다.

내 한의원의 환자 중에 어릴 때부터 쭉 내원하는 젊은 친구가 있는데, 그의 모친에게 그의 근황을 들으니 피트니스 센터에서 근육 운동을 열심히 하고 있다고 한다. 사실 이 친구에게 가장 맞는 운동은 그의 건강이 크게 악화됐을 때 필자가 권유했던 수영인데, 그래서 그 덕에 큰 병을 극복하고 지금의 정상적인 건강과 삶을 향유하게 되었다. 그런데 청개구리(모친 표현)처럼 수영은 절대 안 하고 굳이, 기필코 근력 운동에만 주력한다는 것이다. 왜 그럴까? 아직 20대의 파릇한 친구라 이두박근, 삼두박근, 대흉근, 초코렛 복근 같이 울뚝불뚝 솟은 근육미 넘치는 몸짱 만들기에 더 꽂히는 것은 아닐까? 그래서 멋진 여자 친구를 얻고 싶은 것이라고 나는 해석한다. 건강을 빙자해서 연애사업을 펼치고 싶은 것일 게다.

근육 운동 시 주의할 점

1 처음부터 너무 무리하지 말고 **점진적으로 강도**를 높여라. 그래야 부상 혹은 심근경색이나 중풍 같은 불의의 사고를 피할 수 있다.

80년대 대표 코미디언으로 김형곤(1960~2006)을 기억할 것이다. 그는 배가 많이 나온 비만형의 몸매(체중이 무려 120kg대)를 트레이드마크로 하며 대중에게 즐거움을 선사했는데, 중년이 되고 건강이 나빠지자 체중감량을 위해 헬스장에서 운동을 하기 시작했다. 열심히 노력한 결과 체중도 무려 30kg 가량 빼는 데 성공하고, 당시 세간에 큰 화제가 됐었다. 하지만 어느 날 갑자기 돌연사를 당하면서 대중에게 큰 충격을 주었다. 사우나를 한 직후 헬스클럽에서 운동하고 화장실에 갔다가 돌연 쓰러져 그만 유명을 달리한 것이다. 사인은 평소 지녔던 고혈압, 당뇨 등으로 심장혈관이 좁아져 있는 상태에서 과도한 운동으로 심장에 무리가 가 심장마비가 발생한 것으로 추정한다.

2 반드시 해당 근육에 **자극이 가는 것을 의식**하면서 단련하라. 이런 의식적 운동이 매우 중요하다. 이런 생각이 다른 근육이 아닌, 목적하는 진짜 그 근육의 강화를 가능하게 하는 것이다.

❸ 본격 근육 운동에 들어가기 전에 꼭 **스트레칭과 유산소 운동**을 거친 후 하라. 역시 사고 예방을 위해 필수적이다.

❹ 근육 운동을 마친 후 **정리 운동**을 가볍게 해서 몸을 편안하게 이완하라.

이제 본격적인 근육 운동을 할 준비가 됐다. 그럼 무엇을 먼저 할까? 멋진 알통을 만드는 이두박근? 아니면 가슴이 울룩불룩 하는 대흉근? 서두르지 마라. 그렇게 가시적인 것도 좋지만, 근육에는 중요도의 측면에서 우선되는 순서가 있다. 서울대 재활의학과 정선근 교수에 따르면 다음의 10개의 근육들이 중요 근육 랭킹 탑 10에 드는 것들이다.*

> 엉덩이근육, 광배근, 대퇴사두근, 종아리근육, 견갑골 주변근육,
> 코어근육, 대흉근, 어깨근육, 팔근육, 햄스트링

근육 운동은 처음엔 무리하지 말고 감당 가능한 범위에서 시작하고, 근력이 붙으면 서서히 횟수를 늘리는 것이 좋다.

---

* 정선근, 『백년운동』(서울: 아티잔, 2019), p. 204~351.

인체 부위별 운동 소개

다음은 인체의 상체, 하체, 코어 그리고 전신의 부위별 운동을 소개한 것이다.[*] 따라서 본인이 하체 쪽에 약점이 있다면 하체 운동에 주안점을 두고 단련을 하고, 상체 쪽에 약점이 있다면 상체 운동에 주안점을 두고 단련을 하면 된다.

코어 운동은 상체 운동이건 하체 운동이건 공통으로 하면 좋다. 전신 운동은 상하의 구분이 없는 전체적인 고른 운동이므로 역시 같이 하면 좋다. 건강의 관점에서는 하체가 인체에서 가장 중요한 부분이므로 하체 운동부터 소개한다. 인간은 직립보행의 동물이기 때문이다.

---

[*] 여기 소개하는 상체, 하체, 코어 운동의 골간은 골든짐(석촌점) 유정민 대표가 제공한 피트니스 프로그램을 토대로 필자가 의학적 정보와 자세, 요령, 특징을 해설한 것이다. 그리고 근육별 운동 프로그램은 정선근 교수의 저서 『백년운동』(아티잔, 2024)을 참고하고 거기에 역시 필자가 의학적 해설을 붙였다.

하체 근력 운동 총집합

● ○ ○

체중 스쾃

스쾃은 쪼그린 자세와 서는 자세를 반복하는 운동을 말한다. 강도를 높이기 위해 역기 같은 기구를 쓰기도 하는데, 체중 스쾃은 기구를 쓰지 않고 자신의 체중만으로 하는 스쾃이다. 대퇴사두근(허벅지 또는 넓적다리 근육), 햄스트링, 엉덩이근육, 종아리, 하부 등근육, 코어근육 등에 좋은 운동이다. 다음과 같이 운동을 진행한다(와이드 스쾃은 일반 스쾃과 동일한 요령이지만, 다리를 훨씬 넓게 벌리고 하는 것을 말한다).

1 발을 어깨 너비로 벌리고 발끝은 전면으로 향하게 하여 선다.
2 코어에 힘을 주고 가슴은 위로 당겨 세운다(양손은 앞으로 나란히 하거나, 지면과 평행하게 오른손은 왼 어깨에, 왼손은 오른 어깨에 교차하여 올린다).
3 의자에 앉듯이 엉덩이를 뒤로 내밀면서 몸을 아래로 천천히 낮춘다. 이때 무릎은 발가락과 동일 선상에 있도록 한다.
4 대퇴가 지면과 평행이 될 때까지 내려간다(또는 무리하지 말고 자신이 할 수 있는 한도까지만 내려간다).

5 가장 저점에 이르면 잠깐 멈춘다(코어에 힘을 줘 유지하면서 체중의 균형을 잡는다).

6 발꿈치를 디디고 엉덩이근육을 수축하면서 천천히 일어나 원래 시작점까지 되돌아간다.

7 최고점에서 다리를 완전히 펴되 무릎은 너무 단단히 잠그지 않는다(약간 구부린 상태).

8 위 동작을 적정 횟수 반복한다(20회, 3세트 정도).

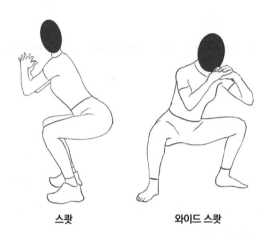

스쾃   와이드 스쾃

체중 래터럴 스쾃(bodyweight lateral squats)

다리를 벌리고 측면으로 움직이며 스쾃 동작을 하는 운동. 대퇴사두근, 종아리, 허리, 엉덩이 등 하체 근육을 강화하고 유연성을 향상시킨다. 방법은 다음과 같다(20회, 3세트 정도).

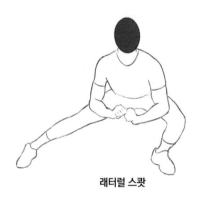

래터럴 스쾃

1️⃣ 어깨 너비로 다리를 벌리고 발끝은 앞을 향한다.

2️⃣ 그 상태에서 오른발을 옆으로 한 발 디딘다.

3️⃣ 이때 엉덩이를 뒤로 밀고 오른 무릎을 구부리면서 쪼그리는 자세를 취한다.

4️⃣ 왼다리는 곧게 펴고 왼발바닥은 지면에 딱 붙인 상태를 유지한다.

5️⃣ 이때 가슴은 펴서 세운 자세를 유지하고 코어근육을 사용하여 지탱한다.

6️⃣ 이 동작을 적정 횟수 반복한 다음 오른발을 원래 시작 지점으로 옮기면서 바로 선다.

7️⃣ 이번에는 발을 바꿔 왼쪽으로 발을 디디면서 앞의 동작을 반복한다.

벽 스콰(wall squat)

벽 스콰은 **벽에 기대어 스콰을 하는 것**을 말한다. 일반 스콰에 비해 무릎에 부담이 적으므로 무릎이 좋지 않은 사람에게 권한다. 20회, 3세트.

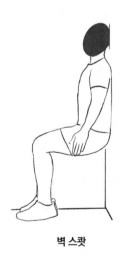

벽 스콰

원 레그 스쾃(one leg squats)

한 다리로 스쾃 동작을 하는 운동으로 다리 근육과 코어근육을 강화하는 효과가 있다. 대퇴사두근, 엉덩이근, 햄스트링 등을 단련하는 것을 목표로 한다. 방법은 다음과 같다(10회, 3세트 정도).

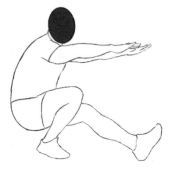

원 레그 스쾃

1️⃣ 다리를 엉덩이 넓이 정도로 벌려 서고 양팔은 앞으로 뻗는다.

2️⃣ 한 다리를 들어 앞으로 뻗는다.

3️⃣ 그 상태에서 천천히 몸을 낮춘다. 몸을 낮출 때 허리를 곧게 세우고 가슴도 똑바로 세운 상태를 유지한다.

4️⃣ 가능한 가장 낮은 위치까지 내려간다.

5️⃣ 잠깐 멈췄다가 다시 천천히 몸을 올려 시작 위치로 돌아온다.

6️⃣ 원하는 숫자만큼 반복한 다음 발을 바꿔 같은 운동을 반복한다(10회, 3세트).

7️⃣ 처음부터 무리하지 말고 짧은 범위 내에서 시작하여, 힘과 유연성이 강화되면 점차 범위를 늘려 나간다.

런지(lunges)

한 발을 내밀면서 무릎을 구부리고, 다른 한 발은 제자리에서 몸을 낮추면서 무릎을 구부리는 동작을 말한다. 대퇴사두근, 엉덩이근(특히 중둔근), 햄스트링 등 하체 강화에 좋은 운동이다. 방법은 다음과 같다.

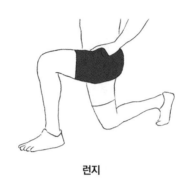

런지

1 준비: 발을 어깨 너비로 벌리고 선다. 팔은 옆으로 내린다. 혹은 더 강한 자극을 원하는 경우 덤벨을 들고 설 수도 있다. 코어근육에 힘을 준다.

2 시작: 오른발을 앞으로 내딛으면서 양 무릎을 구부려 엉덩이를 낮춘다. 오른 대퇴는 바닥과 평행이 되게 하고 무릎은 90도가 되도록 구부린다. 왼쪽 무릎 높이는 바닥에서 약간 뜰 정도로 유지한다.

3 유지: 오른 무릎이 복숭아뼈의 바로 위에 수직으로 오도록 한다. 오른 무릎이 오른 발 끝보다 더 앞으로 지나치지 않도록 주의한다. 상체를 똑바로 유지하고 가슴도 쫙 편 자세를 견지한다.

4 반복: 오른발을 뒤로 밀면서 원위치로 돌아와 다른 발로 바꿔 같은 동작을 반복한다(간편한 방법으로, 원위치로 돌아가지 않고 제자리에서 몸을 올렸다 내렸다 할 수도 있다).

5 좌우 각각 20회, 3세트 반복.

사이드 런지(side lunges)

일반적인 런지는 발을 앞으로 내밀면서 다리를 구부렸다 펴는 것을 반복하는 운동임에 반해, **사이드 런지는 옆으로 다리를 옮기면서 하는 운동이다.** 대퇴사두근, 햄스트링, 엉덩이 근육 등 하체를 강화하는 좋은 운동이다. 운동 절차는 다음과 같다.

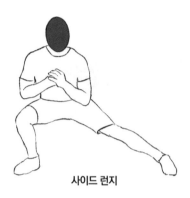

사이드 런지

1 어깨 너비로 발을 벌리고 손은 모아서 가슴 앞에 둔다.

2 왼발은 움직이지 않은 채 오른쪽으로 크게 오른발을 옮긴다. 이때 오른쪽 무릎을 구부리고 상체를 낮춘다. 오른쪽 무릎은 오른쪽 발목 바로 위에 위치하도록 한다. 가슴은 세우고 등도 곧게 유지한다.

3 수 초간 멈춘 다음 오른발을 밀어 올려 원래 시작 지점으로 돌아간다.

4 같은 동작을 다른 쪽에도 반복한다(좌우 각각 20회, 3세트 정도).

리버스 런지(reverse lunges)

런지와 정반대로 뒤로 다리를 옮기면서 하는 런지를 말한다. 다리와 엉덩이근육의 단련에 좋은 운동이다. 운동 절차는 다음과 같다.

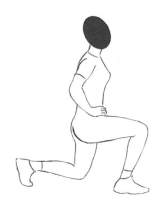

리버스 런지

리버스 런지는 런지와 방향만 반대이므로 그림으로는 구별이 되지 않는다.

1️⃣ 발을 엉덩이 너비로 벌리고 선다.

2️⃣ 왼발을 뒤로 크게 내디디면서 왼쪽 무릎이 지면에 거의 닿을 정도로 몸을 낮춘다.

3️⃣ 오른쪽 무릎은 90도로 구부리고 대퇴는 지면과 평행이 되도록 한다.

4️⃣ 상체는 똑바른 상태를 유지하되 무릎은 발끝보다 앞으로 나가지 않도록 주의한다.

5️⃣ 몸을 세워 원래 시작 지점으로 돌아간다.

6️⃣ 발을 바꿔 같은 동작을 반복한다(좌우 각각 20회, 3세트 정도).

싱글 레그 데드리프트(single-leg deadlift)

하나의 다리만으로 데드리프트를 하는 것을 말한다. 이 운동은 다리와 허리 근육을 동시에 강화하는 효과가 있으며, 균형감각과 체력을 향상시키는 데도 도움이 된다. 방법은 다음과 같다(10회, 3세트 정도).

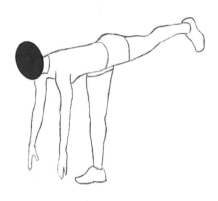

싱글 레그 데드리프트

1 덤벨을 이용하거나 혹은 맨손 상태에서 엉덩이 너비로 다리를 벌리고 양손은 몸의 양측에 둔 채 바로 선다.

2 왼쪽 발에 무게를 두고 오른쪽 발을 살짝 바닥에서 뒤로 올린다.

3 오른 다리를 곧게 편 채 뒤로 들어 올리면서 상체를 앞으로 숙이고 이때 양팔은 균형을 잡으면서 앞으로 나란히 내민다. 이때 오른 다리와 상체는 일직선처럼 곧게 유지한다.

4 바닥에 닿은 왼 다리를 중심으로 상체를 다시 일으킨다(고관절을 회전축으로 하여 상체와 다리가 시소처럼 움직이도록 운동한다).

5 이와 같은 동작을 적정 횟수(10회 정도) 반복한 다음 다리를 바꿔 역시 같은 방식으로 반복한다.

원 레그 에어플레인(one or single leg airplane)

한 다리를 뒤로 하고 몸을 숙여 양팔을 좌우로 벌리면서 비행기 나는 자세를 취하는 운동.
몸통과 다리 근육을 강화하는 운동 중 하나이다. 방법은 다음과 같다.

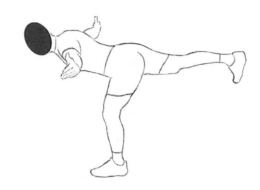

원 레그 에어플레인

1️⃣ 엉덩이 너비로 발을 벌리고 손은 몸의 측면에 내려 둔 채 바로 선다.

2️⃣ 오른발에 무게를 두고 왼발을 지면에서 든다.

3️⃣ 왼발을 뒤로 뻗으면서 상체를 앞으로 숙이고 양손은 엄지를 위로 한 상태에서 옆으로
펼친다(비행기 날개처럼). 이때 코어근육을 사용하여 왼다리와 상체는 지면과 수평을 유
지하도록 지탱한다.

4️⃣ 이 자세를 수 초간 유지하다가 서서히 일어나면서 처음 자세로 돌아간다. 이 과정을 적
정 횟수(10회, 3세트 정도)만큼 반복한다.

5️⃣ 한쪽을 완료하면 다리를 바꿔서 동일하게 반복한다.

6️⃣ 이 운동은 다리와 상체 근육을 함께 사용하여 전신 근육을 강화할 수 있다. 운동 강도
를 높이려면 다리를 내밀 때 더 깊이 구부리거나 상체를 숙이는 각도를 더 낮춘다.

힙 어브덕션

모은 다리를 벌려 몸의 중심으로부터 멀어지도록 움직이는 동작을 말한다. 이 운동은 엉덩이근육을 단련하는 운동이다. 방법은 다음과 같이 여러 가지가 있다. 짐에서는 힙 어브덕션을 위한 전용 기구를 이용할 수 있다.

래터럴 밴드 워크(lateral band walks)

고무 밴드(루프 밴드가 좋다)를 다리에 걸고 옆으로 걷는 운동이다. 요령은 다음과 같다. 발을 어깨 너비로 선 채 저항 밴드 하나를 양 무릎 주위에 두른다. 코어근육을 단단히 유지한 채 옆으로 다리를 벌리면서 약간씩 걸음을 걷는다(이렇게 다리를 벌릴 때 엉덩이근육의 자극을 의식하고 느끼라는 것이다. 이 '느낌'의 있고 없고가 해당 근육의 단련 효과를 크게 좌우한다). 좌우 각각 20걸음씩 3세트 정도 반복한다.

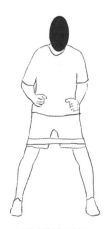

래터럴 밴드 워크

밴드를 무릎 주위에 걸고 좌로 적정 횟수만큼 걷고 또 우로 동일한 횟수를 걷는다.

사이드 레그 레이즈(side or lateral leg raise)

옆으로 곧게 누워 그 상태로 다리를 위로 천천히 올린 다음 내리는 동작을 반복한다. 좌우 다리를 각각 10회씩 3세트 정도 반복한다.

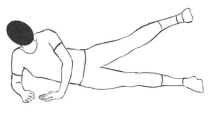

사이드 레그 레이즈

스탠딩 힙 어브덕션(standing hip abduction)

발을 어깨 너비로 서서 한쪽 다리를 옆으로 올렸다 내리는 동작을 반복한다(발끝은 앞을 보도록 유지). 좌우 10회씩 3세트 정도 반복.

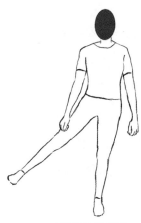

스탠딩 힙 어브덕션

밴드 힙 어브덕션(band hip abduction)

힙 어브덕션은 앉아서 다리를 벌려 골반을 열어주는 운동이다. 대개는 피트니스 센터에서 기구를 이용하여 한다. 하지만 체육관에 가지 않고 집에서 손쉽게 할 수 있는 방법이 있다. 그것은 바로 이 고무 밴드(루프 밴드가 좋다)를 이용하는 것이다.

무릎 아래에 고무 밴드를 걸치고 바깥으로 다리를 벌리면 밴드의 장력에 의해 엉덩이근육(중둔근)을 단련할 수 있다(강도는 떨어지지만 밴드가 없이도 힙 어브덕션 운동을 할 수 있다. 이 경우 횟수는 늘려라). 30회, 3세트 반복.

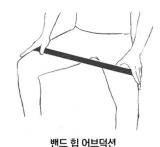

밴드 힙 어브덕션
밴드를 무릎 주위에 걸고 다리를 벌린다.

필자도 밴드를 몇 개 구입해서 하고 있는데 상당히 좋은 운동임을 확인할 수 있다. 하체에 부쩍 힘이 생겨 체력이 상당히 향상됐음을 실제 몸으로 느끼고 있기 때문이다. 필자는 요즘 책상에서 작업할 때 항상 이 운동을 같이 한다. 책을 볼 때, 컴퓨터를 할 때, 책을 집필할 때 등 책상에서 하는 작업 중에 언제나 할 수 있다. 생활을 운동하는 이 책의 컨셉에 아주 잘 맞는 운동이다. 자신에게 맞는 장력을 가진 밴드를 장만해서 이용해 보길 바란다(대개 강한 장력부터 약한 장력까지 몇 단계의 밴드를 세트로 팔고 있다).

레그 프레스(seated leg press)

레그 프레스 운동 기구에 앉아 다리를 미는 방식으로 하는 운동. 하체 근육, 특히 대퇴사두근, 햄스트링, 엉덩이근육에 좋은 기구 운동이다. 운동 방법은 다음과 같다.

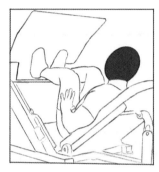

레그 프레스

1️⃣ 등을 등받이에 잘 고정하고 발을 어깨 너비로 벌려 발판에 대되 발가락은 약간 외측으로 향하게 하여 레그 프레스 기계에 눕는다.

2️⃣ 발바닥은 발판에 붙이고 무릎은 90도가 되도록 좌석을 조정한다.

3️⃣ 양쪽의 손잡이를 잡고 코어를 단단히 유지한다.

4️⃣ 숨을 내쉬면서 발판을 밀어 다리를 거의 다 펴되 무릎이 약간 구부린 상태까지 행한다. 이때 발꿈치는 계속 발판에 붙이고 있어야 한다.

5️⃣ 다리를 거의 편 그 상태에서 약간 머문 다음, 숨을 들이쉬면서 천천히 다리를 구부려 원래 시작 지점까지 되돌아간다.

6️⃣ 이 동작을 적정한 횟수로 반복한다(대체로 20회, 3세트).

근육별 쪽집게 하체 운동 모음

● ○ ○

엉덩이근육

엉덩이근육은 우리 몸에서 가장 큰 근육인 대둔근(gluteus maximus muscle, 큰엉덩이근), 골반 양쪽 옆에서 몸의 균형을 잡아주는 중둔근(gluteus medius m., 중간엉덩이근) 그리고 고관절의 흔들림을 막아주는 소둔근(gluteus minimus m., 작은엉덩이근)으로 구성돼 있다. 궁뎅이가 크면 부끄럽다고 생각하는데 사실은 가장 중요한 근육인 것이다(자부심을 가져도 좋다).

나이 들면 궁뎅이가 작아진다. 그렇게도 풍만하던 것이 쪼그라들고 축 쳐져 볼품이 없어진다. 나이 들면 잘 넘어지는데 그 주요 원인 중의 하나가 바로 엉덩이근육의 쇠퇴 때문이다. 노년 낙상사고의 주범이 엉덩이다. 내 한의원에 꾸준히 오던 분들이 나이가 들어가면서 이런 사유로 내원하는 경우가 부쩍 늘었다. 한번 이런 일을 당하면 회복하는 데 몇 달은 기본으로 걸린다. 심지어 1년 이상 됐는데도 후유증에 시달리고 있는 분도 있다. 그런 비극을 당하기 전에 엉덩이를 재건하자!

허리가 꼬부라지는 원인도 사실은 척추에 있다기보다는 엉덩이에 있다. 엉덩이근육이 허리와 등에 분포한 근육들을 잘 잡아주지 못하기 때문이다. 척추는 스스로 설 수 없다. 엉덩이와 더불어 주위 근육들이 튼튼하게 붙잡고 있어야 꼿꼿이 설 수 있는 것이다.

엉덩이근육은 매우 큰 근육이지만 그 자체에 통증을 유발하는 경우는 상대적으로 적다. 반면, 위로 허리나 아래 무릎의 통증에 영향을 준다. 엉덩이근육이 허리를 보호하고 대퇴근육을 잡아주는 기능을 하기 때문이다. 말하자면 **엉덩이근육은 상체와 하체의 가교 역할을 하는 근육인 것이다.** 평소 요통이나 무릎 통증에 시달리는 사람은 반드시 단련해야 할 근육이라고 할 것이다.

운동처방
힙 어브덕션(hip abduction), 엉덩이 브리지(glute bridge)

힙 어브덕션은 다음 추천 운동 중 딱 하나만 하라! 하나라도 제대로 파는 게 훨씬 더 좋다. 하나만 해도 충분하다. 괜히 욕심 부리고 여러 개 하다가 지쳐 중도에 포기하는 것보다 100배, 1000배 더 낫다. 힙 어브덕션 1개와 브리지를 하면 된다.

힙 어브덕션: 자세한 요령은 앞의 하체 운동편 참조.

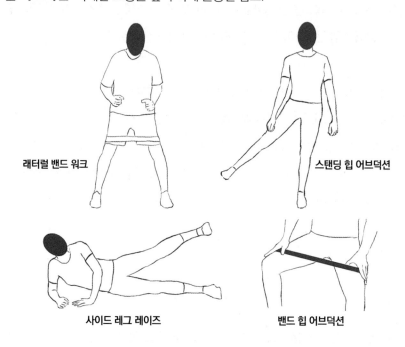

래터럴 밴드 워크   스탠딩 힙 어브덕션

사이드 레그 레이즈   밴드 힙 어브덕션

힙 브리지(hip bridge)

힙 브리지는 누워서 손바닥을 바닥에 대고 엉덩이를 들어 올리는 운동이다. 홈트를 하는 사람이면 누구나 아는 동작일 것이다. 이것은 근육 강화보다는 운동 조절 훈련(motor control training)에 치우친 운동이다. 허리가 좋지 않은 사람은 허리를 너무 높이 올리면 요통을 유발할 수 있으므로 주의를 요한다. 10회, 2세트 반복.

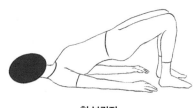

힙 브리지

대퇴사두근

허벅지 근육을 이루는 근육들로 크게 앞쪽의 대퇴사두근(quadriceps femoris m.), 뒤쪽 오금 부위의 슬괵근(hamstring m.), 내전근(adductor m.)이 있다. 이 중 가장 큰 근육이 대퇴사두근이다.

대퇴사두근은 명칭에서 알 수 있듯이 4개의 근육으로 이뤄져 있다(사두, 즉 대가리가 네 개란 말은 이런 해부학적 구조에서 비롯된 말이다). 대퇴직근, 내측광근, 외측광근, 중간광근이 그것이다. 대퇴사두근에서 이 네 갈래의 근육이 무릎의 슬개골에서 합쳐지는 것이다. 말하자면 무릎에 굵은 밧줄 네 개를 칭칭 동여매어서 엄청난 힘으로 허벅지를 끌어당기는 것이다.

대퇴사두근은 기본적으로 무릎을 펴는 기능을 한다. 그리고 무릎관절의 앞쪽을 붙잡아서 무릎관절의 안정성에 크게 기여한다. 따라서 대퇴사두근 운동은 무릎이 좋지 않은 사람들에게 무릎을 강화하는 효과를 보인다.
하지만 한도를 벗어나 심하게 운동하지 않도록 한다. 예를 들어 무릎이 안 좋은 사람이 등산을 한다든지 심한 운동을 하면 오히려 무릎이 아픈 경우가 많이 발생한다. 무릎의 감당 범위를 넘어서 무릎 통증이 더 악화된 것이다. 따라서 대퇴사두근 운동을 할 때 무릎에 통증이 느껴지면 바로 멈추는 것이 좋다.

[운동처방] 다음 중 할 수 있는 것 하나만 선택해서 하라. 모두 좋은 운동이다.
런지, 체중 스쾃, 벽 스쾃, 실내 자전거, 걷기(walk), 계단 오르기, 밴드 레그 익스텐션 (band leg extension)

런지

(자세한 요령은 앞의 하체 운동편 참조)

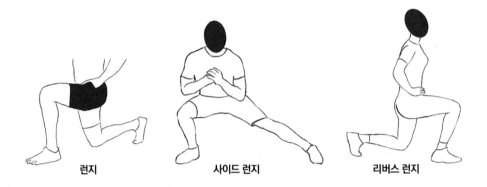

| 런지 | 사이드 런지 | 리버스 런지 |

체중 스콧

(자세한 요령은 앞의 하체 운동편 참조)

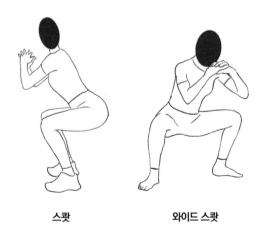

| 스콧 | 와이드 스콧 |

벽 스쾃

(자세한 요령은 앞의 하체 운동편 참조)

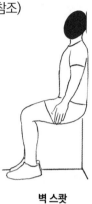

벽 스쾃

실내 자전거

대퇴사두근 단련에 매우 좋은 운동이다. 다만, 허리를 구부리지 않고 꼿꼿이 펴서 요추만곡(정상적인 요추 커브)을 유지하면서 하는 것이 좋다. 10분~30분 이상.

걷기

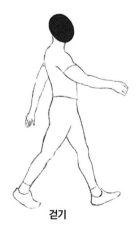

걷기

계단 오르기

계단 오르기도 대퇴사두근 단련에 좋은 운동이다. 다만, 무릎이 좋지 않은 사람에게는 권하지 않는다.

밴드 레그 익스텐션

대퇴사두근 단련에 아주 좋은 운동이다. 고무 밴드를 발에 걸고 무릎을 위로 펴주기만 하면 된다. 체육관에 있는 레그 익스텐션 기구를 이용해도 좋다(20회, 3세트 정도).

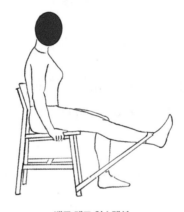

밴드 레그 익스텐션

종아리근육

'제2의 심장'이라고 불릴 정도로 종아리의 중요성을 앞에서 '뒤꿈치 들기 운동'에서 이미 소개했다. 종아리근육은 걷기나 달리기, 덩크와 같은 도약 등 하체 운동에 가장 중요한 근육임은 말할 나위 없다. 또한 상하좌우의 균형을 잡는 데도 핵심적인 역할을 한다.

노년에 잘 넘어지는 이유 중 하나가 바로 종아리근육의 쇠퇴다. 인생을 넘어지지 않고 마무리하는 것, 나는 이것이 삶의 가장 중요한 임무 중 하나라고 생각한다. 노년에 가장 주의해야 할 것은 고혈압도, 당뇨도, 간경화도 아닌, 낙상 즉 넘어지지 않는 것이다. 아무리 오장육부가 건강하고 아무리 피가 잘 돌아도 넘어져서 대퇴골 모가지가 댕강 부러지면 이로써 인생이 종을 칠지도 모를 대참변이 일어난다. 남은 인생을 휠체어나 병원 침대에서 지내다가 손주들 하고 공원 소풍 한번 제대로 못 가고 끝을 맞이할 수 있다.

[운동처방] 택일하라.

뒤꿈치 들기, 줄넘기, 짧은 줄넘기

뒤꿈치 들기

뒤꿈치 들기(앞서 한 설명 참조)는 중심 잡기가 어려운 상황인 경우 의자 등받이나 다른 물체를 잡고 하기를 권한다. 앉아서 뒤꿈치 들기도 앞에서 소개했으니 그것을 참고하라. 할 수 있으면

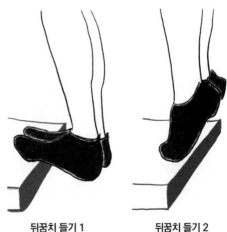

뒤꿈치 들기 1　　　　**뒤꿈치 들기 2**

널빤지 위에 올라서서 1과 2의 동작을 반복한다.

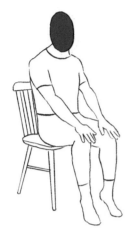

앉아 뒤꿈치 들기

책이나 나무 판자 위에서 하거나, 혹은 계단에 서서 하는 것도 좋다(중심 잡는 게 어렵지 않은 경우에 추천). 더 여력이 있으면 역기 같은 것을 어깨에 메거나 들고 하면 금상첨화일 것이다. 하지만 무리가 되면 절대 하지 말고 가장 기본인, 의자 잡고 뒤꿈치 들기 정도만 해도 충분하다.

줄넘기

줄넘기는 종아리근육 단련뿐만 아니라 달리기에 버금가는 최고의 유산소 운동의 하나이다. 마당이나 아파트 경내 어느 곳에서도 할 수 있는 좋은 운동이다.

짧은 줄넘기

줄넘기에서 아쉬운 것은 거실이나 방, 사무실과 같은 실내에서 하기 곤란하다는 것이다. 이를 타개할 수 있는 좋은 방법이 있다. 그것은 줄넘기 줄을 양쪽 손잡이에서 35~40cm 정도만 남기고 잘라(고급 줄넘기는 아까우니 가능하면 저렴한 것을 택할 것을 추천) 줄넘기 하는 것이다. 처음 하면 '장난하나?' 이런 생각이 들 수도

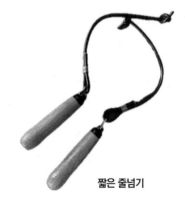

짧은 줄넘기

있다. 하지만 실제 해보면 운동량이 장난이 아니다. 쉬운 것 같은데도 운동량이 '어마무시'한 것이다.

짧은 줄넘기를 하면 거실뿐만 아니라 방 혹은 사무실에서도 간편하게 줄넘기를 할 수 있다. 필자는 음악을 듣거나 TV나 영화를 보면서 줄넘기를 한다. 이렇게 하면 30분도 족히 할 수 있다(체력이 저질인 경우 처음엔 3분 하기도 힘들 수 있으나 꾸준히 하면 어느새 10분, 20분, 30분 이렇게 급격히 늘어난다). 또한 이 방법은 줄넘기를 하다 다리에 걸려 스트레스 받을 일이 없다. 심지어는 높이 뛸 필요도 없다. 5cm 정도만 도약해도 충분하다. 종아리도 단련하고 심폐기능도 강화하는 최고의 운동이다.

햄스트링

햄스트링(hamstring)은 하나의 근육이 아니다. 허벅지 뒤쪽에 위치한 대퇴이두근(biceps femoris muscle), 반막근(semimembranosus m.), 반건근(semitendinosus m.)을 통칭하는 말이다. 허벅지를 펴고 무릎을 굽히는 역할을 하는데, 걸을 때는 별로 역할이 없다가 앞으로 전력질주 할 때 매우 중요한 작용을 한다. 손흥민이나 차범근 같은 날쌘 선수들이 비호처럼 스프린트 할 때 비범하게 능력을 발휘하는 근육인 것이다.

[운동처방] 역시 하나만 선택하라!
밴드 무릎 구부리기(banded leg), 체중 스콧, 런지

밴드 무릎 구부리기

고무 밴드를 양 발목에 걸고 서서 한쪽 다리를 뒤로 구부린다(20회, 3세트 정도).

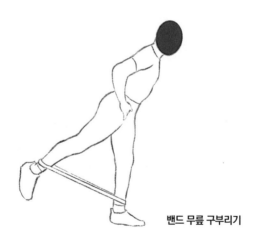

밴드 무릎 구부리기

체중 스콧

요령은 앞의 하체 운동 참조.

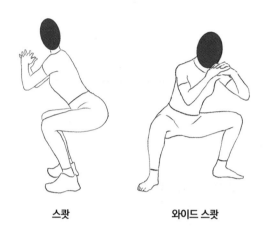

스콧 와이드 스콧

런지

요령은 앞의 하체 운동 참조.

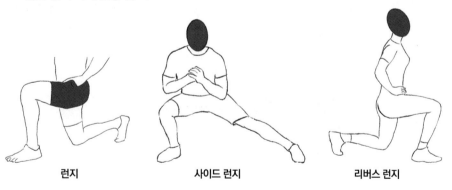

런지 사이드 런지 리버스 런지

結_
누가 뭐래도 하체 운동이 가장 중요하다!

상체 근력 운동 총집합

● ○ ○

상체 운동(upper body workout)

오픈 북(open book stretch)

옆으로 누워 무릎을 구부린 채 책을 펼치듯이 팔을 등 뒤로 넘기는 동작을 반복하는 운동. 흉추의 가동성을 향상하고 상부 등 부위 및 가슴의 운동범위를 늘리는 데 좋은 운동이다. 다음과 같은 과정으로 한다.

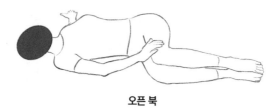

오픈 북

1 양 무릎을 구부리고 양팔을 앞으로 나란히 뻗은 상태에서 측면으로 눕는다(혹은 아래 놓인 손으로 위에 놓인 무릎을 잡는다).

② 무릎을 붙인 상태에서 천천히 상체를 뒤로 돌리면서 위의 손을 등 뒤로 가능한 한 멀리 뻗어 손등이 바닥에 닿을 때까지 움직인다.

③ 그 상태에서 5~10초가량 멈춰서 상부 등과 가슴 부위의 부드러운 스트레치를 느낀다.

④ 시작 지점으로 되돌아온 다음 다시 반복한다(10회 또는 그 이상 반복).

⑤ 반대쪽으로 바꿔 같은 동작을 반복한다.

월 슬라이드(wall slide)

벽에 양쪽 상완을 대고 위아래로 올렸다 내렸다 반복하는 운동. 어깨의 가동성과 자세를 향상시키고 상부 등과 어깨, 팔의 근육을 강화하는 운동이다. 요령은 다음과 같다.

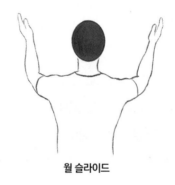

월 슬라이드

① 벽에서 반 보 정도 떨어져 턱을 당기고 선다.

② 어깨에서 팔꿈치 부분이 벽면과 수직이 되게 하고 팔꿈치에서 손 부분이 벽면에 전부 닿게 한다.

③ 손을 약간 바깥쪽을 향하면서 위로 올린다(경사진 방향으로 올린다). 이때 전거근 (serratus anterior muscle, 견갑골 내측과 늑골에 부착된 톱 모양의 근육, 겨드랑이 바로 아래에 위치)에 집중하여 힘을 가한다.

4 허리를 활처럼 꺾거나 어깨를 들어 올리거나 팔꿈치가 벽면에서 떨어지지 않도록 주의한다.

5 팔을 어깨 너비로 좁혀서 할 수도 있고, 폼 롤러를 이용해서 할 수도 있다.

6 위 동작을 세트당 10~20회 반복한다(총 2~3세트 반복).

밴드 숄더 프레스(banded shoulder press)

고무 밴드를 양발바닥으로 밟고, 양손으로 밴드를 어깨에서 머리 위로 올렸다 내렸다 반복하는 운동. 어깨근육, 삼두박근, 상부 등근육 등의 단련에 좋은 운동이다. 다음처럼 한다.

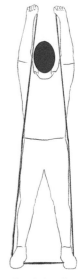

밴드 숄더 프레스

1 발을 어깨 너비로 벌려 선 자세에서 고무 밴드(고무줄)을 밟고 선다.

2 고무 밴드 양끝을 각각 오버핸드 그립으로 잡고 밴드가 등 뒤로 늘어지게 하여 역기를 들어 올리듯 어깨 높이로 올린다(가슴을 편 채 팔꿈치는 직각으로 구부려서 바깥쪽을 향하게 한다).

3 코어에 힘을 주면서 역기를 올리듯이 양손을 하늘로 밀어 올려 팔이 완전히 펴지게 한다.

4 손잡이를 다시 어깨 높이로 천천히 내린다.

5 적정 횟수만큼 이 동작을 반복한다(대략 20회, 3세트).

머신 숄더 프레스(machine shoulder press)

벤치에 앉아 바벨이나 덤벨을 위로 올렸다 내렸다 반복하는 운동. 어깨근육, 특히 전방 삼각근과 중간 삼각근의 단련에 좋은 기구 운동이다. 방법은 다음과 같다.

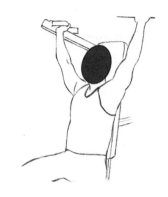

머신 숄더 프레스

1️⃣ 발을 어깨 너비로 하고 코어에 힘을 준 상태에서 벤치에 앉는다.

2️⃣ 손바닥이 앞을 향하게 하고 팔꿈치를 구부린 채 덤벨이나 바벨을 어깨 앞에서 쥔다.

3️⃣ 바벨이나 덤벨을 양팔이 완전히 펴질 때까지 위로 밀어 올린다.

4️⃣ 최고점에서 잠깐 멈춘 다음, 천천히 팔을 내려 시작 지점까지 되돌린다.

5️⃣ 위 동작을 적정 횟수만큼 반복한다(20회, 3세트 정도, 세트 사이에 1~2분 정도 휴식).

근육별 쪽집게 상체 운동 모음

● ○ ○

광배근(latissimus dorsi m.)

이 근육은 등허리에 걸쳐 있는 상체의 매우 큰 근육이다. 물건을 들어 올리거나 아래로 잡아당기는 데 주요하게 작용하는 근육이다. 팔 힘을 쓸 때 이두박근, 삼두박근 같은 팔근육이나 삼각근 같은 어깨근육에 주로 의존하는 것처럼 보이지만, 사실은 이 광배근이 없으면 우리가 무거운 물건을 들어 올리거나 할 때 큰 힘을 쓸 수가 없다.

쿵푸 스타 이소룡(Bruce Lee, 1940~1973)이 격투신에서 웃통을 벗고 몸을 풀고 상체에 우두둑 힘을 쫙 줄 때 옆구리가 코브라 대가리가 펼쳐지듯 역삼각형의, 그 유명한 전매특허의 자세가 나오는데 이 역삼각형의 좌우 경사를 이루는 근육이 바로 광배근이다 ("아요~!" 하는 괴성과 함께 발차기를 할 때 주체할 수 없이 사방으로 뿜어지던 그의 생기가 그립다).

[운동처방] 다음 중 하나만 선택하라.

턱걸이(pull-up, chin-up), 거꾸로 턱걸이(inverted pull-up)

턱걸이

광배근 단련에 가장 간단하고 좋은 운동이다. 철봉만 있으면 어디서든 쉽게 할 수 있다. 바를 잡는 방법에 따라 풀업(pull-up)과 친업(chin-up)이 있다. 친업은 손바닥이 얼굴을 향하게 바를 잡는 것이고 풀업은 반대로 손등이 얼굴을 향하게 바를 잡는 것이다. 친업이 좀 더 쉬운 방법이다(고등학교 체력장 때 여학생들이 친업으로 오만상을 찌푸리면서 철봉에 오래 매달리기 하던 장면이 떠오른다).

턱걸이 요령은 무반동으로 팔만 이용해서 몸을 끌어올리는 것이다. 팔만 이용하는 것 같지만 주로 광배근이 주로 작용하는 운동이다. 물론 핏대를 내면서 하면 얼굴, 목근육 그리고 뱃가죽도 쓰게 되지만 그건 사실 크게 도움이 되지는 않는다('심리적' 도움은 된다). 1차 목표는 10회로 잡고 꾸준히 연습하자. 최종 목표는 20개.

턱걸이는 매우 단순한 운동이지만 치명적인 단점이 있다. 그것은 참 힘들다는 것. 턱걸이 하나 제대로 하기가 쉽지 않은 것이다. 아마 독자 중에 턱걸이를 3개만이라도 제대로 하는 사람이 있을지 모르겠다. 예전 고등학교 때 체력장이라는 학생 체력단련 프로그램이 있었는데, 그때 아마 턱걸이 최고 점수가 20개였던 것 같다. 돌이켜보면 그때는 그에 근접하게 하곤 했는데 나이 들어 하려니 몸이 완전 천근만근이 되어 하나도 제대로 하기 어려운 것이다(배가 좀 나온 경우 젖 먹던 힘까지 동원해 용을 써도 아마 몸이 꿈쩍도 안 할 것이다).

대개 헬스장에서 랫풀다운(lat pull-down)이라고 하는 기구를 통해 적당한 하중을 걸어서 하는 경우가 많다('lat'는 latissimus dorsi muscle, 즉 광배근을 뜻함). 자율적으로 운동을 잘 할 수 없는 사람은 헬스장에 가서 이런 기구를 이용해 하면 된다.

또 하나의 단점은 밖에 철봉이 있는 곳에 가야 한다는 것. 하지만 이것을 해결할 방법은 요즘 간단하다. 집 방문 틀의 좌우에 바를 걸쳐서 연결하면 턱걸이를 편리하게 할 수 있기 때문이다. 이런 휴대용 바 역시 인터넷쇼핑 등을 통해 쉽게 염가로 구입할 수 있다. 필자도 집에 이걸 걸어뒀는데 처음 몇 주 하다가 지금은 안 한 지 10년은 된 것 같다. 위에 먼지가 수북히 쌓여 있을 것 같아 지금은 그걸 잡을 엄두도 나지 않는다. 그래서 대안으로 나온 게 '거꾸로 턱걸이'가 아닌가 한다.

거꾸로 턱걸이

거꾸로 턱걸이는 낮은 철봉에서 비스듬히 누운 상태에서 바닥에 발꿈치를 대고 하는 것이다. 턱걸이가 어려운 사람은 거꾸로 턱걸이로 시작할 것을 권한다. 이렇게 하면 체중이 반 이상 준 효과를 주기 때문에 첫 술에 몇 개라도 할 수 있다. 30회, 3세트.

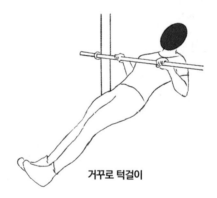

거꾸로 턱걸이

견갑골 주위 근육

어깨라고 하면 '어깨'들이 생각 날 것이다. 그 어깨는 삼각근(deltoid m.)이라는 것이다. 이것이 어깨를 움직이는 주된 근육이다. 하지만 어깨관절에서 발생하는 대부분의 질병은 이 어깨 자체에서 발생하는 것이 아니고 견갑골, 흔히 날개뼈라고 하는 뼈의 주위 근육의 문제에서 발생하는 경우가 많다. 한의원에서 환자들이 호소할 때도 대부분 이 날개뼈나 어깨죽지(목의 끝 부분에서 어깨 사이)를 지목한다. 구체적으로 범인들을 색출해 보자.

승모근

먼저 승모근(trapezius m.)이 있다. 모양이 스님들이 쓰고 다니는 모자 같다고 붙여진 것 같은데 어디가 스님 모자 같은지 좀 이해가 어렵다. 이것은 뒷목에서 어깨죽지 그리고 양 견갑골 사이를 드넓은 평야처럼 광범위하게 덮고 있다. 흔히 뒷목이 뻣뻣하다, 어깨죽지가 돌 같다, 하는 말이 대개 이 녀석을 두고 하는 말이다. 일명 **스트레스** 근육이라고 한다. '킹 받을 때' 잘 굳어지기 때문이다.

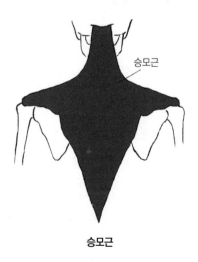

승모근

능형근

다른 용의자는 능형근(rhomboid m.)이라는 암호 같은 명칭을 가진 놈이다. 능형이란 게 마름모라는 뜻이다. 그래서 우리말 용어로는 마름근이라고 한다. 대체 우리나라 어느 누가 능형을 마름모라고 알겠는가? 근데 영어 명칭도 사실 장난이 아니다. rhomboid? 미국 사람들도 아마 이게 무슨 말인지 잘 모를 것 같다. 희랍어 기원의 용어이기 때문이다(하여튼 아는 체하면서 보통사람 겁주는 먹물 근성은 동서의 구별이 없다).

이건 평행사변형을 뜻한다. 그런데 정확성을 따지면 마름모보다는 이게 더 맞는 말 같다. 해부학 책에서 보면 영락없이 평행사변형이기 때문이다. 이 근육도 환자들이 입을 떡 벌리면서 역시 자주 고통을 호소하는 부위다.

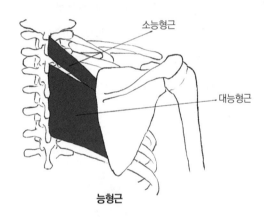

능형근

회전근개

회전근개(rotator cuff)는 견갑골 주위 근육 중 가장 명성이 드높은 근육일 것이다. 이 근육은 4개의 근육군을 통칭한다. 극상근(supraspinatus m.), 극하근(infraspinatus m.), 소원근(teres minor m.) 그리고 견갑하근(subscapularis m.). 이들은 사실 견갑골 주변 근육이라기보다 견갑근 자체라 할 수 있다. 죄다 주변이 아닌 견갑골 자체에 붙어 있는 근육들이기 때문이다.

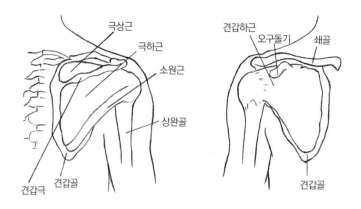

회전근개 후면(좌)과 전면(우)

회전근개는 극상근, 극하근, 소원근, 견갑하근을 통칭하여 부르는 말이다.

극상근과 극하근은 견갑골을 덮고 있는 근육이다. 견갑골의 윗부분을 만지면 가로로 막대기 같은 부분이 만져지는데 이것이 견갑극(견갑가시)이라는 부분이다. 이 가시의 위에 있는 근육이 극상근이고 아래에 있는 근육이 극하근이다. 극상근은 주로 날개짓 할 때 팔을 위로 올리는 동작을 하고 극하근은 어깨를 외회전(바깥으로 돌림) 하는 기능을 한다.

소원근은 작은 원 모양의 근육이라는 뜻인데, 이 역시 아무리 봐도 원 같아 보이지는 않는다. 오히려 유선형의 물고기 같다고나 할까? 어깨관절을 지지하고 팔을 들어 뒤로 젖히는 동작을 주로 한다.

견갑하근은 어깨의 내회전(안쪽으로 돌림)을 담당한다. 극하근의 반대 작용을 하는 것이다. 회전근개는 이들 네 근육들이 협동하여 어깨관절의 안정성을 유지하고 상완뼈(humerus, 위팔뼈)를 고정시켜 팔의 운동을 돕는 기능을 한다. 동시에 팔을 바깥으로 벌리고 어깨를 올리고 내리는 동작을 보조한다.

회전근개 파열(rotator cuff tear)이란 이들 회전근개를 구성하는 근육들 중 어느 하나 이상이 대체로 어깨관절 부근의 회전근개 힘줄에서 손상되거나 찢어지거나 심한 경우

절단된 상황을 말한다. 지독한 통증을 유발하는 질환이다.

　이러한 견갑골 주변 근육들이 어깨관절에서 발생하는 통증의 주된 원인제공자들일 확률이 높다. 오십견이니 견비통이니 석회성건염이니 회전근개파열이니 하는 것들이 바로 그것이다. 이러한 고통을 예방하고 치료하는 데 견갑골 주변 근육들의 단련이 평소 필요한 것이다.

[운동처방] 하나만 선택
4방향 어깨·가슴 스트레칭 및 어깨 돌리기, 견갑골 딥스, 견갑골 푸시업

4방향 어깨·가슴 스트레칭 및 어깨 돌리기

앞에 스트레칭 편에서 소개한 것인데 편의상 여기 재개한다.

1 양 손바닥을 마주 붙이고 양팔을 앞으로 뻗는다. → 그 상태에서 손목을 바깥으로 젖히면서 동시에 양팔을 벌려 가슴을 활짝 열어젖힌다. → 쉬지 않고 바로 되돌아와 같은 동작을 반복한다(총 8회 반복).

2 양 손등을 위로 하고 좌우 엄지손가락을 붙인 채 양팔을 앞으로 뻗는다. → 그 상태에서 손목을 바깥으로 젖히면서 동시에 양팔을 벌려 가슴을 활짝 열어젖힌다. → 쉬지 않고 바로 되돌아와 같은 동작을 반복한다(총 8회 반복).

3 양 손등을 붙이고 양팔을 앞으로 뻗는다. → 그 상태에서 손목을 바깥으로 구부리면서 동시에 양팔을 벌려 가슴을 활짝 열어젖힌다. → 쉬지 않고 바로 되돌아와 같은 동작을 반복한다(총 8회 반복).

4 양 손바닥을 위로 하고 좌우 새끼손가락을 붙인 채 양팔을 앞으로 뻗는다. → 그 상태에서 손목을 바깥으로 젖히면서 동시에 양팔을 벌려 가슴을 활짝 열어젖힌다. → 쉬지 않

고 바로 되돌아와 같은 동작을 반복한다(총 8회 반복).

5 양 손가락끝을 양 어깨에 대고(왼손은 왼 어깨에, 오른손은 오른 어깨에 댄다) 팔꿈치를 크게 원을 그리면서 어깨 관절을 앞으로 돌린다(8회 반복). → 어깨 회전 방향을 바꿔 동일한 동작을 반복한다(8회 반복).

견갑골 딥스

딥스 동작을 팔꿈치를 굽히지 않고 하는 것을 말한다. 요령은 다음과 같다(10회, 3세트).

1 벤치나 테이블을 등지고 선다.

2 양손을 어깨 너비보다 약간 넓게 벌려 테이블을 손바닥으로 짚는다.

3 팔꿈치를 구부리지 않고 견갑골 주변 근육의 힘을 빼면서 몸을 아래로 늘어뜨린다.

4 견갑골 주변 근육에 힘을 가하여 몸을 들어 올린다.

5 이 동작을 반복한다.

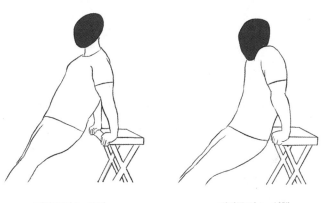

견갑골 딥스_ 준비   견갑골 딥스_ 실행

견갑골 푸시업

무릎 꿇은 푸시업 자세를 하고 견갑골만 상하로 움직인다. 요령은 다음과 같다.

1️⃣ 양손을 어깨 너비로 벌려 손바닥으로 바닥을 짚고 무릎을 꿇은 채 엎드린다.

2️⃣ 견갑골을 천정으로 최대한 말아 올린다. 5초가량 유지.

3️⃣ 견갑골을 젖히면서 가슴을 바닥 쪽으로 최대한 내린다.

4️⃣ 위 동작을 반복한다(20회, 3세트).

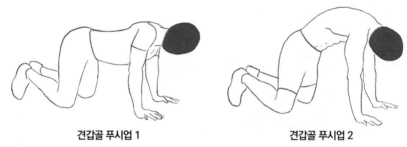

견갑골 푸시업 1　　　　　　　**견갑골 푸시업 2**

무릎 꿇은 푸시업 자세에서 1과 2처럼 견갑골만 상하로 움직인다.

대흉근

대흉근(pectoralis major m.)은 **가슴근육을 말한다.** 웨이트(weight training) 하면 가장 먼저 떠오르는 바로 그 근육이다. 멋진 남자의 상징, 대흉근! 요즘은 여자도 피트니스를 많이 하는 시대기 때문에 꼭 남자에만 국한되는 얘기도 더 이상 아니다.

　그런데 건강의 측면에서 보면 대흉근이 생각보다 그 중요성이 높지 않은 아이러니가 있다. 허우대만 멀쩡하고 실속은 별로 없어 보인다는 말이다. 하지만 외모지상주의적 관점에서 보자면 이보다 더 효용 가치가 높은 근육도 없을 것이다. 멋진 짝을 구하는 데 최고의 공신 역할을 하는 근육이니까.

[운동처방] 택일하라.

푸시업(push-up), 무릎 푸시업(knee push-up)

푸시업

푸시업은 대흉근 강화에 매우 좋은 맨몸 운동이다. 이 책은 가능한 한 기구를 사용을 최소로 하고 우리 몸 자체를 이용해서 할 수 있는 운동 프로그램을 제시하고자 한다. 푸시업은 가장 고전적인 운동이지만 **가장 효율적인 대흉근 단련 운동**으로 강력하게 추천할 수 있는 운동이다. 다만 단점이 있다. 생각보다 힘이 많이 들고 또 그에 비례해서 재미가 별로 없다. 그래서 이를 지속적으로 수행하는 사람을 생각보다 찾기 어렵다.

푸시업은 기본적으로 플랭크 자세를 유지하면서 팔굽혀 펴기를 반복하는 것이다(10~20회, 3세트). 이 정통 방법을 실천하기 어려운 경우, 예를 들어 허리가 좋지 않거나 혹은 체력이 부치는 경우엔 대안으로 **바닥에 무릎을 대고 하는 것도 한 방법이다(무릎 푸시업)**. 운동 강도는 좀 줄지만 대흉근 강화에 여전히 효과가 있다(30회, 3세트).

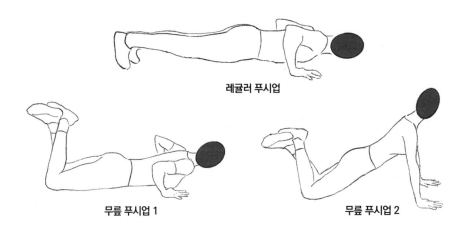

레귤러 푸시업

무릎 푸시업 1

무릎 푸시업 2

어깨근육

삼각근(deltoid m.)과 회전근개근육(rotator cuff)을 합쳐서 어깨근육이라고 한다. 하지만 통상 우리가 어깨라고 하면 그것은 눈에 가시적으로 다가오는 삼각근을 말하는 경우가 많다. 삼각근이라는 명칭에서 보면 근육이 삼각형을 띠고 있다고 생각하겠지만 엄밀하게 말하면 반달 형상에 더 가까운 것 같다. 둥근 바가지를 어깨에 덮어 놓은 것 같은 모습이니까.

어깨가 떡 벌어진, 멋있는 남자의 상징이 되는 근육이지만 사실 건강적 측면에서는 앞서 말한 엉덩이근육이나 광배근, 대퇴사두근 등에 비해 중요도가 후순위로 밀리는 편이다. 심지어 회전근개가 좋은 상태가 아니라면 어깨 운동을 안 해도 좋다는 견해도 있다. 어깨근육에서 중요한 근육은 정작 어깨가 아니라 어깨 주위 근육인 경우가 많다는 말은 앞에서 이미 했다.

어깨의 운동 범위가 정상이라면 열심히 어깨 운동을 해서 멋진 어깨를 만들길 바란다. 하지만 어깨가 시원치 않다면 무리하지 않는 선에서 어깨 운동을 권한다. 나이가 들어 어깨가 약해진 경우는 차라리 적당한 스트레칭으로 가동범위를 늘리거나 유지하는 편으로 가는 게 더 좋을 것이다.

[운동처방]
밴드 숄더 프레스(resistance bands shoulder press)

밴드 숄더 프레스

나는 고무 밴드 운동을 좋아한다. 언제 어디서나 간편하게 그리고 무엇보다 안전하게 운동할 수 있는 장점이 있기 때문이다. 이것은 필자가 고무 밴드를 이용해 숄더 프레스 운동을 하는 방법이다.

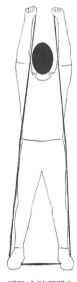

밴드 숄더 프레스

1️⃣ 의자에 앉아 고무 밴드의 양쪽 끝을 양손으로 잡고 밴드의 중간 부위를 양 발바닥으로 밟는다(발은 골반 너비로 벌리고, 밴드 장력은 본인의 능력에 맞게 적당히 조절한다).

2️⃣ 밴드를 잡은 채 양 손바닥을 마주 보도록 하고 양 어깨 높이로 올려 운동을 준비한다.

3️⃣ 양팔을 천천히 수직 상방으로 밀어 올린다. 20회, 3세트 정도 반복한다.

팔근육

팔근육은 흔히 상완(위팔)에 있는 **이두박근, 삼두박근** 하는 그 근육을 말한다(하완에도 근육이 있지만 상완에 밀려 거의 무시당하고 있다). 정식 명칭은 (앞쪽에 있는) 상완이두박근(biceps brachii) 그리고 (뒤쪽에 있는) 상완삼두박근(triceps brachii)이다. 이 중 이두박근은 특히 근육 자랑할 때 팔 걷어 부치고 만면에 미소 띠며 보여주는 '알통'이라는 바로 그 근육이다. 명칭에서 알 수 있듯이 이두박근은 두 갈래 근육이고, 삼두박근은 세 갈래 근육이다.

운동할 때는 다치지 않고 운동하는 것이 매우 중요하다. 건강하려다 오히려 건강을 해칠 수도 있으니까. 상완이두박근 운동 시 과도하면 이두박근 파열이 올 수 있다. 팔을 구부리고 펼 때 완전히 펴거나 구부리지 말고, 덜 펴고 덜 구부리는 방식으로 약간 여유를 두고 하는 것이 이를 피할 수 있는 좋은 방법이다. 이는 팔뿐만 아니라 모든 관절, 근육 운동에 적용되는 원칙이다.

[상완이두박근 운동처방] 택일하라.

상완이두근 밴드 운동(band bicep curl), 아령 들기(dumbbell bicep curl), 역기 팔 구부리기(bar bicep curl)

상완이두근 밴드 운동

1 의자에 앉아 고무 밴드(긴 밴드)의 양쪽 끝을 양손으로 잡고 밴드의 중간 부위를 양 발바닥으로 밟는다(발은 골반 너비로 벌리고, 밴드 장력은 본인의 능력에 맞게 적당히 조절한다).

2 밴드를 잡은 채 양 손바닥을 하늘로 향하도록 한다.

3 양 팔꿈치를 굽히면서 양팔을 천천히 가슴 쪽으로 끌어당긴다. 20회, 3세트 정도 반복한다.

밴드 이두근 운동

아령 들기

아령이나 덤벨을 양손에 들고 하나씩 교대로 드는 운동이다. 웨이트 트레이닝에서 아마도 가장 기본 동작의 하나일 것이다. 아령을 언더핸드 그립(underhand grip, 역기 바를 잡을 때 손바닥이 하늘을 보도록 잡는 방법)으로 들고 팔꿈치를 구부려 가슴 쪽으로 당기면서 든다(20회, 3세트).

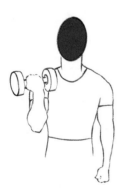

아령 이두근 운동

역기 팔 구부리기

역시 웨이트 트레이닝의 기본 동작. 굴곡 역기(EZ
bar)가 좋으나 보통 역기를 들어도 무관하다. 역기를
언더핸드 그립으로 잡아 팔꿈치를 구부려 가슴 쪽으
로 당겨 든다(20회, 3세트).

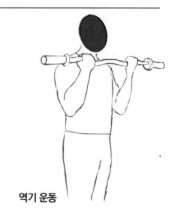

역기 운동

[상완삼두박근 운동처방] 하나만 택일하라.

좁은 팔굽혀펴기(close grip push-up), 상완삼두근 밴드 운동(band overhead tricep
curl), 딥스(dips)

좁은 팔굽혀펴기

팔굽혀펴기의 변형으로, 양 손바닥 사이 간격을 좁혀 가슴 바로 아래에 두고 팔굽혀 펴기
를 하는 방법이다(10~20회, 3세트).

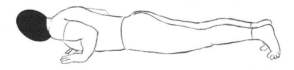

좁은 팔굽혀펴기

상완삼두근 밴드 운동

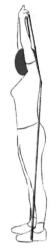

1 어깨 너비로 발을 벌려 서서 고무 밴드를 양발로 밟고 밴드가

등 뒤로 당겨지도록 밴드 양끝을 잡아 어깨 위에 걸쳐 잡는다(양

손바닥이 서로 마주 보도록 하여 어깨 위로 걸쳐 든다).

2 팔꿈치를 펴면서 수직 상방으로 밴드를 천천히 당기면서 팔

을 편다(3초가량 멈춘다).

3 서서히 손을 내려 어깨 위로 돌아온다. 20회, 3세트 반복.

삼두근운동

딥스

1 높이가 낮은 테이블을 등지고 서서 양손을 어깨 너비보다 약간 넓게 벌려 테이블 모서

리 위에 손바닥을 짚는다.

2 테이블 모서리에 엉덩이를 살짝 걸치고 앉되 양다리는 힘을 줘서 쭉 편다.

3 팔꿈치를 구부리면서 엉덩이를 아래로 천천히 내려 몸(상체)을 바닥 쪽으로 늘어뜨린

다(어깨가 아프거나 불안정한 경우 너무 심하게 내려 어깨가 젖혀지지 않도록 한다).

4 5초가량 유지 후 상완에 힘을 주면서 몸을 원위치로 천천히 들어 올린다.

5 이 동작을 반복한다(20회, 3세트).

結_
상체 운동은 멋짐으로 가는 길.

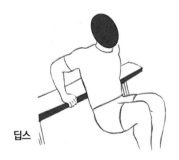

딥스

코어 근력 운동 총집합

● ○ ○

코어근육이란?

코어근육은 전반적인 안정성 향상, 부상 예방, 다양한 신체 활동의 성능 향상에 필수적이다. 여기 다양한 중요 근육들을 소개하고 있지만 어쩌면 코어근육이야말로 근육 단련의 '핵코어'가 아닐까 생각한다. 여기 주요한 코어근육을 소개한다.

1 복직근(rectus abdominis): 복부 앞쪽(표층)에 위치하며 크런치 동작처럼 척추를 구부리는 역할을 한다. 윗몸일으키기(sit-up) 할 때 핵심 역할을 한다. 흔히 말하는 식스팩 혹은 초코렛복근이 바로 이 근육이다.

2 횡복근(transverse abdominis): 복부 깊숙이 가로로 위치하여 척추와 골반의 안정성과 지지력을 높여준다. 코르셋처럼 복부를 꽉 잡아준다고 생각하면 느낌이 확 와 닿을 것이다.

3 내복사근 및 외복사근(internal and external obliques): 복부의 측면 경사를 따라 위치하여 척추의 회전(몸통 돌리기)과 측면 굴곡(옆으로 구부리기)을 돕는다.

4 척추기립근(erector spinae): 척추 바로 옆을 길게 종주하는 근육들로서 올바른 자세

를 유지하고 등을 펴는 데 도움을 준다.

⑤ 다열근(multifidus): 역시 척추를 따라 위치한 작은 근육들로서 척추 안정성과 회전을 돕는다.

⑥ 골반기저근(pelvic floor muscles): 골반의 아래쪽에 위치하여 골반 내 장기를 지지하고 소변과 대변을 조절하는 데 기여한다. 앞에 소개한 케겔 운동은 바로 이 코어근육의 운동이다.

코어 운동(core muscle workout) 소개

코어 서킷 트레이닝

복근, 배근 그리고 엉덩이근육을 단련하는 운동으로, 강한 코어를 가지면 자세, 균형 그리고 전신의 건강상태가 향상된다. 코어 운동에 좋은 프로그램의 예는 다음과 같다. **서킷 트레이닝처럼 이 순서로 순환 운동**을 하면 코어의 강화에 많은 도움이 될 것이다.

워밍업_____ 조깅이나 점핑 등 가벼운 심폐운동을 통해 혈액순환을 향상하고 근육이 활성화 하도록 한다.

플랭크(plank)_____ 양손을 모으고 팔꿈치를 바닥에 수직이 되도록 하여 푸시업 자세를 취한다(손 대신 팔꿈치로 엎드려뻗쳐 자세를 취하는 것과 비슷하다. 강도를 올리기 위해 팔꿈치 대신 손을 바닥에 대고 하이 플랭크(high plank)를 할 수도 있다). 머리부터 발꿈치까지 몸을 일직선으로 유지한다(이때 복근과 엉덩이근육에 힘을 줘 코어근육에 텐션을 유지한다). 이 상태를 30~60초가량 유지한 다음 30초 정도 휴식한다. 이와 같은 동작을 2~3회 반복한다.

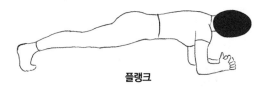

플랭크

바이시클 크런치(bicycle crunches)_____ 누워서 오른쪽 팔꿈치를 왼쪽 무릎에 대고, 다음엔 반대로 왼쪽 팔꿈치를 오른쪽 무릎에 대는 동작을 반복하는 운동이다. 요령은 다음과 같다. 등을 대고 누워 양손을 머리 뒤에 두고 두 발을 약간 위로 들어 올려 바닥에서 띄운다. 오른 팔꿈치를 옮겨 왼 무릎에 가져가 닿게 하고 오른발은 쭉 뻗는다. 다음에 왼 팔꿈치를 오른 무릎에 가져가 닿게 하고 왼발은 쭉 뻗는다. 이와 같은 동작을 10~20회 정도 반복한다(3세트).

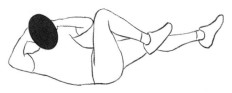

바이시클 크런치

러시안 트위스트(Russian twist)_____ 머리와 다리를 바닥에서 띄운 채 좌우로 몸을 비트는 동작을 반복하는 운동. 요령은 다음과 같다. 무릎을 약간 구부리고 발은 바닥에 밀착한 채 바닥에 앉는다. 뒤로 약간 누우면서 양발을 바닥에서 띄운다. 무게 추나 메디슨

볼(운동용으로 던지고 받는 무겁고 큰 공)을 들고 상체를 한쪽에서 다른 쪽으로 비틀면서 무게 추를 바닥에 가볍게 터치한다(10~20회, 3세트 정도 반복). 이 방법이 너무 힘이 드는 경우엔 맨손으로 할 수도 있다.

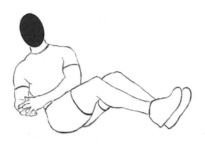

러시안 트위스트

다리 올리기(leg raises)_____ 양손을 엉덩이 아래 두고 양다리를 곧게 편 채 등을 대고 눕는다. 양발을 들어 바닥에 직각이 되게 한다. 천천히 다리를 내려 바닥을 닿기 직전에 멈춘다. 이 동작을 10~20회 반복한다. 30초가량 쉰 다음 2~3세트 반복한다.

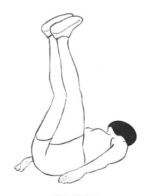

레그 레이즈

다음 운동들도 코어근육 단련에 매우 좋은 것들이다. 자신에게 적합한 운동을 한두 개만 선택해서 집중적으로 단련해 보길 바란다.

사이드 플랭크(side plank)

옆으로 누워 플랭크 자세를 취하는 운동. 코어근육, 특히 복사근의 단련에 좋다. 엉덩이근육, 대퇴근, 어깨근육, 팔의 근육의 운동도 부가된다. 절차는 다음과 같다.

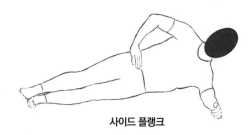

사이드 플랭크

1️⃣ 팔꿈치가 어깨 바로 아래에 오도록 하고, 다리는 곧게 뻗어 옆으로 눕는다.

2️⃣ 그 상태에서 엉덩이를 바닥에서 들어 머리부터 발까지 일직선이 되도록 지탱하고 30초가량 유지한다.

3️⃣ 동일 동작을 다른 쪽으로 바꿔 반복한다.

데드 버그(dead bug)

마치 죽어가는 벌레가 누워 다리를 움직이는 듯한 동작을 반복하는 운동. 코어 운동의 하나로서 복근과 하부 요근(허리 근육)의 단련에 좋다. 다음과 같은 절차를 따른다.

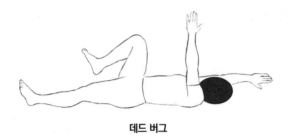

데드 버그

1 등을 바닥에 대고 누워 양팔을 천장을 향해 똑바로 올리고 양다리는 90도로 굽히되 양무릎이 엉덩이 위에 오도록 한다.

2 하부 허리가 바닥에 잘 접촉하게 하고 코어근육에 힘을 가한다.

3 천천히 오른팔을 내리고 왼다리는 바닥을 향하게 내려 바닥에 닿기 직전에 멈춘다.

4 잠깐 멈춘 다음 팔과 다리를 원래 시작 지점으로 되돌린다.

5 팔과 다리를 바꿔 같은 동작을 반복한다.

6 적정 횟수만큼 위 동작을 반복한다(10~12회, 2~3세트 정도).

버드 독(bird dog)

무릎을 꿇고 한쪽 손과 반대쪽 다리를 앞뒤로 뻗는 동작을 교대로 반복하는 운동. 코어근육을 강화하며 특히 복근, 하부 허리근육, 엉덩이근육의 단련에 좋다. 요령은 다음과 같다.

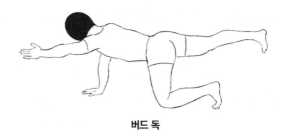

버드 독

1️⃣ 두 손을 어깨 너비로 바닥에 대고, 두 무릎을 엉덩이 너비로 바닥에 대고 엎드린다.

2️⃣ 코어에 힘을 주고 척추를 중립 위치에 둔다.

3️⃣ 오른팔을 앞으로 뻗고 그와 동시에 왼다리를 뒤로 뻗는다.

4️⃣ 그 자세에서 2~3초가량 멈춘 다음 원래 시작 지점으로 되돌아간다.

5️⃣ 팔과 다리를 바꿔 반대쪽에도 같은 동작을 반복한다.

6️⃣ 세트당 10~12회 반복하고 총 1~2세트 한다.

롤 오버(roll over)

누워서 양다리를 머리 뒤로 넘기는 운동. **코어근육,** 특히 복근(복직근, 복횡근, 복사근)의 단련에 좋다. 엉덩이굴근, 햄스트링, 엉덩이근육에도 효과가 있다. 방법은 다음과 같다.

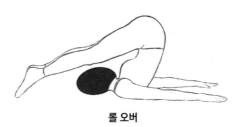

롤 오버

1️⃣ 등을 대고 눕는다(양팔은 몸의 측면에 둔 상태에서 손바닥이 바닥을 향하도록 한다).

2 양다리를 천정을 향해 들어 올려 곧게 유지하고 양발은 발끝을 몸 쪽으로 당겨 굴신 상태로 둔다.

3 코어근육에 힘을 주고 천천히 양다리를 가능한 한 곧게 편 채 머리 뒤로 넘긴다(양다리가 천천히 바닥에 닿을 때까지, 또는 자신이 할 수 있을 만큼 넘긴다).

4 그 상태에서 잠깐 멈춘 다음 코어근육을 사용하여 양다리를 천장으로 들어 올려 처음 시작 위치로 되돌린다.

5 3~5회 정도 반복한다. 숙달되면 10~12회까지 반복할 수 있다.

롤 아웃(roll out)

코어근육, 특히 복근(복직근, 복횡근, 복사근)과 하부 허리근육의 단련에 좋다. AB롤러라는 기구를 이용하는 운동으로 절차는 다음과 같다(이거, 사실 겁나 힘들다. 대부분 온몸을 부르르 떨다가 방바닥에 추락한다. 하드코어 코어 운동이다).

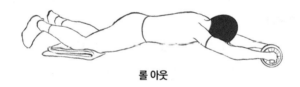

롤 아웃

1 무릎을 꿇고 양손은 어깨 너비로 하여 AB롤러(roll out wheel)를 잡는다.

2 복근에 힘을 주고 코어근육에 텐션을 가한다.

3 허리를 곧게 유지한 채 천천히 앞으로 롤러를 굴려 나간다(몸이 완전히 뻗을 때까지 굴린다).

4 최대로 몸이 펴지면 수 초간 멈춘 다음, 천천히 뒤로 굴려 처음 시작 위치로 되돌아온다.

5 원하는 횟수만큼 반복한다(처음엔 5~10회, 근력이 늘면 15~20회까지 늘릴 수 있다).

플랭크

앞에 코어 서킷 트레이닝에서 이미 소개했지만 워낙 중요한 운동이므로 좀 더 상세히 설명한다. 플랭크는 바닥에 팔꿈치를 대고 엎드려뻗쳐 자세를 취하는 운동으로, 코어근육 단련의 대명사 같은 운동이다.

코어근육에는 복근 즉 복직근(rectus abdominis, 소위 식스팩six-pack), 복사근(obliques), 복횡근(transverse abdominis) 그리고 하부 허리근육 등이 포함된다. 플랭크(널빤지라는 뜻)는 아이소메트릭 운동(isometric exercise, 근육을 움직이지 않고 근력을 강화하기 위해 정적인 자세로 일정한 긴장을 유지하는 운동)의 하나로서 머리부터 발꿈치까지 널빤지처럼 탄탄한 텐션을 유지하도록 하는 운동이다. 요령은 다음과 같다.

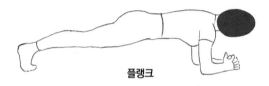

플랭크

1 양손을 모으고 팔꿈치를 바닥에 수직이 되도록 하여 푸시업 자세를 취한다(손 대신 팔꿈치로 엎드려뻗쳐 자세를 취하는 것과 비슷하다).

2 머리부터 발꿈치까지 몸을 일직선으로 유지한다(이때 복근과 엉덩이근육에 힘을 줘 코어근육에 텐션을 유지한다).

3 이 상태를 30~60초가량 유지한 다음 30초 정도 휴식한다.

4 위 동작을 2~3회 반복한다.

체중 스콧

앞의 대퇴사두근 운동 참조.

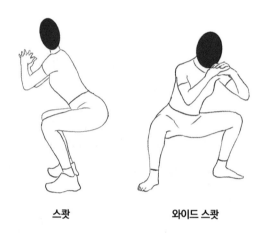

스콧   와이드 스콧

걷기

요령은 대퇴사두근편 참조. 경추만곡(정상적인 경추 커브)과 요추만곡(정상적인 요추 커브)을 꼭 기억하라.

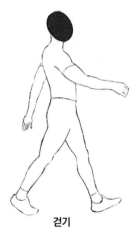

걷기

結_
근육 운동은 코어 운동이 핵심이다!

3-3 수중 운동

● ○ ○
상선약수(上善若水)_ 가장 좋은 것은 물과 같다.

수중 운동은 중력의 저항을 거의 받지 않고 할 수 있다는 면에서 매우 좋은 운동이다. 특히 무릎이나 허리가 좋지 않은 사람들에게는 최고로 좋은 운동이라고 장담할 수 있다. 그 중 대표는 물론 수영이다.

수영

한의원 환자 중에 오래 전부터 오던 분이 있었다. 이 분이 하복부가 아프다고 호소했다. 방광이 아래로 늘어져 통증을 유발한 것이었다. 그래서 병원에서 한 달뒤 쯤 수술 날짜를 잡았다. 필자의 침 치료 및 한약 치료로 어느 정도 호전은 됐지만 말끔하게 치료되지 않고 그런 상태로 계속 유지되고 있었던 것이다. 담당의사와 가족들 그리고 주위 친지들의 조언이 죄다 수술로 향하고 있어 이 분도수술로 마음을 굳히고 있었다.

이 분은 평소 운동도 열심히 하고 있었는데, 걷기 운동을 하고 나면 하복통이 더 심해지곤 했다. 몸 전체의 건강을 위해서는 운동을 해야겠는데 운동을 하면 배가 아프고, 그래서 운동을 할 수도 안 할 수도 없는 진퇴양난의 상황에 있었다.

나는 수영을 권했다. 걷기 운동을 할 때 배가 아픈 이유가 보행 시 상하 방향의 움직임이 방광 하수를 심화한 것으로 생각했기 때문이었다. 수영은 물에 뜨기 때문에 중력의 영향을 최소로 할 수 있다. 게다가 몸이 물에서는 수직이 아닌 수평으로 유지되기 때문에 역시 방광 하수에 미치는 영향을 최소로 줄일 수 있다. 이런 이유로 수영을 강력 추천했다.

그런데 문제는 그분이 수영을 전혀 못한다는 것이었다. 물이 무서워 수영을 아예 배우지 못했던 것이다. 그래서 선뜻 수영을 하려는 결심을 못했다. 나는 수영을 못해도 좋으니 무조건 물에서 움직이는 것에만 만족하라고 했다. 수영은 아주 천천히 배워도 된다고. 이분 나이가 70대라서 사실 수영을 시작한다는 것은 참으로 큰 결심을 요구하는 커다란 모험이었다. 내가 그 분의 처지라면 과연 나도 수영 결심을 할 수 있을까 하는 의구심이 들었다. 인간은 나이가 들면 새로운 것을 시작하기가 보통 어려운 일이 아니다. 항상 하던 대로 하는, 루틴에만 익숙한 삶을 살기가 쉽기 때문이다.

그런 그녀가 큰 결심을 하고 수영을 시작했다. 수영이란 게 역시 그분에게는 호락호락한 게 아니었다. 처음엔 무서워서 거의 얼굴을 수면에 넣지도 못하고, 온몸이 경직되어 물에서 잠시도 뜨지 못했다. 키판을 붙잡고 아등바등 할 뿐 단한 걸음도 나아가지 못하는 일이 몇 주, 아니 몇 달이 이어졌다. 중간에 그만 둘까 몇 번을 망설였다.

그런데도 그녀가 그렇게 계속 수영장에서 헤매게 하는 동력이 있었다. 비록 수영은 잘 못했지만 수영장에서 허우적대고서라도 움직이면 아랫배가 아픈 증

중력의 저항을 거의 받지 않고 할 수 있는 운동인 수영은 매우 좋은 운동이다. 특히 무릎이나 허리가 좋지 않은 사람들에게는 최고로 좋은 운동이다.

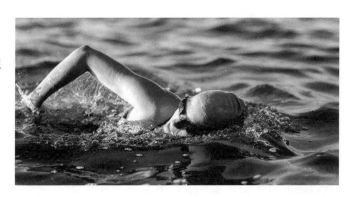

상이 몇 시간은 사라지는 것이었다. 그녀는 배가 아프지 않으면 희망에 부풀어 "꼭 이루고야 말리라!" 하는 마음이 섰다가도 이내 다시 배가 아프면 금방 풀이 죽어 "이거 안 되는 건가?" 하는 의기소침에 주저앉았다.

이러한 그녀의 지난한 여정은 그 후로도 몇 달은 계속됐다. 한 3~4개월 쯤 됐을 때는 이제 키판을 잡지 않아도 될 정도로 수영 실력도 약간 늘었다. 그와 더불어 그녀의 복통도 점차 줄어들었고 복통이 없는 시간도 점점 늘어났다. 시간은 그래도 그녀를 배신하지 않고 조금씩 조금씩 그녀에게 보상을 준 것이다.

그리고 또 몇 달이 지났다. 봄에 시작한 수영이 이제 가을로 접어들고 있었다. 지난한 세월이었지만, 그동안 그녀는 여러 영법을 배워나갔다. 그래서 어렵게, 어렵게 자유형도 떼고, 무척 힘들게 평형도 정복하고, 두려움에 떨면서 배영도 섭렵해갔다. 그러면서 그녀는 점점 자신의 병을 극복할 수 있겠다는 확신을 갖게 됐다. 이제 수술에 대한 생각은 그녀의 대뇌에서 삭제되고 흔적도 없었다.

한 달 전쯤, 수영을 시작한 지 1년 정도 됐을 때 그분이 내원해서 조용히 이렇게 말했다: "원장님, 며칠 전 접영도 배웠어요! 생각보다 어렵지 않던데요?"

그녀는 수영장에서 수영 배우는 사람들 중에 가장 나이 많은 언니라고 한다. 같은 반 사람들이 자신을 큰언니라고 경배한단다. 한번은 자신이 처음 헤매던 때처럼 한없이 헤매는 다른 수강생을 보고서 너무 안타까웠다고 했다. 자꾸 포기할까 하는 그녀에게 자신의 경험을 얘기하면서 계속 용기를 주고 있다고 했다. 나는 빙그레 웃으면서 무언으로 화답했다. 번데기 주름잡는 얘기가 그렇게 대견할 수 없었다.

그분은 이젠 수영 없이는 살 수 없는 사람이 됐다. 수영이 그녀를 생동감 있게 살게 하는 삶의 에너지가 된 것이다. 하복통도 이제는 거의 없어졌다. 가끔 몸 컨디션이 안 좋을 때 그런 기가 좀 나타나기는 하지만, 내 한의원에서 치료받고 수영 열심히 하고 음식 섭생에 좀 더 신경을 쓰면 금방 다시 회복되었다. 수영이 그녀의 병만 치유한 게 아니라 삶의 의미도 크게 바꾼 것이다. 새로운 걸 시도할 수 없을 정도로 늦은 때는 세상에 결코 없다! 활력 넘치는 삶은 도전하는 자만이 얻을 수 있는 과실이다. 반항하라, 시지프처럼!

무릎이나 허리가 아픈 사람은 수영을 하라!
혈액순환이 잘 되지 않거나 고지혈증, 콜레스테롤이 높은 사람도 수영을 하라!
고혈압이나 당뇨가 있는 사람도 수영을 하라!
항상 감기를 달고 사는 사람도 수영을 하라!
피곤에 절어 사는 사람도 수영을 하라!

또 다른 한 분도 수영을 열심히 하고 있다. 그녀는 유방암이 폐와 간 등으로 전이돼 말기암 진단을 받았다. 심한 충격을 받고 여기 저기 헤매다 오래 전부터 다니던 내 한의원에 한 가닥 희망을 걸고 다시 내원했다. 병원에서는 3개월을 넘기기 어려울 수 있다고 했단다. 그분에게 매일 나오라고 했다. 그리고 수영을 권했다. 그분은 거의 매일 내원하여 내게 침 치료를 받고 있다. 지금 그녀는 거의 2년 넘게 내 한의원에 내원하면서 건강을 많이 회복했다. 3개월 선고는 까마득한 옛날에 의식도 없이 지나갔다. 그녀가 한번은 내원해서 미소 지으며 이렇게 조용히 말했다.

"수영을 하면서 치료 받으니 체력이 꾸준히 유지되면서 몸이 많이 좋아졌어요!"

그리고 덧붙인다. "암 걸리기 전보다 지금 몸이 훨씬 더 좋아요!" 암 환자인 지금이 암 환자가 아니었을 때보다 더 건강하다는 것이다. 이분도 앞에 분과 같은 70대의 여성이시다.

혹시 수영이 잘 안 맞는 사람이 있을 수도 있다. 예를 들어, 3달가량 열심히 수영을 했는데도 건강이 별반 나아지는 기미가 잘 보이지 않으면 수영을 손절하는 게 나을 수도 있다. 하지만 그런 게 아니라면 대개는 수영으로 많은 보상을 받을 수 있을 것이다.

아쿠아로빅(aquarobics)

물속에서 하는 유산소 운동을 아쿠아로빅이라고 한다. 이것 역시도 수영처럼 물에서 하는 운동으로 추천할 만하다. 허리가 아프거나 무릎이 아프거나 또는 다리가 아픈 사람들에게 수영처럼 좋은 대안이 되는 운동이다. 이런 근골격계 질환이 아닌 내과적 질환, 순환계 질환, 면역계 질환 등이 있는 사람들도 아쿠아로빅을 선택할 수 있다.

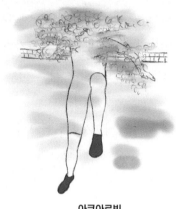

아쿠아로빅

아쿠아헬스(water fitness)

아쿠아헬스라는 새로운 분야도 역시 물에서 하는 운동이라 수영과 같은 효과를 볼 수 있다. 이것은 용어의 뜻 그대로 물속에서 헬스를 하는 것이다. 이 또한 부드러운 물속에서 중력의 영향을 최소로 받으면서 근력 운동이나 스트레칭을 하는 것이므로 보통 사람은 물론 근골격계가 성치 않은 사람들에게 좋은 대안이 되는 운동이라 할 것이다.

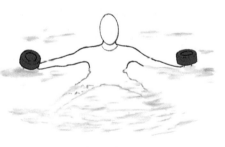

아쿠아헬스

물속 걷기

수영도, 아쿠아로빅도, 아쿠아헬스도 아니라면 **물속에서 걷는 것을 추천**한다. 이것 또한 물속에서 운동하는 것이므로 평소 요통이나 무릎 통증 등의 근골격계 질환이 있는 분들에게 좋다. 요는 물속에서 능동적으로 움직인다는 그 '행위' 그 자체가 중요한 것이지 '무엇'을 하느냐가 아니다. 평소 허리가 아프고 무릎이 안 좋은 사람은 이도 저도 따지지 말고 무작정 물에서 그냥 움직여라!

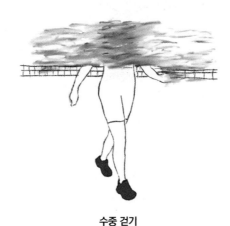

수중 걷기

상선약수(上善若水)

물이란 사실 오묘하고 신비스런 물질이 아닐 수 없다. 생명은 태곳적에 물에서 탄생했다(이것이야말로 태초의 반항이다). 물과 더불어 진화해 왔고, 지금도 여전히 물에서 노닐고 있다. 기억하라! 우리 몸은 70%가 물이다! 60조 개의 어마어마한 세포들이 이 드넓은 물의 세계에서 유유히 유영하고 있는 것이다. 말 그대로 몸 자체가 거대한 수영장, 아니 광막한 대양인 것이다.

재밌는 것은 이 지구도 70%가 바다, 즉 물로 구성돼 있다는 것이다. 몸도 지구도 70%가 물이라니! 이게 과연 우연일까? 아니면 필연일까? 노자 『도덕경(道德經)』 제 8장은 물에 대해 이렇게 잔잔하게 예찬한다.

上善若水	상선약수
水善利萬物而不爭	수선리만물이부쟁
處衆人之所惡	처중인지소오
故幾於道	고기어도
居善地	거선지
心善淵	심선연
與善仁	여선인
言善信	언선신
正善治	정선치
事善能	사선능
動善時	동선시
夫唯不爭	부유부쟁
故無尤	고무우

가장 좋은 것은 물과 같다.

물은 만물을 잘 이롭게 하면서도 다투지 않는다.

뭇 사람들이 싫어하는 낮은 곳에 처하기를 좋아한다.

그러므로 도에 가깝다.

살 때는 낮은 땅에 처하기를 잘하고,

마음 쓸 때는 그윽한 마음가짐을 잘하고,

벗을 사귈 때는 어질기를 잘하고,

말할 때는 믿음직하기를 잘하고,

다스릴 때는 질서있게 하기를 잘하고,

일할 때는 능력있기를 잘하고,

움직일 때는 바른 때를 타기를 잘한다.

대저 오로지 다투지 아니하니

허물이 없어라.

(도올 김용옥, 『노자와 21세기』의 번역 인용)

물의 이러한 다투지 않는 덕성이 마법처럼 우리 몸을 치유케 하는 것이다. 언제나 낮은 곳으로 임하는 품성이 우리 몸을 따스히 어루만져 주는 것이다. 심신이 고달프고 아픈 사람들이여, 물을 영접하라! 물의 세례를 받으라! 물은 길이요 진리요 생명이다!

結_
물처럼 좋은 것이 세상에 또 있을까?

3-4 댄스스포츠

● ○ ○
운동은 모름지기 즐거워야 한다

댄스스포츠는 스포츠댄스라고도 알려져 있다. 댄스, 즉 춤에 대한 인식은 이제 많이 달라졌다. 예전엔 '춤바람'이라고 해서 부정적 인식이 매우 강했는데 지금은 젊은이들, 특히 젊은 직장인들을 중심으로 많은 관심과 인기를 누리고 있다. 내 한의원에서도 이런 댄스스포츠를 즐기며 건강을 지키는 분들이 종종 눈에 띤다.

그 중에서도 내 한의원에 오래 된 고객이신데, 이 댄스스포츠에 진심인 분이 있다. 70대의 적지 않은 연세이신데도 꽤 오래 전부터 건강을 위해 그리고 취미 생활로 댄스스포츠를 하고 있다. 겉으로 보면 전혀 그 나이대로 보이지 않는, 정말 젊게 사시는 분이라 할 것이다. 말하는 품격, 움직이는 맵시 하나하나가 멋진 춤처럼 참 우아하고 아름다운 분이다.

댄스스포츠는 일단 재미가 있는 운동이다. 대개 사람들이 운동을 꾸준히 못하는 첫째 이유가 힘들고 재미가 없기 때문이다. 그런데 댄스스포츠는 처음엔 어색하겠지만, 약간만 그 규칙을 이해하고 익숙해지면 참으로 신나고 흥미로운 것으로 변신한다. 즐거운 운동을 원하는 사람은 무조건 댄스스포츠를 택하라! 이 악물고 눈이 터져라 핏대 올리면서 바벨 들어올리기가 죽기보다 싫은 사람은 이것이 정답이다.

우리가 살면서 말로써 감정을 표현하는 건 곧잘 하지만, 몸으로써 그것을 표현하는 건 그리 익숙하지 않는 일이다. 댄스스포츠는 몸으로 대화하는 놀라운 세계를 경험케 해준다. 댄스스포츠는 말하자면 '보디 랭귀지'이다. 우리나라 사람들이 이 댄스스포츠에 조금만이라도 더 관심을 가졌다면 우리 사회가 이렇게까지 삭막하지는 않았을 거란 생각이 든다. 이처럼 허망하게 여가를 보내지도 않았을 거란 생각이 든다. 이다지도 허탈하게 연말 송년회를 즐기지도 않았을 것이고, 이렇듯 맹탕으로 결혼식을 콩 볶듯이 거행하지도 않았을 것이다.

내 한의원에 오시는 다른 한 분도 요즘 춤을 배우기 시작하셨다. 70대의 남자이신데, 춤을 배우니 건강과 즐거움이 동시에 찾아온다고 좋아하신다.

"내 나이에 이런 걸 배우는 사람도 없을 거야!"

평소 별 말씀이 없는 분이 며칠 전 한의원에 내원하셔서 은근한 자부심으로 이렇게 말했다. 며칠 전에 내원해서는 또, 빙그레 웃으면서 이렇게 말씀하신다.

"댄스 선생님하고 학생들이 내 팔순 잔치를 나이트클럽에서 하기로 약속했어! 2년 정도 남았지. 뭘 해도 목표가 있어야 더 잘 할 수 있을 거 아냐?"

그렇다! 미지의 새로운 것을 배우는 데 나이가 무슨 대수인가! 공자님의 호학(好學) 정신은 문무를 가리지 않고 남녀를 가리지 않고 노소, 귀천을 가리지 않는다. 우리 모두 춤바람에 빠져보자! 자이브도 추고, 차차차도 추고, 룸바도 추고, 삼바도 춰보자. 빨리 시작할수록 댄싱 퀸(dancing queen), 댄싱 킹(dancing king)이 될 가능성이 높아지지 않겠는가. 그러니…

"Shall we dance?"

3-5 　자전거

자전거는 신기한 운송 수단이다. 동그라미 두 개로 이동할 수 있다는 아이디어는 참으로 신박한 발명이 아닐 수 없다. 넘어지지 않으려면 최소 3개의 바퀴는 있어야 할 것으로 생각하는 게 상식이었을 테니 말이다(요즘엔 어린이용이 아닌, 어른용 세발자전거도 시판되고 있다).

　자전거는 보기와는 달리 손쉽게 배울 수 있는 운송 수단이다. 그래서 안전에 대한 깊은 생각 없이 얕잡아 보고 타는 경향이 많다. 하지만 자전거와 관련한 사고는 생각보다 심각하고 많은 편이다.

자전거 안전 수칙

자전거는 자동차와 거의 동일한 법규가 적용되는 교통수단임을 명심해야 한다. 어떤 의미에서는 자동차보다 위험하다. 인체를 보호하는 외장 프레임이 없기 때문이다. 실제로 자전거 사고가 나면 그 손상이 심각한 경우가 생각보다 많다. 사망사고도 심심찮게 발생한다. 안전한 자전거 타기 습관을 필히 갖추도록 한다.

① 헬멧 착용 필수. 사고 시 가장 취약한 부위가 머리가 될 수 있으므로 다른 모든 것에 우선해서 준비해야 한다.

② 헐렁한 긴 바지와 긴 치마 착용 금지. 이런 복장은 체인에 끼이는 사고를 일으킬 수 있다.

③ 무릎과 팔꿈치 보호대 착용 권장.

④ 타기 전 자전거의 주요 부분의 상태를 점검한다(타이어 압력, 브레이크 작동 상태, 체인 상태, 핸들 안정성 등). 이 중 브레이크의 정상 작동 여부는 특히 중요하다. 타이어 압력도 너무 높거나 낮지 않게 적정 압을 유지하도록 한다(압력이 너무 높으면 도로 상태가 나쁜 경우 바퀴가 통통 튈 수 있고, 너무 낮으면 주행이 아주 힘들어진다).

⑤ 과속하지 않고 적정한 스피드로 탄다. 과속은 사고 발생의 제1의 원인이다.

⑥ 주행 동안에는 이어폰을 끼거나 휴대폰 화면을 보지 않는다. 명심하라. 자전거 사고는 몸이 노출되는 운송 수단이기 때문에 경우에 따라 자동차 사고보다 심각할 수 있다.

⑦ 주행 도중 발생하는 고장에 대비하여 자전거 수리 도구를 지참한다.

⑧ 교통법규를 준수한다. 하여튼 자전거는 자동차와 같다고 생각하고 교통법규를 잘 지킨다.

⑨ 될 수 있는 대로 자전거 전용 도로를 이용하고, 인도나 횡단보도에서는 내려서 끌고 간다.

⑩ 운전자 보험에 가입한다. 특히 대인 자전거 사고가 발생하면 매우 유용한 안전망의 역할을 톡톡히 한다. 대인 사고에서 이것이 없으면 형사 사건으로 비화했을 때 방어하기가 매우 곤란하게 될 수 있다.

오, 나의 자전거

내가 자전거를 처음 탔던 건 초등학교 5~6학년 정도였던 것 같다. 지금처럼 여러 가지 사이즈의 자전거는 거의 없었고 또 MTB 같은 레저용 자전거도 전혀 없을 때였다. 그냥 어른 자전거를 자전차포에서 10원가량 주고 1시간 정도 빌려 타는 것으로 나의 자전거 이력을 시작했다. 지금 생각하면 버려야 할 오래 된 중고 자전거를 자전차포에서 수리해서 이렇게 아이들에게 대여해 주고 코 묻은 돈벌이를 하는 거였다.

자전거가 하도 고물이라서 잘 나가지도 않았다. 체인도 종종 빠져서 한참 바퀴를 밟고 가다가 헛바퀴가 돌면 길에 세워 시커먼 기름칠 된 체인을 손으로 기름때 묻혀 가며 다시 감아 타고, 또다시 감아 타곤 했다. 아직 키도 다 크지 않아 페달이 아래로 돌 때는 발에 닿지도 않을 때였다. 한쪽 페달을 위에서 밟아 아래로 밀치고 반작용으로 올라오는 다른 페달을 재빨리 낚아채 교대로 다시 밟아 아래로 밀치는 식으로 자전거를 탔다. 궁뎅이는 그럴 때마다 발이 내려가는 쪽으로 씰룩이며 오르내리곤 했다.

처음 배울 때는 친구랑 학교 운동장에서 서로 잡아주고 밀어주면서 수십 번 넘어지고 까이는 가운데 그냥 몸으로 터득했다. 생으로 구르면서 무릎도 까이고 팔꿈치도 찢어지면서 무식하게 배운 것이다. 하여튼 그때는 모든 게 다 그런 식으로 굴러 갔다. 요즘엔 상상도 못할 광경인데 그땐 모두가 당연히 그런 것으로 알고 그랬다.

가끔은, 아니 자주 전봇대를 박기도 하고 남의 집 가게로 돌진하기도 하고 지나가는 차와 접촉하기도 하고 혹은 지나가는 행인을 치기도 했다. 지금처럼 자전거 전용도로가 있지도 않았던 시기라, 좁은 2차선 도로 옆을 빌려 승용차, 택시, 시내버스 그리고 달구지들과 공유하며 신나게 페달을 밟았었다. 지금 생각하면 참으로 위험천만한 롤러코스터 같은 자전거 놀이였다. 안전이라는 게 애초에 개념조차 없을 구석기 같은 시절의 이야기다.

이후로도 나의 자전거 사랑은 계속 됐다. 고등학교 다닐 땐 하숙집 아저씨가

타던 자전거를 저녁 먹고 슬쩍 해서 순천 시내를 빙빙 돌기도 하고, 한의대 다닐 땐 중고 자전거를 구입해서 통학용으로 쓰기도 했다. 자전거를 타고 여기 저기 마실 다니며 주위 풍광을 흠향하고, 혼자 시골길을 달릴 때는 강산에의 노래 '예럴랄라'를 고래고래 지르면서 스트레스를 날리곤 했다.

최근엔 한강변 자전거 도로를 타고 주말이면 또 세찬 강바람을 가르곤 했다. 용산 한강공원에서 출발하여 인천까지 아라뱃길을 따라 달리기도 하고, 어쩔 땐 반대로 팔당까지 내달려 벌떼처럼 운집한 이름 모를 바이커들과 함께 초계국수를 말아먹고 오기도 했다.

자전거는 이렇듯 운동과 여행의 재미가 절묘하게 교류되는 매력적인 활동이다. 시원한 바람이 얼굴을 때리고 지나가는 쾌감은 그 무엇과도 바꿀 수 없는 마력이 있다. 요즘은 전국 방방곡곡에 자전거 도로가 거미줄처럼 연결돼 있어 마음만 먹으면 전국일주도 할 수 있는 시대가 됐다.

서울 자전거 도로

스마트서울맵(map.seoul.go.kr)에 들어가면 테마별로 다양한 맵을 제공한다. 홈페이지에 '도시생활지도 테마 TOP10' 중에 '자전거 도로'라는 아이콘이 바로 보인다. 이를 클릭해서 들어가면 서울시에 쫙 깔린 수많은 (친환경)자전거 도로가 일목요연하게 나타난다.

큰 테마로 '도로변 자전거 도로'와 '하천변 자전거 도로'가 있다. 이 두 가지 유형의 자전거 도로 각각에는 다시 자전거 전용도로, 자전거 전용차로, 자전거 우선도로, 분리형 겸용도로, 비분리형 겸용도로의 다섯 가지 자전거 도로가 세분되어 나온다. 그리고 각각의 테마에 들어가 원하는 도로 타입을 클릭하면 해당되는 도로가 지역별로 주루룩 표시되어 나온다. 이때 가고 싶은 지역의 경로를 클릭하면 구간별로 색깔이 반전되면서 명확하게 시작점과 종점도 표시되어 구체적으로 그 길의 행로를 파악할 수 있다. 이렇게 편리하게 자전거도로를 확인할 수 있는 시대가 됐다.

전국 자전거 도로

국토종주 자전거길에는 총 13개의 자전거길이 있다. 자전거 매니아들 중에 이 13개의 자전거길을 모두 섭렵해서 그 대장정의 인증을 받으려는 사람들이 꽤 많다. 일생에 이 길을 모두 관통한다면 그 가슴 벅참은 이루 말할 수 없을 것이다. 세상을 다 가진 것 같은 기분이 아닐까?

아래 소개하는 13개의 자전거길은 대체로 한 구간에서 다음 구간으로 이어지는 경로의 순서로 되어 있으므로 만일 전 구간을 여행할 계획이 있는 분들은 각 자전거길의 루트를 잘 파악해서 치밀하게 계획을 짜기 바란다.

아르헨티나의 의사 출신, 쿠바 혁명의 기수 체 게바라(Ernesto "Che" Guevara, 1928~1967)의 '모터사이클 다이어리' 못지않은, 당신만의 환상적인 '바이크 다이어리'가 될 것이다.

1 아라 자전거길: 21km, 1시간 30분, 난이도 중. 아라 서해갑문-아라 한강갑문.

2 한강종주 자전거길(서울구간): 56km, 3시간 40분, 난이도 중하. 아라 한강갑문-여의도-반포대교-뚝섬 전망콤플렉스-팔당대교 ; 아라 한강갑문-여의도-반포대교-광나루

자전거공원-팔당대교.

❸ 남한강 자전거길: 132km, 8시간 50분, 난이도 중하. 팔당대교-능내역-북한강철교-양평 군립미술관-이포보-여주보-강천보-비내섬-목행교-충주 탄금대.

❹ 북한강(경춘선) 자전거길: 종주노선 70.4km, 우회노선 27.1km, 4시간 40분, 난이도 중하. 밝은 광장-샛터삼거리-경강교-춘천 신매대교.

❺ 새재 자전거길: 100km, 6시간 40분, 난이도 중상. 충주 탄금대-수안보온천-이화령 휴게소-문경 불정역-상주 상풍교.

❻ 낙동강 자전거길: 389km, 26시간, 난이도 3/5. 상주 상풍교-상주보-낙단보-구미보-칠곡보-강정고령보-달성보-합천 창녕보-창년 함안보-양산 물문화관-낙동강 하굿둑.

❼ 금강 자전거길: 146km, 9시간 40분, 난이도 2/5. 대청댐-세종보-공부보-백제보-익산 성당포구-금강 하구둑.

❽ 영산강 자전거길: 133km, 8시간 50분, 난이도 2/5. 담양댐-메타세쿼이어길-담양 대나무숲-승촌보-죽산보-느러지 관람전망대-영산강 하구둑.

❾ 섬진강 자전거길: 149km(영산강-섬진강 자전거길 연결노선 26km), 9시간 55분, 난이도 3/5. 섬진강 생활체육공원(강진교)-김용택 시인 생가-구담마을-장군목-유풍교-향가 유원지-섬진강 기차마을-횡탄정-섬진강 레일바이크-두가세월교-압록유원지-구례교-섬진강 벚꽃길-사성암-남도대교-화개장터-매화마을-사계절꽃길-배알도 수변공원.

❿ 오천 자전거길: 105km, 7시간, 난이도 2/5. 행촌교차로(시점)-쌍천-산막이 옛길-달천-괴강교-괴산읍내-성황천-보강천 생태공원-백로공원-미호천-팔결교-정북토성-문암생태공원-연꽃공원-합강공원(종점).

11 동해안 자전거길(강원): 242km, 16시간 10분, 난이도 5/5. 통일전망대-북천철교-봉포해변-대포항-낙산사-동호해변-휴휴암-주문진항-경포해변-정동진-헌화로-망상해변-추암촛대바위-삼척항-맹방해변-임원-고포마을.

12 동해안 자전거길(경북): 76km, 5시간 15분, 난이도 3/5. 영덕 해맞이공원-축산항-덕천해변-고래불해변-백석해변-후포항-월송정-구산해변-기성망양해변-망양휴게소-덕산해변-망양정해변-울진친환경 농업엑스포공원-울진 은어다리.

13 제주 환상 자전거길: 234km, 15시간 30분, 난이도 3/5. 용두암-이호테우 해변-애월 해안도록-한림공원-신창 풍차해안도록-수월봉-모슬포-송악산-중문관광단지-법환-정방폭포-소소깍-남원-표선해변-성산-김녕성 세기해변-함덕 서우봉해변-용두암.

結_
나만의 멋진 바이크 다이어리를 써보자!

3-6 트레킹

● ○ ○
걸어라!

트레킹(trekking)은 운동을 위해 또는 견문을 넓히기 위해 걸어서 여행하는 것을 말한다. 일반적으로 평지나 언덕 혹은 야트막한 산을 대상으로 한다. 꽤 높은 산을 오르는 경우도 트레킹이라고 하므로 본격적인 등산과 경계가 모호한 경우도 있지만, 대체로 짧게는 둘레길, 또는 길게는 스페인의 산티아고 순례길 걷기가 이에 해당한다고 할 수 있다.

걷기의 효과

걷기는 아마도 가장 기본적이고 쉬우면서도 가장 효과가 큰 유산소 운동의 대표라고 할 수 있다. 신체의 각 부위를 고루 발달시켜 주는 전신 운동으로, 심폐기능을 향상해 주고 몸의 각 부위, 특히 하지의 근육 발달 및 운동 능력 증진에 많은 도움을 줄 수 있다. 걸을 때 두 팔을 상하 전후로 크게 저어 주는 '파워 워킹'을 하면 상지의 근육 발달과 운동 능력 촉진에도 역시 도움을 줄 수 있다.

걷기는 혈액순환의 촉진 효과도 있다. 그래서 심혈관 질환(협심증, 심근경색 등)

이나 뇌혈관 질환(뇌출혈, 뇌경색 등)을 예방할 수 있다.

면역기능의 향상에도 역시 공헌한다. 그래서 감기나 기타 감염병을 미연에 방어할 수 있다. 소화기능의 개선 역시 걷기 운동의 효과라 할 수 있다. 속이 더부룩하거나 소화불량과 같은 소화계 질환도 걷기를 꾸준히 하면 치유할 수 있다. 변비나 다른 장질환도 걷기 운동을 지속하면 상당히 개선될 수 있다. 이렇듯 걷기는 셀 수 없이 많은 장점을 우리에게 선사하는 참으로 좋은 운동이다.

바른 걷기 자세

앞에서 잠깐 언급했지만, 걸을 때 바른 자세는 거만하게 보이듯 고개를 약간 쳐들어 뒷목의 커브(정상적 경추만곡)가 제대로 형성되도록 하고, 또 배를 약간 내밀어 허리의 커브(정상적 요추만곡)가 역시 제대로 형성되도록 하는 것이다. 다른 척추 부위는 머리에서 발끝까지 똑바르게, 지면과 수직이 되도록 해야 한다.

1 가슴은 활짝 열이젖히고, 상박과 하박이 이루는 팔꿈치의 각도가 수직이 되도록 한다. 두 팔을 전후로 크게 저어 상지 운동을 추가해주면 전신의 운동 강도를 더욱 증강할 수 있고, 가슴의 여러 흉근과 상박의 이두박근, 삼두박근 등의 발달도 이룰 수 있다.

2 걸을 때 스텝은 발꿈치 ➡ 발바닥 ➡ 발가락의 순서로 지면에 대면서 걷는다. 보폭을 크게 하고 빨리 걸으면 심폐기능을 더욱 촉진하고, 하지의 발달을 한층 가속할 수 있다.

다시 반복하지만 걷기 운동만큼 쉬우면서도 탁월한 건강 효과를 가져다주는 운동은 지구상 어디에도 없다.

운동 효과 배가하는 걷기 방법

걷는 방법에 따라 운동 효과를 더욱 증강할 수 있다. 대체로 걷기는 천천히 걷기보다 약간 무리하더라도 빨리 걷는 것이 운동 효과적 측면에서 훨씬 낫다. 천천히 걷는 것도 운동 효과가 없는 것은 아니나, 속보에 비해 운동 효과는 현저히 떨어진다(하지만 천천히라도 걷는 것은 전혀 걷지 않는 것보단 백번 낫다).

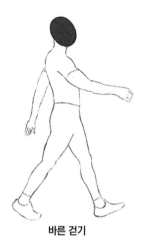

바른 걷기

또 다른 걷기 방법으로 **인터벌 걷기 운동**이 있다. 이는 상당히 빨리 걷기와 보통 걷기를 교대로 하는 것이다. 예를 들면, 대체로 3분가량 적정한 속도로 걷다가, 이후 3분은 매우 빠른 속도로 걷는 것과 같다. 인터벌 걷기를 반복하면 근육이 빠르게 수축하고 이완하여 전신의 혈액순환이 눈에 띄게 증진될 수 있다.

맨발 걷기

요즘 자연으로 돌아가려는 반항의 열기가 득세하고 있다. 신발을 벗어 던지고 맨발 걷기가 열풍인 것이다. 가끔 공원에 가면 맨발 걷기 구간에서 많은 사람들이 맨발로 걷는 모습을 쉽게 발견할 수 있다. 한의원에서도 종종 환자들이 맨발 걷기를 해서 건강이 많이 좋아졌다는 사람들이 눈에 띈다. 맨발 걷기가 왜 좋을까?

첫째로 **지압효과**를 들 수 있을 것이다. 발바닥에 땅의 흙과 모래 같은 작은 돌이 자극을 주어 혈액순환에 도움을 주는 것으로 해석할 수 있다.

통기효과도 한 몫 하는 것 같다. 신발을 신고 다니면 아무래도 발에 공기가 잘 통하지 않는데 신발을 벗어버리니 바람과 함께 공기가 발에 접촉하여 숨통을 틔워 주는 것이다. 발에 무좀이나 염증성 질환이 있는 사람들에게 특히 좋을 것이다. 군대에서 발꼬랑내 진동하는 기다란 워커 신고 1년 365일 훈련하고 작업하다가 그 지겨운 무좀균을 얻어 평생 발병이 난 사람들은 다들 인정할 것이다.

또 하나는 보이지 않은 **지기(地氣)의 마술**이라고 생각한다. 지기라고 하니 이 무슨 〈파묘〉 같은 이야기냐고 생각할지 모르겠다. 나도 잘 믿지 않는데 실제 그런 일이 있는 것 같다. 한의원에 오래 다니던 환자가 있었다. 한동안 뜸했는데 하루는 한의원에 내원했다. 그동안 몸이 많이 좋아졌다는 얘기다. 내가 치료를 잘해서 그런가 내심 흐뭇해했는데 그건 아니었다. 이사를 가고 몸이 좋아졌다고 했다. "이사를 하고 몸이 좋아졌다고요?" 내가 물었다. 자초지종은 이랬다.

이분이 원래 평소 병치레가 많고 소위 말하는 '저질체력'이었다. 항상 감기를 달고 살고 여기 저기 돌아가며 몸이 아파 골골했던 것이다. 그런데 몇 달 전 이사를 갔다. 원래 그 사람은 20층 이상 되는 고층 아파트에 살고 있었는데 이번엔 우연히 저층인 3층 아파트로 이사한 것이다. 이후 자기도 모르게 몸이 점점 좋아졌다. 자신을 괴롭히던 갖은 병들이 하나 둘 자취를 감추기 시작한 것이다. 처음엔 이유를 몰랐는데 가만 생각하니 낮은 층으로 이사한 것이 결정적인 요인이었다는 것이다. 그래서 이젠 몸이 거의 아프지 않고 정말 건강하게 됐다고 한다.

이건 지기가 희박한 높은 공중에 살다가 지기가 충만한 저층에 오면서 몸에 광활한 땅의 에너지가 공급이 된 걸로밖에는 해석이 되지 않는다. 물론 이걸 학문적으로 증명을 할 수는 없을 것이다. 하지만 최소한 그 사람에 있어서는 엄연한 사실이 아니겠는가!

맨발로 걸으면 분명 땅의 기가 더 직접적으로 발을 타고 몸에 들어올 것이다. 그래서 땅의 에너지가 몸에 충전되어 건강이 좋아지는 것이라고 생각한다. 땅의 에너지란 게 사실 뜬 구름 잡는 이야기 같지만 땅에는 지열이나 그밖에 여러 가지 에너지원이 많이 있다. 우리가 말하는 지기라는 게 과연 이러한 지열 같은 것인가? 아니면 다른 어떤 것인가? 하는 문제가 있기는 하지만 하여튼 땅은 무궁무진한 에너지로 가득 차있는 것은 분명하다. 그래서 발명왕 토마스 에디슨(Thomas Edison, 1847~1931)의 강력한 라이벌이었던 **니콜라 테슬라**(Nikola Tesla, 1856~1943)라는 미국의 천재 발명가요 과학자는 지금부터 100여 년 전쯤에 이 땅의 에너지를 이용해 무동력 에너지(석유와 같은 에너지 자원을 쓰지 않고 얻는 에너지, 즉 공짜 에너지)라는 것을 개발하겠다고 그의 온 에너지를 쏟아 부었다.

그가 마침내 무동력 에너지 개발에 성공했다고 주장하면서 그것을 증명하기 위해 미 전역에 공개하는 발표회를 갖게 되었다. 그런데 시연을 앞둔 하루 전날 뉴욕에 설치한 그의 무동력 에너지 발생 장치에 원인 모를 화재가 발생해 그만 그 꿈이 무참하게 무산되고 만다. 그 배후에 금융가의 큰 손 제이피 모건(John Piermont Morgan, 1837~1913)이 있었다는 설이 있다. 당시 석유산업에 막대한 자금을 투자한 그가 테슬라의 무동력 에너지가 실현되면 엄청난 손실을 입을 것을 막기 위해 비밀리에 사람을 시켜 불을 질렀다는 것이다(진짜 그랬을까? 요즘엔 AI까지 설치는 바람에 도대체 믿을 게 없어졌다. 세상이 어디로 가려는지...).

하여튼 믿거나 말거나 식의 음모론 같은 이야기지만, 테슬라가 그가 만든 장치를 통해 하늘로부터 전달되는 에너지와 땅의 에너지를 결합하여 무동력 에너지 장치를 개발하려고 한 것은 천기와 지기의 결합과 같은, 음양합일의 신묘한 메커니즘이 숨어있는 것 같다(나는 이 이야기를 십여 년 전에 나의 미국인 친구 존John으로부터 들었다. 아마도 정사에 없는 야사 같은 이야기일 것이다). 하여튼 테슬라는 이

외에도 교류전기나 무선통신 등과 같은 무수히 많은 위대한 발명을 하여 현대
문명의 발달에 크나 큰 기여를 했다. 일론 머스크(Elon Reeve Musk, 1971~)가 그
의 전기차 회사를 테슬라라고 칭한 것은 이러한 그의 프론티어적인 발명가 정신
에 경의를 표한 것으로 보인다.

맨발 걷기는 지기 즉 땅의 에너지를 받는 운동이라고 생각한다. 요즘 많은 현대
인들이 거의 지기를 받지 못하는 삶을 살고 있기에 맨발 걷기는 이 지기를 충족
할 수 있는 좋은 운동이라고 생각한다. 이를 계기로 땅의 소중함을 깨달아 땅의
생명을 회복하는, 우리 땅 살리기에도 많은 관심을 갖는 계기가 되기를 바란다.

걷기 운동 기구

걷기 운동을 좋은 자연 환경에서 할 수 있는 가장 좋은 방법 중의 하나가 바로 둘레길
이나 산책길 걷기이다. 서울이나 지방에는 정말 좋은 산책길이 부지기수로 많다.
대표적인 길들을 여기 소개한다. 귀한 지면에 상당히 많은 분량을 할애해서 이
런 길들을 알리는 이유가 있나. 이 길들은 그냥 길이 아니다. 그것은 내 몸을 건
강하게 만들어주는 **최고의 운동기구**인 것이다. 그것도 다양한 볼거리와 역사와
문화까지 덤으로 안겨주면서 말이다. 나와 보라! 이보다 더 좋은 운동기구 있으
면 한번 나와 보라구!

서울길

이것은 필자가 여러분에게 드리는 운동처방으로서 공간을 활용한 처방, 즉 '공간처방'이다. 활동이 편한 간편한 차림으로 그리고 발에 잘 맞는 트레킹화나 운동화를 신고 자신이 가장 걷고 싶은 공간처방을 다음 길들에서 '발견'하라. 이건 선택이 아니라 필수다. 걷기야말로 가장 기본적이면서 가장 효과적인 운동이기 때문이다. 이 주옥같은 길들에서 그대의 건강과 생동하는 몸의 기쁨을 찾아라!

공간처방 1_ 북한산 둘레길

● ○ ○

북한산 자락을 완만하게 걸을 수 있도록 조성한 저지대 수평 산책로다. 전체 71.5km에 달하는 상당히 긴 구간이다. 물길, 흙길, 숲길과 마을길 등의 다채로운 형태로 구성되어 있으며 산책로의 모양에 따라 각각 21가지의 풍성한 테마로 이뤄져 있다. 자연을 즐기고 역사와 문화, 생태를 어마무시하게 체험할 수 있는 매우 훌륭한 트레일이다.

국립공원 관리공단 홈페이지의 북한산 둘레길 소개에서 어느 문장가가 했는지 각 구간의 특성을 유려한 한 줄 카피로 표현해 놓은 게 눈길을 확 사로잡는다. 한번 가보지 않고는 못 배기게 만드는 명구라고 생각한다(국립공원 관리공단 자료 참조).

각 구간을 좀 상술하면 다음과 같다. 취향에 따라, 혹은 각자의 접근성에 따라 원하는 구간을 택해서 걸으면 될 것이다. 그리고 각 트레일을 정복할 때마다 그 구간 답사를 확인해 주는 스탬프를 받으면 좋은 추억이자 기념으로 남길 수도 있다(각 구간마다 요소요소에 스탬프를 찍는 부스가 있다).

북한산 둘레길 서베이

다음 중에서 구미가 당기는 구간을 먼저 탐사하라! 그렇게 하나씩 둘씩 섭렵하는 재미가 꽤 쏠쏠하다(다음쪽 지도 참조). 기억하라! 이것들은 최고의 운동기구다!

- 1구간, 소나무숲길(우이령길 입구~솔밭근린공원, 3.1km, 1시간 30분 소요)
- 2구간, 순례길(솔밭근린공원~이준열사묘역 입구, 2.3km, 1시간 10분)
- 3구간, 흰구름길(이준열사묘역 입구~북한산생태숲 앞, 4.1km, 2시간)
- 4구간, 솔샘길(북한산생태숲 앞~정릉주차장, 2.1km, 2시간)
- 5구간, 명상길(정릉주차장~형제봉 입구, 2.4km, 1시간 10분)
- 6구간, 평창마을길(형제봉 입구~탕춘대 성암문 입구, 5.0km, 2시간 30분)
- 7구간, 옛성길(탕춘대 성암문 입구~북한산 생태공원 상단, 2.7km, 1시간 40분)
- 8구간, 구름정원길(북한산 생태공원 상단~진관생태다리 앞, 5.2km, 2시간 30분)
- 9구간, 마실길(진관생태다리 앞~방패교육대 앞, 1.5km, 45분)
- 10구간, 내시묘역길(방패교육대 앞~효자동 공설묘지, 3.5km, 1시간 45분)
- 11구간, 효자길(효자동 공설묘지~사기막골 입구, 3.3km, 1시간 30분)
- 12구간, 충의길(사기막골 입구~교현우이령길 입구, 3.7km, 1시간 45분)
- 13구간, 송추마을길(교현우이령길 입구~원각사 입구, 5km, 2시간 30분)
- 14구간, 산너미길(원각사 입구~안골계곡, 2.3km, 1시간 10분)
- 15구간, 안골길(안골계곡~화룡탐방지원센터, 4.7km, 2시간 20분)

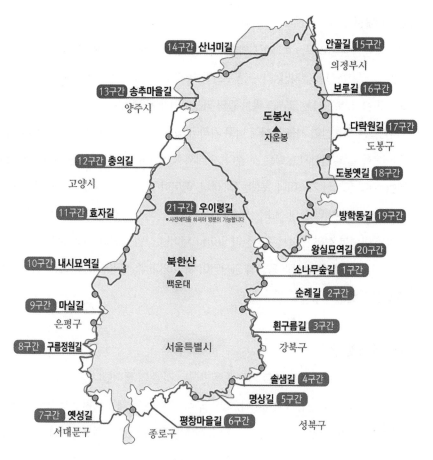

북한산 둘레길 지도

- 16구간, 보루길(화룡탐방지원센터~원도봉 입구, 2.9km, 1시간 30분)

- 17구간, 다락원길(원도봉 입구~다락원, 3.1km, 1시간 30분)

- 18구간, 도봉옛길(다락원 – 무수골, 3.1km, 1시간 30분)

- 19구간, 방학동길(무수골~정의공주묘, 3.1km, 1시간 30분)

- 20구간, 왕실묘역길(정의공주묘~우이령길 입구, 1.6km, 45분)

- 21구간, 우이령길(우이방면 우이령길 입구~교현방면 우이령길 입구, 6.8km, 2시간 30분)

북한산 예찬

이상은 국립공원 관리공단 홈페이지의 북한산 둘레길 안내에서 요약한 것이다. 필자도 전 구간을 다 답사하진 못했지만, 각 구간 구간이 저마다 특색을 가진 최상의 트레일임은 확실히 보증한다. 북한산은 그만큼 명산 중의 명산이기 때문이다.

사람들은 북한산이 서울 도심에 너무 가까이 있고, 쉽게 접근이 가능한 까닭에 이 산의 진면목을 잘 발견하지 못하는 것 같다. 도대체 북한산이 없었으면 서울이라는 메트로폴리탄, 거대 도시가 가능이나 했겠는가? 아니, 꿈이나 꿨겠나? 천만이 넘는 시민들의 허파를 드나드는 수억만 톤의 산소는 대체 어디에서 공급되겠냐 말이다. 나는 전국의 많은 명산들을 다녀본 적이 있어서 북한산이 얼마나 빼어난 산인지 안다. 내가 보기에 북한산은 설악산, 지리산, 한라산과 동급의 명산임이 확실하다. 손흥민이 월클(world class)이듯 북한산도 월클이다.

오, 나의 북한산

나는 사실 둘레길보다 북한산 그 자체를 등반하는 것을 더 즐겨했다(둘레길은 난이도가 높지 않아 성이 차지 않았기 때문이다). 젊었을 적, 한때는 몇 개월 동안 거의 매일 북한산을 오르내린 적도 있었다. 비가 오나 눈이 오나 무조건 북한산을 직행했다. 불 같은 폭염이 찔 때도 올랐고, 시베리아 혹한이 몰아쳐도 올랐다. 폭우가 쏟아질 때도 올랐고, 폭설이 난무할 때도 올랐다(사실 이러면 안 된다. 조난 당해 죽을 수 있다).

쏟아지는 빗속을 가르면서 온몸이 비에 젖은 채 아프도록 얼굴에 부딪는 빗방울을 느껴본 적이 있는가? 그처럼 해방감을 주는 장쾌함도 없을 것이다. 비가 잠깐 그치고 운무가 온몸을 감싸면서 휘돌아 가면 언뜻 언뜻 보이는 거무스름한 산의 자태가 비경처럼 나를 홀리는 신비체험도 결코 빼놓을 수 없다.

폭설이 난무하는 산을 헤맨 적이 있는가? 나뭇가지 가지마다 주체할 수 없이 수북이 쌓인 하이얀 눈꽃의 나라, 그 겨울왕국은 아! 정말 형언할 수 없는 감격이었다. 무릎까지 푹푹 빠지는 눈구덩이에서 바라본 온 산이, 전부 다, 수백만 그루의 크리스마스트리로 장식돼 그대에게 다가오고 있다고 상상해 보라! 당신의 눈에 당장 설맹(雪盲, snow blindness)이라도 일으킬 듯이 말이다! 벅차오르는 감격을 억누를 수 있겠는가? 그대는 그 순간 터져 오르는 희열을 흐느낄 수밖에 없을 것이다.

직장을 다닐 때도 주말이면 항상 북한산을 탐방했다. 그래서 북한산의 탐방로는 세세한 것까지 거의 다 꿰고 있었다. 북한산 종주도 물론 밥 먹듯이 했다. 어떨 땐 북한산 정상에 오르고 내려왔다가 힘이 남아돌아 다시 오르기도 했다. 한참 구력이 오를 땐 걷는 게 너무 싱거워 산에서 미친 듯 마구 뛰어다녔다.

마침내 평범한 등산로만 타는 게 이력이 나 릿지(ridge)를 타는 것에 탐닉한 적도 있었다(주로 바위의 능선을 타는 것을 릿지등반이라고 한다). 바위 절벽만 보면 아드레날린이 솟구쳐 광인처럼 올랐다. 북한산 만경대도 맨손으로 부지기수 올랐고, 도봉산의 만장봉, 자운봉, 포대봉, 신선대 같은 여러 암벽의 봉우리들도 굳이 어려운 쪽을 택해, 아무 장비 없이 무작정 올랐다. 만경대 같은 봉우리는 뒤에 등산 금지 구역에 들어갔다. 추락사고가 빈번해서 국립공원 관리공단이 출입을 아예 막아버린 것이다. 생각해 보면 나도 참 죽을 고비를 많이 넘긴 것 같다. 이젠 그런 짓 절대 못한다.

공간처방 2_ 서울 둘레길(Seoul Trail)

● ○ ○

서울 둘레길은 서울시에서 만든 서울 외곽의 트레일이다. 크게 8개의 코스가 있고, 세분

해서 총 21개의 코스가 있다(아래 정보는 서울시의 서울둘레길 웹페이지 참조). 이 역시

더할 나위 없이 좋은 운동기구들이다.

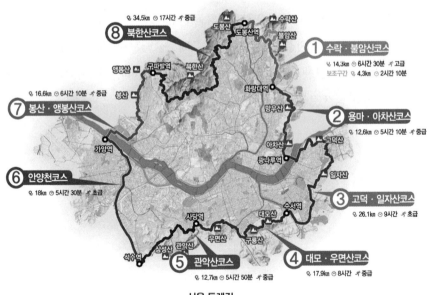

서울 둘레길

©서울 둘레길(서울특별시 서울둘레길 안내책자)

이번에 책을 쓰면서 새삼 놀란 게 많다. 서울에 이렇게 많은 아름다운 길들이 있었다니! 서울살이 40년인데 진짜 서울에 대해 너무 모르고 살았다. 이런 길이 다른 나라에 어느 하나만이라도 있다면 그 길은 분명 세계적으로 대박이 났을 것이다. 그런데 서울엔 이런 길이 수십 개가 넘는다! 우리가 얼마나 풍부한 문화유산과 자연유산 속에 살고 있는지 잘 모르고 살고 있는 것이다.

건강이 좋지 않은 분들은 당장 집 주위를 찾아보라! 당신의 약함을 치유해줄 아름다운 길이 반드시 거기 있을지니. 내가 좋아하는, 밥 딜런의 노래, '미스터 탬버린 맨(Mr. Tambourine Man)'의 한 구절이 떠오른다.

"My weariness amazes me."
(나의 연약함이 나를 경이롭게 하네.)

자연과 어우러진 아름다운 길에서 걷다 보면 선물처럼 건강도 그대의 몸에 살며시 깃들게 될 것이다. 놀랍지 아니한가? 그대의 연약함이 그대를 놀랍게 바꿀 것이다.

코스 1_ 수락·불암산 코스 (18.6km, 8시간 10분, 난이도 상, 노원구와 도봉구)
수락산과 불암산을 연결하는 코스로, 삼림욕을 즐길 수 있으며, 채석장부지 전망대에서 바라보는 전망이 매우 뛰어나다.
• 1-1 코스: 도봉산역 ~ 당고개공원 갈림길 (6.3km, 2시간 50분)
• 1-2 코스: 당고개공원 갈림길 ~ 철쭉동산 (5.4km, 2시간 50분)
• 1-3 코스: 철쭉동산 ~ 화랑대역 (6.9km, 2시간 30분)

코스 2_ 용마·아차산코스 (12.3km, 5시간 10분, 난이도 중, 광진구와 중랑구)
묵동천, 망우산, 용마산, 아차산을 연결하는 코스. 산 능선을 따라 산책하는 경로로, 서울

둘레길 중 전망이 가장 뛰어난 코스. 애국지사가 잠들어 있는 망우묘지공원, 아차산보루 등 역사, 문화 자원이 풍부하다.

- 2-1 코스: 화랑대역~깔딱고개 쉼터(사가정역) (7.7km, 3시간)
- 2-2 코스: 깔딱고개 쉼터(사가정역)~광나루역 (4.6km, 2시간 10분)

코스 3_ 고덕·일자산코스 (25.6km, 8시간 50분, 난이도 하, 강동구와 송파구)

한강, 고덕산, 일자산, 성내천, 탄천을 경유하는 코스. 강길, 숲길, 하천길이 조화롭게 이뤄진 경로이므로 서울의 다양한 모습을 볼 수 있다.

- 3-1 코스: 광나루역 ~ 명일근린공원입구(고덕역) (9.3km, 3시간)
- 3-2 코스: 명일근린공원입구(고덕역) ~ 오금1교(올림픽역) (7.7km, 3시간 15분)
- 3-3 코스: 오금1교(올림픽역) ~ 수서역 (8.6km, 2시간 35분)

코스 4_ 대모·우면산코스 (18.3km, 8시간 10분, 난이도 중, 강남구와 서초구)

대모산, 구룡산, 여의천, 양재시민의숲, 우면산을 연결하는 코스. 경사가 완만하여 누구나 쉽게 이용 가능. 대모산과 우면산의 울창한 숲을 산책하며 삼림욕을 즐길 수 있다. 강남 지역에 사는 내 한의원의 한자들이 애용하는 대표적인 둘레길이다.

- 4-1 코스: 수서역 ~ 양재시민의숲(양재시민의숲역) (10.7km, 4시간 50분)
- 4-2 코스: 양재시민의숲(양재시민의숲역) ~ 사당역 갈림길 (7.6km, 3시간 20분)

코스 5_ 관악·호암산코스 (13km, 6시간, 난이도 중, 관악구와 금천구)

서울의 대표 명산인 관악산을 지나면서 삼림욕을 즐 수 있고, 낙성대, 천주교삼성산성지, 사찰 등 역사문화 자원이 풍부하다.

- 5-1 코스: 사당역 갈림길 ~ 관악산공원 입구 (5.7km, 2시간 30분)
- 5-2 코스: 관악산공원 입구 ~ 석수역 (7.3km, 3시간 30분)

코스 6_ 안양천·한강코스 (18.2km, 4시간 30분, 강서구와 구로구, 금천구, 영등포구)

서울 둘레길 중 유일하게 야간 이용이 가능하며, 안양천과 한강을 따라 걷는 코스. 계절별

다양하게 변하는 모습이 아름다우며, 경로 곳곳에 지하철역이 있어 접근성이 좋다.

• 6-1 코스: 석수역 ~ 구일역 (8km, 2시간 5분)

• 6-2 코스: 구일역 ~ 가양대교 남단(가양역) (10.2km, 2시간 25분)

코스 7_ 봉산·앵봉산코스 (16.8km, 6시간 25분, 난이도 중, 마포구와 은평구)

가양대교를 건너 한강공원, 노을공원, 하늘공원, 월드컵경기장, 불광천, 봉산앵봉산을 연

결하는 코스. 서울의 다양한 모습을 체험할 수 있다.

• 7-1 코스: 가양대교 남단(가양역) ~ 증산역 갈림길 (7.7km, 2시간 10분)

• 7-2 코스: 증산역 갈림길 ~ 구파발역 (9.1km, 4시간 15분)

코스 8_ 북한·도봉산코스 (33.7km, 16시간 30분, 난이도 중, 강북구와 도봉구, 성북구,

은평구, 종로구)

북한산과 도봉산을 연결하는 구간. 선림사에서부터 도봉탐장지원센터까지는 서울둘레길

과 북한산둘레길이 겹치는 구간이다.

• 8-1 코스: 구파발역 ~ 북한산생태공원 (5.9km, 2시간 45분)

• 8-2 코스: 북한산생태공원 ~ 형제봉 입구 (7.4km, 4시간)

• 8-3 코스: 형제봉 입구 ~ 화계사 일주문 (6km, 2시간 50분)

• 8-4 코스: 화계사 일부문 ~ 북한산 우이역 (7.1km, 3시간 30분)

• 8-5 코스: 북한산 우이역 ~ 도봉산역 (7.3km, 3시간 25분)

공간처방 3_ 한양 도성 순성길(巡城道)

● ○ ○

순성길이란 조선시대 도읍이었던 한양을 에워싸고 있는 도성을 따라서 답사하는 탐방로를 말한다. 서울은 동로마의 수도였던 콘스탄티노플(Constantinople, 콘스탄티누스 대제가 자신의 이름을 따 세운 도시, 이스탄불의 옛 이름)처럼 대표적인 성곽도시(邑城, walled town)다. 흔히 성곽의 안쪽 즉 사대문 안이 조선시대의 실제적인 수도였다. 말하자면 사대문 밖, 예를 들어 신촌이나 청량리, 여의도, 심지어 현 서울의 최고 부촌이라는 강남 일대는 전혀 서울이 아닌, 지방 혹은 변두리 깡촌이었던 것이다. 그러니까 사대문 밖은 족보로 치면 전혀 서울이 아니다.

도성의 순성길을 따라가면 수도 서울의 역사와 문화를 자연스럽게 익히면서 동시에 이 책의 목적 중 하나인 건강도 저절로 챙길 수 있는 놀라운 장점이 있다. 평생 '호학(好學)'의 즐거움으로 점철한 공자님이 말했듯이 인생이란 배움이 동반돼야 진짜 사는 즐거움이 있는 것 같다. 장 폴 사르트르 같은 실존주의 사상가는 애초에 삶에 어떤 의미도 본질도 없다고 하지만, 그렇게 되면 하루하루를 살아가는 보통 사람들이 삶의 동력을 찾기가 쉽지 않다. 어쨌든 우리는 뭔가 의미 있는 일을 한다는 생각, 그게 아니라면 착각에서라도 합당한 동기를 확보해야 어떻게든 살아갈 수 있는 동물이기 때문이다.

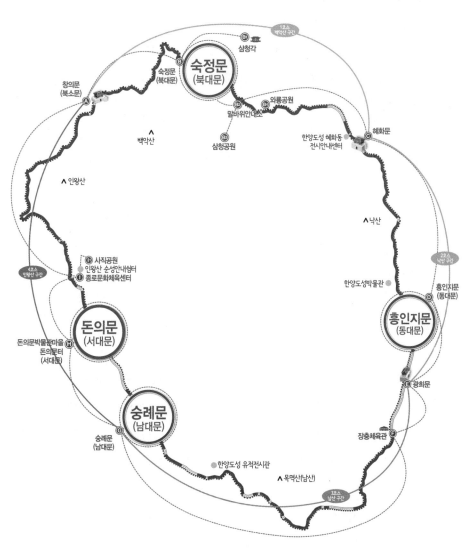

한양 도성 순성길

©서울특별시 서울한양도성안내도

한양 도성 순성길의 풍수지리

이 한양 도성을 따라가다 보면 서울이 어떤 구조를 가진 도시인지 자연스럽게 알 수 있다. 복잡하기 그지없는 서울이 한 눈에 질서를 가지고 내게 다정하게 다가온다.

어떤 사물의 질서를 알려면 먼저 그 사물의 구조를 파악하는 것이 핵심이다. 구조란 원리이기 때문이다. 몸의 원리를 알려면 세포라는 구조를 들여다보고, 물질의 원리를 알려면 원자를 헤집고 본다. 생명의 진화의 원리를 캐보려면 디엔이에이(DNA)의 구조를 분석해야 하고, 한의학의 인체관을 파악하려면 그 틀이 되는 음양오행론(陰陽五行論)을 생각하지 않을 수 없는 것과 마찬 가지다.

레비스트로스(Claude Lévi-Strauss, 1908~2009)나 푸코(Michel Foucault, 1926~1984) 같은 철학자들의 구조주의(Structuralism)란 게 딴 게 아니라고 생각한다. 퇴계 이황(李滉, 1501~1570) 선생이나 주희(朱熹, 1130~1200) 선생의 리기론(理氣論)의 '리'가 이들이 말하는 구조라고 볼 수도 있다. 순성길을 따라가면서 숨어있는 서울의 비밀스런 구조를 파악해보자.

한양은 풍수지리학(風水地理學)에 의해 건설된 도읍이었다. 풍수지리란 인간의 삶과 조화된 최적의 지연을 찾는 원리 같은 것이다. 명당이란 게 사실 인간이 살아생전 살기 좋은 집터나, 혹은 죽은 자가 사후에도 살기(?) 좋은 못자리 같은 게 아닌가! 한양은 조선이라는 나라가 자손대대로 잘 살고 번성하기 위한 목적으로 풍수사상에 의해 세워진 야심찬 도시설계였던 것이다.

한양의 풍수지리적 구조는 명당(경복궁)을 보호하는 안쪽의 내사산(內四山, 내측에 위치한 동서남북의 4개의 산)과 그 바깥쪽의 외사산(外四山, 외측에 위치한 동서남북의 4개의 산)으로 구성돼 있다. 특히 중요한 안쪽의 내사산으로서 북현무(北玄武)이자 주산(主山)인 백악(북악산), 남주작(南朱雀)이자 안산(案山)인 목멱산(남산) 그리고 좌청룡(左靑龍)인 낙산, 우백호(右白虎)인 인왕산이 있다.

외사산으로 조종산(祖宗山) 혹은 진산(鎭山)이자 북현무인 삼각산(북한산), 조산(祖山)이면서 남주작인 관악산, 좌청룡인 용마산, 우백호인 덕양산이 있다.

이런 구조가 사뭇 복잡한 듯이 보이는데, 풍수지리가들에 의하면 이러한 구조가 충격적이게도 사실은 **여성의 성기를 모델로 하고 있다는 것**이다. 명당이란 단도직입적으로 말해 여성기와 닮은 땅인 것이라는 것이다! 이럴 수가! 좌청룡이니 우백호니, 주산이니 안산이니 이런 게 사실은 이러한 얄팍한 얘기를 그럴싸하게 장식하는 레토릭이었단 말인가?

최근 〈파묘〉라는 영화가 대박 흥행을 하며 풍수사상에 큰 반향을 불러일으켰었다. 그 바람에 많은 사람들이 풍수지리란 대체 무엇인가, 뭔가 신비한 원리가 거기 내재해 있지 않나 하는 진지한 관심을 가졌을 것이다. 이 사실이 그런 사람들에겐 참 어이없는 배신감마저 안겨주는 건 아닌지 모르겠다.

하지만 이걸 그렇게 선정적으로만 볼 건 아니라고 생각한다. 수백 년, 아니 수천 년 인간과 자연의 조화라는 화두를 가지고 살았던 우리 조상들에겐 어쩌면 당연한 사고일 수도 있기 때문이다. 자연을 항상 인간의 삶과 등치시키면서 살았던 사람들이니까.

그리고 자손의 번성(가문의 번성)을 지고의 선으로 알았던 우리 선조가, 그 토대가 되는 여성의 생산력을 중시하는 건 너무나 당연한 것이 아니었겠는가! 그 생산의 근원인 여성의 성기를 신성시하는 것은 말할 필요가 없었을 것이다. 그러한 여성기를 자연에서 찾았던 게 명당이었다고 생각한다. 풍수에서 말하는 내사산은 소음순(labia minora), 외사산은 대음순(labia majora) 그리고 명당은 질구(vagina)였던 것이다.

모든 사상의 딥 스트럭춰(deep structure)는 인간의 몸에서 발원한다고 보는 게 당연하지 않을까? 어떤 경우에도 인간은 몸을 떠나서는 생각할 수도, 살 수도 없으니까.*

---

* 도올 김용옥 선생의 기철학의 테제.

한양 도성 순성길 구간 탐사

순성길을 따라 다니면서 얻는 즐거움 중에 큰 것이, 거대도시 서울을 한눈에 조망할 수 있다는 것이다. 제일 높은 산이 주산인 백악 즉 북악산인데 높이가 343m이니 사실 그리 높은 산이 아니다. 그런데도 거기 오르면 제왕의 자리에서 서울 전체를 한눈에 내려다보는 위엄이 절로 느껴진다.

제일 낮은 산은 낙산으로 높이가 고작 124m밖에 되지 않는다(대학로 마로니에공원에서 시작하면 대체로 20~30분 이내로 가볍게 등정할 수 있다). 그런데도 거기에 올라서면 서울의 동쪽에서 바라보는 복잡하기 그지없는 메트로폴리탄 서울 도심의 모습이 장쾌하게 드러난다. 이건 사실 놀라운 마법 같은 것이다. 우리 선조들이 얼마나 지고한 혜안을 갖고 한양이라는 도읍을 개척했는지 새삼 전율을 느끼게 한다.

순성길은 서울이라는 도시의 구조에 따라 몇 구간으로 나뉘어 있다(위 서울시 제공 그림 참조). 대체로 동서남북의 공간적 배치에 따른 것이다.

백악구간

• 구간: 창의문 ~ 혜화문 (4.7km, 도보 3시간 소요)

창의문(彰義門)에서 백악(북악산, 342m)을 넘어 혜화문에 이르는 북쪽 구간. 필자가 주말에 자주 다녔던 북악산 구간과 일부 겹친다. 창의문은 근처 계곡 이름을 따서 자하문(紫霞門)이라고도 하는데, (4대문에 대해서) 4소문(四小門)의 하나다.* 백악(白岳)은 현 북악

---

* 사소문은 네 개의 작은 문이라는 뜻으로 동북의 홍화문(弘化門) 혹은 혜화문(惠化門), 남서의 소덕문(昭德門) 혹은 서소문(西小門), 동남의 광희문(光熙門), 서북의 창의문(彰義門)을 말한다. 그리고 4대문(四大門)은 알다시피 흥인지문(興仁之門, 동대문), 돈의문(敦義門, 서대문), 숭례문(崇禮門, 남대문), 숙정문(肅靖門, 북대문)을 말한다(북대문을 빼고, 동·서·남대문은 인의예지仁義禮智에서 따온 것이다. 지독한 유교 정신의 산물이라 하지 않을 수 없다).

산으로 풍수지리상 서울의 주산으로서 내사산 중 가장 높다. 한양도성은 이 백악을 기점으로 축조된 것이다.

• 전체 경로: 창의문-창의문안내소(폐쇄)-백악 돌고래 쉼터-백악 쉼터-백악마루-121사태 소나무-청운대-암문-백악 곡성-백악 촛대바위-숙정문-말바위 안내소(폐쇄)-우수조망명소-와룡공원-암문-서울과학고-경신고-혜성교회-두산빌라-혜화동 전시안내센터-혜화문

낙산구간

• 구간: 혜화문~흥인지문 (2.1km, 도보 1시간 소요)

혜화문에서 동숭동의 낙산을 지나 흥인지문(동대문)까지 이어지는 동쪽 구간. 낙산(124m)은 서울의 좌청룡에 해당하는 산으로 대사산 중 가장 낮다. 생긴 모양이 낙타 등처럼 생겨 낙타산 또는 타락산(駝駱山)이라고도 한다. 이 구간은 경사가 완만하여 산책하듯 걷기 적당하다. 가톨릭대학 뒷길을 걷다 보면 축조 시기별로 성돌의 모양이 어떻게 다른지 볼 수 있다. 필자가 한의사로 첫발을 내디딘 곳이 동숭동 도올한의원이어서 개인적으로 이곳은 매우 친숙한 곳이다. 낙산은 수없이 오르내렸다. 참 정겨운 곳.

• 전체 경로: 혜화문-한성대입구역 4번출구-나무계단-가톨릭대학 뒷길-장수마을-낙산공원 놀이마당-낙산 정상-이화마을-한양도성박물관(서울디자인지원센터)-흥인지문공원-흥인지문

남산(목멱산)구간

• 구간: 장충체육관 ~ 백범광장 (4.2km, 도보 3시간 소요)

장충체육관 뒷길에서 남산공원까지 이어지는 남쪽 구간. 이 역시 필자가 자주 탐방했던 구간이다. 남산(목멱산, 해발 270m)은 서울의 안산(案山)에 해당하며, 국태민안을 비는 국사당을 둔 곳이다. 정상에는 봉수대를 설치하여 궁궐에서 직접 살필 수 있게 하였다. 서

낙산구간은
혜화문에서 낙산을
넘고 흥인지문을
지나 광화문까지
이어진다.
도성 옆으로
장수마을과
이화마을이 있다.

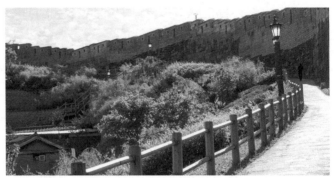

ⓒ서울특별시 한양한성도감

울 행정구역의 중심부. 이곳도 부지기수로 다녔던 코스의 하나. 남산의 둘레길은 정말 좋
은 산책로라고 생각한다. 서울 같은 대도시의 한복판에 이런 산소탱크 길이 있다는 게 정
말 믿기지 않는다.

• 전체 경로: 장충체육관 뒷길(도성 바깥·안쪽길)-우수조망명소(용산구 방향)-반얀트리
클럽&스파서울-국립극장-나무계단길-남산공원 이용자 안내센터-N서울타워-남산 팔
각정(목멱산 봉수대터)-남산 케이블카 승강장-잠두봉 포토아일랜드-한양도성 유적전시
관-안중근 의사 기념관-백범광장

인왕구간

• 구간: 돈의문 터 ~ 창의문 (4km, 도보 2시간 30분 소요)

돈의문(서대문) 터에서 시작해 인왕산을 넘어 윤동주 시인의 언덕까지 이어지는 서쪽 구
간. 해발 339m인 인왕산은 풍수지리상 우백호(右白虎)에 해당한다. 이 산에는 거대한 바
위들이 노출되어 있는 바위산으로 치마바위, 선바위, 기차바위 등 기암괴석이 많다. 인왕
(仁王)은 불교식 명칭으로 무학대사가 이 산을 주산으로 삼으면 불교가 융성할 것이라고
하였다는 말이 전한다.

• 전체 경로: 돈의문 터(돈의문박물관마을)-경교장-월암공원-홍파동 홍난파 가옥-편의

점(구 옥경이식품_-인왕산 순성 안내쉼터-인왕산 곡성-인왕산 범바위-인왕산 정상-윤동주 시인의 언덕-창의문

숭례문구간

• 구간: 백범광장 ~ 돈의문 터

백범광장에서 시작해 숭례문(남대문)을 거쳐 돈의문 터까지 이어지는 남서쪽의 소략한 구간. 다른 구간에 비해 비중 있게 다뤄지지 않아 약간 보너스 구간 같은 느낌이 든다. 하지만 숨겨진 백미가 하나 있다. 덕수궁 돌담길을 경유해서 가는 이 길은 아마도 서울에서 가장 운치 있는 옛길 중 하나이다. 선남선녀들의 최상의 고품격 데이트 코스로 엄지척! 추천.

• 전체 경로: 백범광장-숭례문-소의문 터-덕수궁 돌담길-정동교회-이화여고-돈의문 터

공간처방 4_ 그 밖의 서울길

● ○ ○

북악산 탐방로

이곳은 군사 시설로 출입금지 구역이었다가 54년 만에 개방된 최신 트레일이다. 그래서 자연 녹지가 잘 보존된 곳이기도 하다(삼림욕에 적지). 앞에서 말했듯이 주말을 이용해 여러 번 탐방한 트레일이다. 가다 보면 앞에서 소개한 도성 순성길 중 북측 구간인 백악구간도 만날 수 있다.

• 전체 경로: 자하문 고개 또는 윤동주 문학관(탐방 시작)–창의문(자하문)–청운대 안내소–청운대 쉼터–청운대–백악마루(342m, 정싱)–(하산 시작)청운대 전망대–만세동방–삼청안내소–삼청공원(하산 완료)

백사실 계곡

북악산 기슭에 위치한, 서울에서 보기 드물게 흐르는 물이 깨끗하고 주변 숲 또한 잘 보존되어 있는 곳이다. 생물다양성 및 보존가치가 높은 생태경관 보전지역으로서 도롱뇽, 개구리, 버들치, 가재 등 다양한 생물체들이 서식하고 있다. 백석동천이라고도 불리는데, '백석'은 '백악(북악산)'을 뜻한다. 백악의 아름다운 산천으로 둘러싸인 경치 좋은 곳이라는 뜻이다.

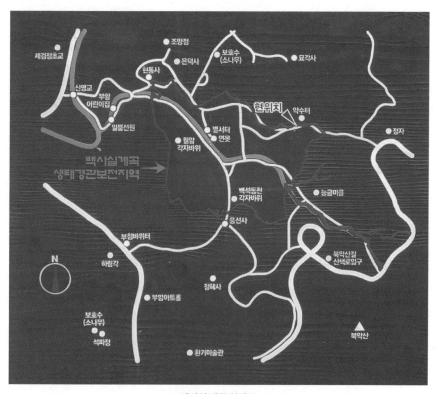

백사실 계곡 안내도

• 전체 경로: (경복궁역 3번 출구에서 버스 7022, 1020, 2012번 승차)–자하문 고개 또는 윤동주 문학관–창의문(자하문)–부암동 골목–산모퉁이 카페–백사실 계곡 방면–백사실 계곡–'백석동천(白石洞天)' 각자 바위(바위에 새긴 글자)–별서 터(김정희의 별서가 있던 집터)–현통사–세검정–홍지문 및 탕춘대성

인왕산 자락길

정선의 〈인왕제색도〉의 주인공, 우백호인 인왕산에 등정하는 코스이다. 경복궁에서 시작

하여 인왕산 성곽을 따라 인왕산 정상에 이른다.

• 전체 경로: 경복궁 주차장(탐방 시작)-고궁박물관-경복궁역 1번 출입구(인왕산 자락길 방향)-사직동주민센터-사직파출소-종로도서관-단군성전-종로문화체육센터-인왕산 입구-성곽 따라 오르기-인왕산 정상(338.2m, 제1 목적지)-(하산 시작)북악산 방향 성 곽 따르기-창의문 방면 따르기-청운공원 방면 따르기-윤동주 문학관 방향 따르기-윤동 주 문학관

북악하늘길

성북동 쪽에서 북악산으로 들어서 삼청각 쪽으로 하산하는 북악산 탐방로 구간. 도심 속 숨은 생태숲길이다. 풍부한 산소와 피톤치트향에 굶주린 사람에게 추천.

• 전체 경로: 한성대입구역(삼선교) 6번 출구-삼선교·성북문화원 버스정류장 마을버스 성북01 승차-종점 하차-길 건너 데크길 선택-북악하늘길 입구-북악 골프연습장-하늘 다리-숲속마루-하늘교-팔각정-창의문-부암동(하산 완료)

안산 자락길

지하철 3호신 독립문역에서 출발하여 안산자락길을 거쳐 홍제역에서 끝나는 힐링 코스. 서울 도심에서 보기 드물게 울창한 숲속(잣나무숲+메타세콰이어숲)을 경험할 수 있는 최 고의 트레일. 폐나 호흡기가 좋지 않은 사람, 비염 등 알레르기질환이 있는 사람, 암과 같 은 중환이 있는 사람 혹은 건강에 평소 지대한 관심이 있는 사람에게 강추!

필자도 여러 번 탐방한 길이다. 고개를 높이 쳐들어 하늘 높이 뻗어 올라가는 메타세콰이 어 나무들을 바라보며 연신 터져 나오는 감탄을 금할 수 없다. 그 장쾌하게 솟은 나무들 사이로 영화관의 영사기처럼 뚫고 들어오는 빛줄기들은 상서로운 기운을 비밀리에 전해 주는, 태고의 원시적 신비의 느낌이랄까? 서울은 정말 마법 같은 도시라 하지 않을 수 없 다. 이 세계적인 도시를 정말 잘 가꾸고 보존해야 하지 않을까.

• 전체 경로: 서울 지하철 3호선 독립문역 5번 출구–서대문형무소 역사관–대한민국 임시정부 기념관–한성과학고–안산자락길 입구(두 번째 계단)–능안정–봉수대–무악정–무악정삼거리에서 오른쪽 방면–옥천약수터–갈림길에서 우측 연흥약수터 방면–잣나무숲–힐링쉼터–메타세콰이어숲–연흥약수터 삼거리–갈림길에서 우측 데크 선택–포장도로 진입–서대문청소년센터–홍제천 인공폭포–홍제역

남산

남산을 순환하며 한 바퀴 둘러보는 코스(9.8㎞, 2시간가량 소요). 서울을 360도 전 방향에서 조망할 수 있는 최고의 트레일이라 할 수 있다.

필자의 집에서 20~30분 내로 서울역이 가까워 얼른 등산 갔다 오고 싶으면 이것, 저것 생각할 필요 없이 배낭 하나 짊어지고 바로 지하철 타고 가곤 하는 곳이다. 남산도 서울 시민에게 참 보배로운 존재라고 생각한다. 하여튼 서울은 요소, 요소마다 삶의 활력이 되는 보석 같은 산들이 꼭 자리하고 있다. 그러면서도 이렇게 어마어마한 문명을 건설할 수 있는 너른 평원도 공존한다. 세상에 이런 낙원 같은 도시가 어디 있단 말인가? 지금은 온 천지가 아파트로 도배되어 운치란 운치는 다 사라졌지만 그나마 남아있는 이런 산들 덕에 도시가 질식하지 않고 살아가고 있는 게 아닌가 생각한다.

조선조의 한양 지도를 바라보노라면 평화로운 우리 조상들의 삶이 눈앞에 파노라마처럼 그려진다. 세상에 이런 낙원이 또 있었을까 싶다. 지금 서울을 이처럼 개발하지 않고 조선 말, 아니 해방 직후 정도로만 유지하면서 정비했다면 파리나 로마, 바르셀로나 이런 데와는 비교도 할 수 없는 지상 낙원이 펼쳐져 있지 않았을까, 하는 허황된 꿈도 꿔본다.

• 전체 경로: 지하철 서울역 11번 출구(또는 10번 출구)–남산공원 입구–북측 순환산책로–목멱산방–와룡묘(제갈공명 사당)–석호정(활쏘기)–남측 순환산책로–N서울타워(남산 정상)와 팔각정–(하산)남산도서관 앞–안중근 의사 기념관–백범광장–남산 복원성곽–서울역

남산 둘레길

남산공원 입구에서 백범과장, 안중근 의사 기념관, 한양도성 유적전시관에서 남산둘레길로 가는 구간. 일반적으로 남산의 서울타워로 가는 코스를 택하는 데 반해 타워로 가지 않고 남산의 허리를 둘러가는 남산둘레길 코스로 울창한 숲길이 풍부해 삼림욕에 최적인 트레일이라고 할 수 있다. 상대적으로 타워로 가는 길에 비해 덜 알려져 있어 보다 한적한 산책을 즐길 수 있는 장점이 있는 경로다. 조용히 사색을 즐기고 싶은 사람에게 강력추천!

• 전체경로 : 회현역 4번 출구-남산공원 입구-한양도성 성곽-백범광장-안중근 의사 기념관-한양도성 유적 전시관-계단에서 우측 방면-남산둘레길 방면 표지판-포장도로에서 오르막길 방면-소나무림-두 번째 갈림길에서 남산둘레길 입구로 진입-남산둘레길-야외식물원쉼터 방면-야외식물원-팔도소나무단지-단지 끝에서 좌측 샛길 방면 계단으로 내려가-오솔길-남측순환로와 조우-석호정-장충단공원-3호선 동대입구역

북서울 꿈의숲(https://parks.seoul.go.kr/template/sub/dreamforest.do)

서울 강북과 도봉 등 6개구에 둘러싸여 있는, 68만여㎡에 조성된 녹지공원으로 월드컵공원과 올림픽공원에 이어 서울에서 3번째로 큰 대형 공원이다. 주위에 숲이 울창한 벽오산, 오패신으로 둘러싸여 있어 자연풍광이 특히 아름답다.

벚꽃길과 단풍숲 등의 생태적 조경 공간, 대형연못인 월영지와 월광폭포 등의 전통경관 그리고 북한산과 도봉산, 수락산을 한눈에 볼 수 있는 49.7m의 전망대와 다양한 장르의 고품격 문화예술이 일 년 내내 펼쳐지는 '꿈의숲아트센터' 등의 공연장과 전시장, 레스토랑, 전망타워 등이 있는 서울을 대표하는 공원이다.

공원 내 추천 트레킹 코스

이 트레킹 코스는 북서울 꿈의숲의 내부를 대부분 일주하는 경로이므로 공원을 섭렵하는 최고의 트레일이라고 할 수 있다. 울창하게 우거진 자연의 숲 속에서 볼 것이 풍성한 아름

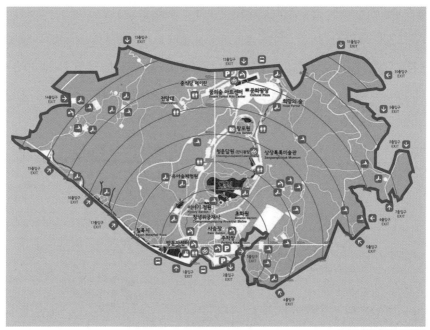

북서울 꿈의숲

©서울특별시 꿈의숲 가이드맵

다운 걷기 여행이 될 것이다. 거기에다가 건강은 덤!

• 경로: 동문(입구)-칠폭지(7개의 폭포)-저류지-유아 숲체험원-전망데크-청운답원(잔디광장)-북서울 드림스튜디오-문화광장(점핑분수-거울연못-상상 어린이놀이터)-볼프라자(다목적 광장)-희망의 숲(조형물)-창포원-상상톡톡 미술관-물놀이장-월영지(월광폭포-애월정-월광대-석교)-벚꽃길-대나무숲-창녕위궁재사-사슴 방사장-초화원-동문(입구)

북서울 꿈의숲 나들길

• 개요: 서울시에서 조성한 북서울 꿈의 숲 주변 둘레길로서 공원 외부와 공원 내부의 길

을 드나들면서 자연스럽게 연결한 트레일이다(아래 그림 참조).

• 코스 정보: 4.7km, 2시간, 난이도 중.

• 경로: 강북 문화정보센터−삼각산 전망대−생태이동로−칠폭지(피크닉 및 잔디놀이터)−북서울 꿈의숲 1번 출입구−느티나무(보호수)−단풍숲(단풍나무군락)

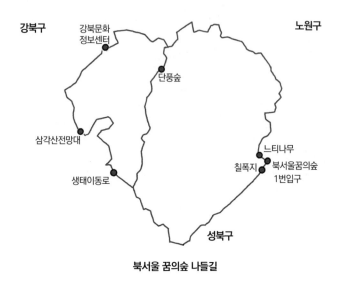

북서울 꿈의숲 나들길

서울대공원 둘레길(https://grandpark.seoul.go.kr)

명칭은 서울대공원이지만, 실제로는 경기도 과천에 있는 공원이다. 대공원은 크게 공원 주위 숲과 다음으로 동물원 그리고 호수 지역으로 나뉜다. 그리고 서울대공원과 인접하여 국립현대미술관이 있으므로 평소 미술에 관심 있는 분들은 둘레길도 탐방하고 미술관도 관람하면 더할 나위 없이 좋을 것이다. 자연과 문화와 건강이 절묘하게 어우러진 트레일이라고 할 수 있다. 자세한 사항은 위 웹사이트를 참고하기 바란다.

• 서울대공원 삼림욕장길: 과천에 있는 서울대공원의 주위에 조성된 삼림욕장길로서 일종의 둘레길이다.

• 서울대공원 동물원둘레길: 과천 서울대공원의 동물원 주위에 조성된 둘레길.

• 서울대공원 호수둘레길: 과천 서울대공원에 있는 호수 주위를 걷는 둘레길이다.

한강공원

서울의 젖줄 한강의 주변에는 빼어난 공원들이 즐비하다. 이 공원들에서는 물리적 시설만 있는 게 아니라 놀랍게도 다양한 행사와 전시와 공연이 연중 끊임없이 이루어지고 있다(서울특별시의 한강공원 웹사이트 www.hangang.seoul.go.kr 참조).

한강공원은 우리 민족이 참 대단하다는 '자뻑'을 느끼기에 충분한 곳이다. 한양을 가로지르는 웅장한 한강도 그렇고, 그 한강을 아름답게 다듬은 대한민국도 그렇고……. 다음은 한강을 끼고 있는 공원들의 리스트이다. 가까운 한강공원이나 평소 관심 있던 곳에 방문하여 볼거리를 즐기면서 운동도 하는 탁월한 선택을 해보길 바란다.

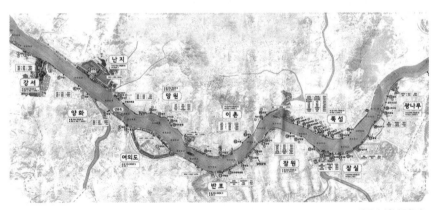

한강공원 접근시설현황　　　　　ⓒ서울특별시 한강공원 자료

- 난지한강공원: 강변물놀이장, 난지캠핑장, 생태습지원, 난지도
- 망원한강공원: 망원정, 망원초록길, 서울함공원, 잠두봉
- 이촌한강공원: 청보리밭 산책로, 노들섬, 미나리, 인라인스케이트장
- 뚝섬한강공원: 자벌레, 힐링숲, 임금의 사냥터, 한강 최초의 상수도
- 광나루한강공원: 암사생태공원, 드론공원, 도미부인 설화, 양녕대군
- 잠실한강공원: 자연학습장, 잠실어도, 참게, 한강백사장
- 잠원한강공원: 누에체험 학습장, 꿀벌숲, 압구정
- 반포한강공원: 달빛광장, 수변무대, 달빛무지개분수, 서래섬, 세빛섬
- 여의도한강공원: 샛강생태공원, 밤섬, 비행사 안창남, 야경명소
- 양화한강공원: 물억새길, 선유도, 이수정, 양천팔경첩
- 강서한강공원: 생태습지공원, 가족피크닉장, 투금탄설화, 구암근린공원

한강 주변 산책길

한강 주변에는 다양한 역사와 문화 명소를 즐길 수 있는 도보 여행길 또한 한가위처럼 풍성하다. 아래 리스트만 봐도 가슴이 웅장해진다. 이 좋은 것들이 산해진미처럼 온 데 쌓여 있다니! 먹지 않아도 넉넉한 풍요로움이 내 안 깊은 곳까시 한가득해짐을 느낀다. 그댈 진심 건강케 해주는 다채로운 공간처방들의 퍼레이드를 한 번 만끽해 보라.

- 광나루길: 천호역 10번출구-풍납동 토성-도미부인 동상-광진교8번가-광나루터 표지석-광나루역
- 송파나루길: 잠실역 3번출구-삼전도비-석촌호수-송파나루터-석촌동 고분군-석촌고분역
- 뚝섬나루길: 한양대역 4번출구-전관원-마조단-살곶이다리-공씨책방-뚝섬 기동차길
- 고산자길: 응봉역 1번출구-응봉체육공원 인조잔디구장-응봉산-무쇠막터 표지석-달

맞이봉공원 입구-옥수역 3호선

• 반포달빛길: 반포한강공원 안내센터-서래섬-세빛섬-잠수교-달빛무지개분수

• 동작진길: 동작역 3번출구-동작나루 표석-국립서울현충원 현충탑-학도의용군 무명용
사탑-국립서울현충원 독립유공자 묘역-국립서울현충원 국가원수묘역

• 노들나루길: 흑석역 1번출구-효사정-학도의용군 위령탑-용양봉저정-노강서원터-사
육신공원

• 이촌예술길: 이촌역 4번출구-한강맨션-이촌한강공원 자연형 호안(미루나루길)-한강
예술공원 조형물 생츄어리-한강예술공원 조형물 스크롤-거북선 나루터

• 한강백년다리길: 용산역사박물관-한강대로와 한강대교-한강철교-새남터성당-용산 4
등 철도관사-용산역

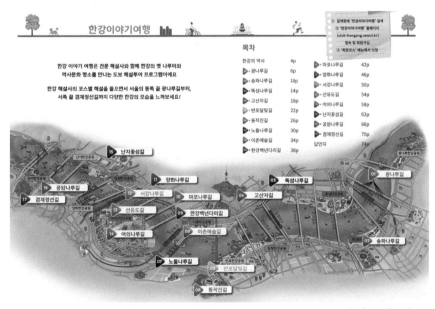

한강 주변 산책길

ⓒ서울특별시 한강공원 자료

• 마포나루길: 마포역 3번출구-박우물터 표지석-담담정터 표지석-별영창과 읍청루 표지석-마포종점 유래비-마포 역사상징 조형물-토정 이지함 선생집터-정구중 가옥

• 양화나루길: 합정역 7번출구-양화진 외국인 선교사 묘원-양화진터-절두산 순교성지-양화나루 표석

• 서강나루길: 광흥창역 1번출구-광흥창-창전동 공민왕사당-밤섬부군당-밤섬공원-서강나루 표지석

• 선유도길: 선유도 안내센터-선유봉 표지석-선유도 공원-선유교-북서쪽 전망데크

• 여의나루길: 국회의사당역 6번출구-국회의사당-여의도공원 문화광장-여의도공원 전통의 숲-여의도한강공원

• 난지꽃섬길: 월드컵경기장역 1번출구-월드컵경기장-불광천-평화의공원-하늘공원-문화비축기지

• 공암나루길: 가양역 1번출구-허준테마거리-공암나루-허가바위-광주바위-허준박물관

• 겸재정선길: 양천향교역 1번출구-하마비-양천현아지 표지석-양천향교-소악루-겸재정선미술관

그 밖의 서울길

이 외에도 서울에는 훌륭한 산책로가 빼곡하다. 그 명칭만을 여기 소개한다. 이 둘레길 또는 산책길 이름들을 포털에서 검색하면 많은 다양한 정보를 찾아볼 수 있다. 꼭 검색해서 찾아보길 바란다.

• 봉은사 산책길·샛강 생태공원·오동 근린공원 자락길·송파 둘레길·강서 둘레길·우이동 솔밭공원길·개화산 둘레길·불암산 힐링타운·관악산 무장애숲길·중랑천길·양재천길 등

공간처방 5_ 지방 둘레길

● ○ ○

지방에도 좋은 둘레길이나 탐방로, 등산로, 트레킹 코스가 매우 많다. 다음으로 대표적인 지방 둘레길 몇 가지를 소개한다. 이 외에도 지자체의 사이트에 들어가면 맵과 함께 상세한 둘레길에 대한 정보가 매우 친절하게 나와 있다. 본인이 가고 싶은 곳을 검색해 보길 바란다. "Healthy paradise is just a click away!" 건강의 낙원이 클릭 딱 한 번이면 그대에게 강림한다!

경기둘레길(www.gg.go.kr/dulegil)
테마별로 4 권역으로 나누어 각 코스를 소개하고 있다. 경기 평화누리길은 김포, 고양, 파주, 연천 등 접경지역에 가까운 경로이고, 경기 숲길은 포천, 가평, 양평 등 산이 주된 테마의 경로이며, 경기 물길은 여주, 이천, 안성 등 강이 테마인 경로이고, 경기 갯길은 평택, 화성, 안산, 시흥, 부천, 김포 등 서해안의 갯벌과 바다를 테마로 한 경로이다.

• 경기 평화누리길 1~11코스(총 11개 코스): 김포, 고양, 파주, 연천의 둘레길.
• 경기 숲길 12~31코스(총 20개 코스): 연천, 포천, 가평, 양평의 둘레길들.
• 경기 물길 32~43코스(총 12개 코스): 여주, 이천, 안성의 둘레길들.

• 경기 갯길 44~60코스(총 17개 코스): 평택, 화성, 안산, 시흥, 부천, 김포의 둘레길들.

"아! 이 많은 길들을 언제 다 다녀볼까나!" 이렇게 생각하지 말고 가고 싶은 곳(구간의 일부도 좋다)을 콕 찍어 거기만 다녀오면 된다. 사이트에 들어가면 구간 맵과 함께 경로, 거리, 시간 그리고 교통편까지 다~ 나와 있다.

• 수원화성 순성길: 건축학적으로 높은 평가를 받는, 수원에 있는 조선시대 성곽길이다. 필자는 대학생 때 교양과목의 보고서 테마로 선택해서 같은 과 친구들과 함께 갔던 아련한 추억이 깃든 곳이다. 조선시대에 군사적 목적으로 축조된 것인데, 수원 시내를 조망할 수 있는 조망처가 곳곳에 있다. 평탄하면서도 곡선미가 넘치는 아름다운 길이다. 경로는 장안문-화홍문-창룡문-팔달문-서남암문-서장대.

• 경기도 광주 남한산성: 8.35km, 3시간 30분. 소나무숲길, 노란 단풍이 아름다운 산성길, 서울 도심을 한 눈에 조망할 수 있는 전망대 등이 있는 트레킹의 명소다. 경로는 산성로터리-북문-연주봉옹성-서문 전망대-제1남옹성-동문.

강원도 둘레길

강원도는 설악산, 오대산, 치악산 등 산세가 좋은 국립공원 지역이 많아 경치 좋은 둘레길이 무척 많다. 다음은 강원도의 대표적인 둘레길이다.

• 소양강 둘레길: 소양강을 따라 가는 탐방로.
• 치악산 둘레길(http://www.chiaktrail.kr): 원주 치악산의 주위를 잇는 둘레길.
• DMZ펀치볼 둘레길(https://www.dmztrail.or.kr): 비무장지대 근처 4개의 탐방로.
• 의암호 둘레길: 춘천 의암호 주위 둘레길.

• 섬강자작나무 둘레길: 원주 섬강 자작나무 서식지의 탐방로.

제주도 둘레길

제주도는 우리나라 둘레길의 원조격인 지역일 것이다. 오래 전부터 올레길이 조성되어 있어 제주 전역을 도보로 여행할 수 있다. 청정 바다와 아름다운 섬, 아기자기한 오름 그리고 제주도의 상징인 한라산을 동시에 즐길 수 있는 우리나라의 대표적 둘레길의 성지라고 할 수 있다.

• 제주 올레길(https://www.jejuolle.org): 437km, 27코스로 구성된 제주 전역 일주 둘레길.
• 한라산 둘레길(https://hallatrail.or.kr): 한라산 주위에 9코스로 구성된 둘레길. 천아숲길–돌오름길–산림휴양길–동백길–수악길–시험림길–사려나숲길–절물(조릿대)길–숫모르편백숲길의 9개 구간이 있다.

가야산 소리길(해인사 소리길)

계곡과 잘 보전된 소나무림을 만나볼 수 있고, 계곡 소리, 새 소리, 바람 소리 등의 자연의 소리를 홍류동 계곡에서 들을 수 있다. 농산정에서는 고운 최치원에 대해서 알 수 있고, 정자에서 자연과 벗하며 명상에 잠길 수 있다.

• 개요: 10.29km, 4시간 28분
• 트레킹 경로: 대장경테마파트–소리길탐방지원센터–홍류문–길상암–영산교–해인사 대적광전(큰법당)–치인주차장(한국 100대 명산 산행기 참조_ 100mountain.tistory.com)

무돌길(무등산 둘레길)

광주와 화순, 담양에 걸쳐 있는 무등산 둘레길 코스다. 무등산은 필자가 참 자주 다녔던, 애착이 무척 큰 산이다(여기도 몇 개월을 매일 다닌 기억이 있다). 설악산처럼 깎아지른 기암괴석이 풍부한 그런 산이 아닌, 엄마의 품 같은 푸근함이 느껴지는 따스하고 듬직한 산이다. 병풍처럼 우뚝 서있는 정상의 서석대와 입석대는 주상절리의 특이한 지질학적 특성을 지닌 자연의 명품이라 할 수 있다.

1 광주 북구(제1~4길): 각화마을-신촌마을-등촌마을-배재마을-금정촌-금곡리-평촌리-동림마을

- 제1길 싸리길: 3km, 50분
- 제2길 조릿대길(지릿재): 2km, 40분
- 제3길 덕령숲길: 2.5km, 40분
- 제4길 원효계곡길 4km, 60분

2 전라남도 담양 구간(제5~6길): 반석-연천리-산음-정곡리-경상리-무등리

- 제5길 독수정길: 3km, 60분
- 제6길 백남정재길: 3.5km, 70분

3 전라남도 화순 구간(제7~11길): 송계마을-서동마을-용강마을-영평리-장복마을-안심리-수만리-만수동-중지마을

- 제7길 이서길: 4km, 60분
- 제8길 영평길: 4km, 60분
- 제9길 안심길: 4km, 60분
- 제10길 수만리길: 3km, 60분

• 제11길 화순산림길: 3km, 50분

4 광주 동구 구간(제12~15길): 용연마을-선교마을-광주천(주남-지원동-소태동-학동)-남광주 역사-푸른길(학동-서석동-산수동-풍향동-계림동-중흥동)-광주역

• 제12길 만연길: 3.5km, 50분

• 제13길 용추길: 2km, 40분

• 제14길 광주천길: 5.8km, 90분

• 제15길 푸른길: 4.5km, 70분

부안 변산 마실길

전라북도 부안군 변산반도의 해안 도로를 따라 이어지는 8코스의 마실길. 2011년에 해양수산부에 의해 해안누리길로 그리고 2012년에 '걷고 싶은 길, 전국 5대 명품길'로 선정되었다.

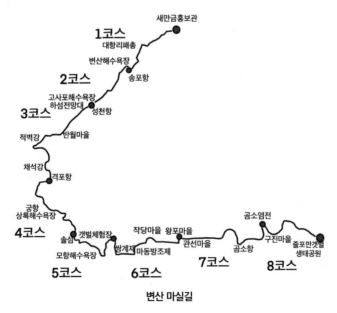

변산 마실길

- 1코스 조개미 패총길(5.1km, 1시간 10분): 새만금홍보관-대항리패총-변산해수욕장-송포항
- 2코스 노루목 상사화길(5.3km, 1시간 15분): 송포항-선비마을-상사화군락지-노리목-고사포해수욕장-성천항
- 3코스 적벽강 노을길(9.8km, 2시간 30분): 성천항-하섬전망대-반월마을-작은 당사구-적벽강-수성당-격포해수욕장-채석강-격포항
- 4코스 해넘이 솔섬길(5.7km, 1시간 30분): 격포항-봉수대-전라좌수영 세트장-궁항-상록해수욕장-솔섬
- 5코스 모항 갯벌 체험길(5.4km, 1시간 20분): 솔섬-용물동-송산 농장-산림수련원-모항해수욕장-모항갯벌체험장
- 6코스 쌍계재 아홉구비길(6.5km, 2시간): 모항갯벌체험장-금강가족타운-쌍계재-마동방조제-작당마을-왕포마을
- 7코스 곰소 소금밭길(6.5km, 1시간 40분): 왕포마을-운호마을-관선마을-작도마을-곰소항-곰소염전-구진마을
- 8코스 청자골 자연생태길(9.5km, 2시간 20분): 구진마을-만화천-영전제-청자도요지-람사르습지-줄포만갯벌생태공원

안동 선비순례길(www.tourandong.com)

퇴계 이황 선생의 도산서원이 있는 우리나라 선비 정신의 메카를 둘러보는 트레킹 코스다.

- 1코스 선성현길(13.7km, 4시간): 오천유적지-보광사-선성현문화단지-호반자연휴양림-월천서당
- 2코스 도산서원길(11.3km, 4시간 30분): 월천서당-호반자연휴양림-분천리마을회관-도산서원-퇴계종택
- 3코스 청포도길(6.3km, 2시간): 퇴계종택-수졸당-이육사문학관-원천교-단천교

- 4코스 퇴계예던길(10.7km, 5시간 30분): 단천교-청량산조망대-건지산-농암종택-축융봉

- 5코스 왕모산성길(12km, 4시간 30분): 고산정-맹개마을-백운지-칼선대-원천교

- 6코스 역동길(11.5km, 3시간 30분): 원천교-번남댁-계상고택-성성재종택-부포선착장

- 7코스 산림문학길(7.8km, 3시간 30분): 서부리 종합안내소-국학진흥원-영지산-도산온천

- 8코스 마의태자길(10.6km, 4시간): 도산온천-용수사입구-용두산정상-수운정

- 9코스 서도길(7.4km, 2시간 30분): 수운정-태자1리입구-가송리입구-고산정

갈맷길700리(부산 둘레길)

부산을 일주하는, 말 그대로 부산의 모든 것을 경험할 수 있는 종합 패키지 트레일이다(총 22구간). 원하는 구간을 픽하여 부산의 아름다움과 삶을 세세하게 체험할 수 있다.

- 1-1구간(12.2㎞, 4시간): 임랑해수욕장 ~ 칠암파출소 ~ 부경대학교수산과학연구소 ~ 일광해수욕장 ~ 기장체육관 ~ 기장군청

- 1-2 구간(21.4km / 6시간): 기장군청 ~ 죽성만 ~ 오랑대 ~ 해동용궁사 ~ 송정해수욕장 ~ 문탠로드

- 2-1구간(5.7km/2시간): 문탠로드 ~ 해운대해수욕장 ~ 누리마루 APEC하우스 ~ 민락교

- 2-2 구간(12.6km/4시간): 민락교 ~ 광안리해수욕장 ~ 동생말 ~ 어울마당 ~ 오륙도 유람선선착장

- 3-1 구간(11.5km/4시간): 오륙도 유람선선착장 ~ 신선대 ~ UN기념공원 ~ 부산외국어대학교 ~ 부산진시장

- 3-2 구간(15.8km/5시간): 부산진시장 ~ 증산공원 ~ 초량성당 ~ 부산역 ~ 백산기념관 ~ 부산근대역사관 ~ 국제시장 ~ 자갈치시장 ~ 영도대교 ~ 남항대교

- 3-3 구간(13.7km/5시간): 남항대교 ~ 절영해안산책로 ~ 중리해변 ~ 감지해변산책로

~ 태종대 유원지입구 ~ 동삼해수천 ~ 국립해양박물관•크루즈터미널 ~ 동삼혁신지구입구

• 4-1 구간(13.0km/4시간): 남항대교 ~ 송도해수욕장 ~ 송도해안볼레길 ~ 암남공원 입구 ~ 감천항

• 4-2 구간(12.5km/5시간): 감천항 ~ 두송반도 전망대– 몰운대

• 4-3 구간(10.8km/4시간): 몰운대 ~ 다대포해수욕장 ~ 응봉봉수대 입구 ~ 낙동강하굿둑

• 5-1 구간(22.0km/6시간): 낙동강하굿둑 ~ 명지오션시티 ~ 신호대교 ~ 르노삼성자동차 부산공장 ~ 천가교

• 5-2 구간(20.1km/7시간): 천가교 ~ 천가초등학교 ~ 소양보육원 ~ 연대봉 ~ 대항선착장 ~ 대항새바지 ~ 어음포 ~ 동선방조제 ~ 정거생태마을 ~ 천가교

• 6-1 구간(13.2km/4시간): 낙동강하굿둑 ~ 낙동강 사문화마당 ~ 삼락생태공원 ~ 삼락 IC ~ 구포역

• 6-2 구간(23.0km/7시간): 구포역 ~ 백양터널 ~ 운수사 ~ 선암사 ~ 성지곡수원지(어린이대공원)

• 6-3 구간(13.0km/4시간 30분): 구포역 ~ 화명동생태공원 ~ 화명동 대천천 ~ 화명수목원 ~ 산성나무테크 오름길 ~ 산성 새마을금고

• 7-1 구간(9.3km/4시간): 성지곡수원지(어린이대공원) ~ 만덕고개 ~ 남문 ~ 동문

• 7-2 구간(13.0km/5시간): 동문 ~ 북문 ~ 범어사 ~ 노포동 고속버스터미널 ~ 스포원파크 ~ 부산톨게이트 ~ 상현마을

• 7-3 구간(7km/2시간 30분): 동래구청 ~ 동래부동헌 ~ 박차정생가 ~ 충렬사 ~ 복천동 고분군 ~ 북문 ~ 동래항교

• 8-1 구간(10.2km/3시간): 상현마을 ~ 오륜대 ~ 명장정수사업소 ~ 동대교 ~ 동천교(석대다리)

• 8-2 구간(7.0km/2시간): 동천교(석대다리) ~ 원동교 ~ 과정교 ~ 좌수영교 ~ APEC 나루공원 ~ 민락교

- 9-1 구간(11.5km/3시간): 상현마을 ~ 장전2교 ~ 장전마을(철마면사무소) ~ 보림교 ~ 이곡마을
- 9-2 구간(9.0km/3시간): 이곡마을 ~ 모연정 ~ 기장군청

대전 장태산 자연휴양림

늦가을 붉은 색으로 물든 이국적인 메타세콰이어 숲이 매우 아름다운 길이다. 출렁다리를 배경으로 멋진 사진을 특템할 수 있다.

- 개요: 6.3km, 3시간 30분.
- 트레킹 경로: 장태산 자연휴양림 제2주차장-SNS 포토존-메타세콰이어 삼림욕장-구층석탑-팔마정-형제바위.

태안 해변길 1코스(바라길)

전장 3.4km의 대규모 모래 언덕인 신두리해안사구와 동해 같은 에머랄드빛 바다를 동시에 감상할 수 있는 명품 트레일.

- 개요: 9.7km, 4시간.
- 트레킹 경로: 학암포해수욕장-구례포해수욕장-먼동해변-마외해변-모재-신두리사구센터.

이 외에도 우리 땅에는 정말 아름답고 특별한 트레킹 코스가 산해진미처럼 가득하다. 이런 건 배가 터지게 과식해도 좋다. 가고 싶은 곳을 선택하여 무작정 떠나자! 건강이 그대와 함께 하리니!

結_
Keep walking.

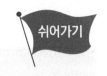

오, 나의 설악산

20대 끝자락일 때 설악산을 홀로 등반한 적이 있었다. 새로 산 5~6인용쯤 되는 텐트를 들고, 내 키만큼 높은 배낭을 짊어지고 야심차게 백담사를 경유하는 등산로로 향했다. 백담사 – 수렴동 계곡 – 봉정암 – 대청봉 코스로 갈 계획이었다. 대학생 때 이미 한번 갔던 길이니 그 루트는 그때가 두 번째였다.

지금 생각하면 참 바보 같은 등산이었다. 혼자 가면서 5·6인용 텐트라니, 그것도 요즘처럼 가벼운 소재도 아닌, 알루미늄 폴대로 구성된 묵직한 텐트. 그리고 쌀이며 통조림이며, 감자, 된장 그리고 담요며 침낭이며 온갖 무게는 다 나가는 장비와 식품들. 거기다 요즘은 생각지도 못하는 예열 방식의 석유버너라니(예열이 제대로 되지 않았을 때 불을 붙이면 화염방사기처럼 불이 시커먼 그을음과 함께 하늘로 훨훨 날아올라 탈춤을 준다). 하여튼 일부러 무겁게 하고 싶어 발버둥 치듯 물건들을 죄다 싸 짊어지고 갔다. 그 돌이킬 수 없는 후과는 전혀 상상도 하지 못한 채.

그 때는 교통도 그다지 좋지 않던 태곳적, 80년대 말경이었다. 3박 4일의 일정으로 상봉터미널에서 덜덜거리는 시외버스 타고 꼬불꼬불 길을 가 강원도 인제에서 첫발을 내렸다. 그리고 원통 버스 터미널을 거쳐 "인제 가면 언제 가나," 걸어서, 걸어서 백담사에 도착한 후 근처 계곡에서 드디어 첫날밤을 치렀다. 계곡에서는 모르는 일행과 같이 밥도 먹고 소주도 한잔 기울였다.

그리고 다음 날. 배낭이 벌써 무거운데 거기에 또 무거운 텐트를 덤으로 위에 올리고 한번 일어서려면 죽을 똥을 싸면서 낑낑 일어나 한발 한발, 이미 첫걸음부터 3박 4일 걸은 듯 지친 발걸음을 띠었다. 그렇게 한참을 걷는데 눈앞에 갈림길이 보였다. 무심코 그 길을 택해 산을 올랐다. 한 30분쯤 올랐을까? 느낌이 안 좋았다.

길이 갈수록 명확하지 않고 나뭇가지들로 뒤덮여 등산로가 모호해지는 상황이 거듭됐다. 길을 잘못 들어섰나? 그런 생각이 들면 바로 오던 길로 되돌아가는 것이 상책이다.

헌데 이상한 똥고집이 발동했다. 그 길로 계속 가면 제대로 된 길과 만날 것만 같았다. 워낙 짐이 무거운데 그걸 힘들게 들고 와서 되돌아가기가 죽기보다 싫었다. 나는 계속 그 길을 올랐다. 오르면 오를수록 길은 잘 보이지 않았고 마침내 정글처럼 길이 사라졌다. 지금 생각해보면 그 길은 원래는 등산로였던 건데 사람이 잘 다니지 않아 수풀로 뒤덮인 폐등산로 같은 것이었다. 하지만 난 이미 몇 시간을 그 길을 걷고 있었다. 이젠 날도 점차 어두워지고 있어 되돌아갈 수도 없었다. 아니, 사실은 그때라도 되돌아가야 했다. 하지만 나는 '곧 죽어도 고'를 외쳤다. 뇌가 정상적인 사고를 멈추고 그냥 하던 대로 계속 하라는 듯이 나를 추동했다.

드디어 날이 어두워지기 시작했다. 그때까지 나는 단 한 사람도 만나지 못한 채 홀로 그 산을 헤매고 있었다. 그렇게 한참을 잘 보이지도 않는 길을 따라 아침부터 거의 10시간은 산을 혼자 오른 것 같았다. 그런데 갑자기 내 앞에 거대한 병풍 같은 암벽이 가로 막아섰다. 그 산의 꼭대기에 도달한 것이다! 더 이상 갈 길이 없었고 주위는 너무 어두워 더 이상 진행할 수 없는 지경이었다.

나는 그 자리에 배낭과 텐트를 내려놓았다. 광인처럼 죽기 살기로 거기까지 올랐는데 더 이상 갈 데도 갈 힘도 없었다. 아무 것도 먹지 않고 10시간 이상을 걸었던 것 같은데, 그래서 허기가 오지게 지는데도 이상하게 배가 고프지 않았다. 너무 탈진해서 먹을 힘도 없었고 먹고 싶지도 않았다. 게다가 오랜 시간 헤매다 보니 수통 물은 오래 전에 바닥나 목구멍도 이미 타들어 가고 있었다. 강원도의 깊은 산속, 그것도 설악산이라는 거대한 산에서 문자 그대로 조난당한 것이다. 아! 이런 식으로 해서 뉴스에 나오는 거구나!

갑자기 두려움이 엄습했다. 사방이 칠흑 같이 어두웠다. 칠흑같이 어둡다는 말, 그 말이 무슨 뜻인지 리얼하게 느꼈다. 정말 주위가 새카맣게 아무 것도 보이지 않았다. 산의 윤곽 너머 하늘만, 검푸른 바탕에 수많은 별들이 알알이 박혀 있어 시야에 들어왔지만, 그 아래 산과 나무와 땅과 주위는 아무런 구분 없이 동일체로 그냥 새카맸다. 하늘 아래 땅에는 빛이 1도 없었다. 문명(文明)이라는 말에 왜 밝은 '명(明)' 자가 들어 있는지 불현 듯 통찰이 머리를 스쳤다. 난 문명의 빛이 실종된, 야생의 블랙홀에 빠진 것이다.

뭔가는 먹어야 할 것 같았다. 그런데 산꼭대기라 물이 없었다. 그러니 밥을 할 수가 없었다. 정상 바로 아래의 암벽에 직면한 곳이기에 땅이 협소하고 비탈져 텐트도 칠 수 없었다. 배낭을 뒤져 야채참치캔 하나를 꺼냈다. 그것밖에는 먹을 수 있는 게 없었다. 캔 하나를 겨우 긁어 먹고 텐트 위에 씌우는 플라이를 깔고 쭈구리고 앉았다. 시커먼 물체 뒤에서 커다란 짐승이 당장이라도 달려들 것 같았다. 한창 설악산에서 반달곰이 출몰하던 때였다. 죽음의 공포가 불현듯 엄습했다. 일어섰다. 그리고 산 아래에 대고 있는 힘껏, 고래고래 소리쳤다.

"사람 살려~!"
아무 반응이 없었다. 다시 소리쳤다.
"사람 살려~!"
그때 저 아래에서 아득히 무슨 소리가 들렸다.
"기다려~!"
기다리라구? 가슴이 뛰었다. 누군가 내 외침을 들은 것이다. 다시 소리쳤다.

"사람 살려~ 사람 살려~!"

조금 뒤 소리가 되돌아왔다.

"기다려~ 기다려~!"

난 살았다는 희망에 가슴이 방망이질했다. 설레는 마음으로 기다리고 또 기다렸다. 그리고 한참을 또, 기다리고 기다렸다. 거의 30분은 기다린 것 같았다.

그런데 아무리 기다리고 기다려도 아무 소리도 없고 아무도 오지 않았다. 왜 이렇게 오래 걸리지? 무슨 일일까? 가만 반추해봤다. 아까 화답한 소리는 뭐였을까? 그때야 깨달았다. "기다려"라는 소리는 알고 보니 메아리였다. 라임(rhyme)이 같지 않은가! "사람 살려"라고 내가 소리치자 메아리도 똑같이 "사람 살려"라고 화답했는데 난 "기다려"라고 한 것처럼 환청을 들은 것이다.

완전히 낙심했다. 전적으로 낙담했다. 플라이를 깐 데에 몸을 뉘었다. 그리고 비닐을 머리까지 뒤집어썼다. 고산의 한기가 뼛속까지 엄습했다. 문득 어떤 생각이 났다. 가지고 있던 싸구려 필름 카메라의 플래시를 터뜨려 나의 마지막 순간을 셀카로 기록했다. 나를 발견한 사람이 나의 최후의 사투를 알아주길 바라는 심정으로. 지금 보니 꾀죄죄한 얼굴과 흐트러진 머리칼, 텁수룩한 수염 그리고 초점 없는 눈동자가 영락없이 조난자의 행색이었다. 아니, 둘도 없는 노숙자의 꼬라지였다! 하여튼 연출은 꽤나 잘 된 컷이었다.

다음 날 새벽 4시경에 깼다. 그리고 그 자리에서 꼼짝도 하지 않고 누운 채 두 눈만 부릅뜨고 동이 트기를 기다렸다. 아직도 살아 있는 나에게 감사했다.

날이 밝고 나는 가지고 있던 물건들을 필요 없는 순서로 버려야 했다. 도저히 그 무게를 다시 짊어지고 갈 엄두가 나지 않았기 때문이다. 무거운 쌀을 일부 버리고, 맛

있는 감자도 약간 버리고, 구수한 된장도 좀 버리고, 통조림도 몇 개 버리고, 카~ 하는 쐬주도 눈물로 버리고 그리고 런닝, 팬티 등 옷가지를 하나씩만 남기고 버리고… 이렇게 목숨 같은 식량과 가재도구를 버릴 때마다 나는 점점 더 가난해졌다.

그런데 텐트가 문제였다. 텐트는 완전 새 거였다. 한 번도 써보지도 못한 것이었다. 회사 다니면서 피땀 흘려 번 피 같은 돈으로 장만해서 처음 가지고 온 피 같은 텐트였다. 무게가 단일 품목으로는 가장 무거워서 사실 그걸 버려야했다. 하지만 아까워서 도저히 버릴 수가 없었다. 난 텐트는 구제하기로 했다. 생명과도 바꿀 수 있는, 최고의 멍청한 결정이었다.

아침에 또 참치캔 하나를 목구녕에 넘기고 생쌀도 좀 씹어 재끼고서 일어서려니 갑자기 변의가 찾아왔다. 하는 수 없이 10여m 떨어진 곳에서 엉덩이를 까고 볼일을 봤다. 아무도 보는 이 없으니 사실 부끄러울 것도 없었다. 아이러니하게도 이때 어쩌면 난생 처음 진정한 자유를 느껴 본 것 같다.

그때 그 변은 지금 생각해도 정말 특별했다. 내 생애 그런 쾌변은 그때까지 본 적이 없었다. 그렇게 굵고 많은 변을 노도와 같이 쏟아낸 것은 사실 그때가 처음이자 마지막이었다(그립다, 그때가!). 소위 숙변이라는 게 바로 이런 거구나! 깨달음이 무상정등각(無上正等覺)*처럼 내 머리를 후려쳤다. 변비란 게 오래 걸으면 그냥 해결되는 거구나! 그리고 이런 소박한 의문도 들었다. 작은 뱃속에 어떻게 이렇게 많은 양이 있었을까? 나는 거대한 산처럼 쏟아져 나온 굵직한 산물이 쌓아 올린 피라미드를 뒤로 하고 좀 허탈하고 그러면서도 한편으론 참 홀가분한, 양가감정(兩價感情, ambivalence)의 심정으로 주변을 천천히 거닐었다.

---

* 부처가 오랜 수행을 통해 도달한, 더 이상 그 위가 있을 수 없는, 일체를 초월한 궁극의 깨달음의 경지를 일컫는 말.

마지막이 될지도 모를 길을 떠나기 전이니 주위를 상세히 훑어봐야했다. 산을 오던 길로 도로 내려갈 거냐, 아니면 산을 넘어갈 거냐 하는 중대한 결정도 해야 했다. 사실 오던 길로 내려가는 게 맞는 선택이지만 이번에도 나는 그렇게 하지 않았다. 이상한 고집이었다. 방향을 잃은 상태라 잘못하면 북조선인민공화국으로 갈 수도 있는데(사실 설악산에서 조금만 위로 가도 북한이다). 무식하면 용감하다는 말은 만고의 진리였다.

산 너머로 가는 길을 용케 발견했다. 오케이~! 그 길로 가기로 맘먹었다. 배낭 있는데로 되돌아오는데 갑자기 주변이 정신없이 소란하고 시끌벅적해서 소스라치게 놀랐다. 요란한 붕붕 소리가 혼을 빼듯 귓전을 어지러이 때렸다. 이 무슨 소리?
놀라운 광경이 눈앞에 펼쳐졌다! 아까 배출했던 나의 산물의 무더기 주위로 수없이 많은 파리들이 향에 취해 난무, 문자 그대로 어지러이 춤추며 저공비행하고 있었다. 근처를 주거지로 하던 똥파리들이 모두 집결한 것 같았다. 크기도 큼지막한 풍뎅이 같은 시커먼 똥파리들. 인적 없던 외로운 곳에서 척박하게 살던 그들에겐 수년간 한 번도 접해보지 못한 성찬이었을지 모른다.

나는 서둘러 다시 텐트를 들고 배낭을 짊어지고 산을 넘어 길을 나섰다. 길은 명확하지 않았지만 예전에 사람이 다니던 등산로는 맞는 것 같았다. 나는 그 길을 따라 내려갔다.
원래 짐을 쌀 때 배낭과 텐트를 하나의 짐으로 팩킹해서 둘러매고, 양손은 빈손으로 갈 수 있도록 해야 하는데 몸에 기력도 소진됐고 텐트도 너무 커서 배낭 위에 올리면 한쪽으로 쏠리거나 너무 무거울 것 같아 고육책으로 한 손에 들고 갔다.

적막한 산에는 내가 내려가는 소리만 들렸다. 나의 학학거리는 숨소리와 나뭇가지

타닥타닥 부러지는 소리 그리고 터벅터벅 발소리만 부단히 정적을 깨고 있었다. 한참을 내려가는데 내려가는 외길에 무슨 길다란 것들이 배배 꼬여 가로놓여 있었다. 불길했다. 저게 뭐지? 뱀 두 마리였다. 한 마리도 아니고 두 마리가, 길 위에 음침하게 엎드려 있었다. 저놈들이 왜 저기 있지? 그냥 지나가는 길인가? 아니면, 벌건 대낮에 대로변에서 메이팅 중이었나? 혹시 내가 저들의 밀회를 방해한 건가?

뱀 두 마리가 혀를 날름거리며 나를 뚫어져라 쳐다보았다. 식은땀이 등 뒤를 주룩 흘러내리는 것이 리얼하게 느껴졌다. 나도 두 대가리들을 뚫어져라 쳐다봤다. 삼각형의 대가리! 독사? 전에 독사 식별법을 읽은 적이 있는데 그에 딱 부합하는 것 같았다. 독사인 게 틀림없어! 내 마음은 이미 확신에 차 있었다. 더욱 두려움이 엄습했다. 어떻게 하지? 뒷걸음질 쳤다. 혹시 이 놈들이 도망가는 나를 보고 의기양양해서 쏜살같이 쫓아오지나 않을까? 심장이 마구 뛰었다. 다른 우회로를 찾아야 한다는 생각에 오던 길로 급빠꾸했다.

한참을 주변을 두리번거리면서 돌아갈 만한 길을 찾는데 딱히 갈만한 길이 안 보였다. 온통 숲으로 우거지고, 내려가던 그 길마저도 간신히 식별가능한 정도의 협소한 길이었던 것이다. 하는 수 없이 다시 그 길을 내려가 그들의 동태를 살피기로 했다. 그런데 그 자리에 가니 놈들이 없었다! 정말 기뻤다. 휴~ 한숨 돌렸다. 혹시 내 뒤에 있는 건 아니겠지? 나는 서둘러 그 스팟을 지나쳤다. 놈들이 숨었다가 나를 어택할지도 모른다는 생각이 불현듯 들었다. 난 살금살금 그곳을 지나치자 뒤도 안 보고 36계줄행랑을 쳤다.

그렇게 몇 시간을 다시 내려갔다. 하여튼 정처 없이 계속, 쉴 새 없이, 부단히, 꾸준히, 하염없이 내려갔다. 한참을 내려가니 저 아래에서 아스라이 무슨 소리가 들렸다. 귀가 번쩍 뜨였다. 뭐지? 그건 물소리였다. 먼 데서 오는 소리지만, 세찬 물소리처럼 들렸다(몽환이었을지도 모른다). 근처에 큰 계곡이 있다는 말이다. 참치캔에

묻어있던 약간의 습기 말고는 어제부터 물은 한 모금도 먹지 못하고 있잖은가! 희망이 꽃처럼 피어났다. 물은 생명이다! 가수 한대수라면 필연코 이 노래를 불렀을 것이다. 이렇게 목 놓아 말이다.

　　물 좀 주소! 물 좀 주소!
　　목 마르요, 물 좀 주소……
　　(한대수, '물 좀 주소')

나는 물소리를 따라 계속 내려갔다. 경험상 계곡을 찾으면 올바른 등산로를 찾을 수 있겠다는 생각이 들었다. 등산로라는 게 계곡과 같이 가는 경우가 많기 때문이다. 문제는 내려가는 길에 나무줄기가 너무 많이 가로막고 있었다. 덩굴도 역시 길과 주변에 뱀처럼 어지러이 기어가고 있었다. 정글을 헤쳐 나가는 인디아나 존스처럼 나뭇가지들을 긴 칼이 아닌, 손가락 칼로 헤치고 앞으로, 앞으로 가없이 나아갔다. 가다 보니 짐이 너무 무거웠다. 텐트를 버리고 갈까, 다시 생각했다. 하지만 거기까지 천신만고 텐트를 끌고 왔는데 차마 버릴 수가 없었다. 머리를 굴렸다. 웃기는 아이디어가 번쩍 떠올랐다. 텐트를 우선 내려놓고 배낭만 짊어지고 한 30m를 내려갔다. 그리고 배낭을 내려놓고 다시 올라가 텐트를 들었다. 텐트를 들고 내려가 배낭을 지나쳐 30m쯤 더 내려갔다. 거기에 텐트를 내려놓고 다시 올라가 배낭을 들고 내려갔다. 텐트 있는 곳을 지나쳐 30m가량 더 내려간 후 배낭을 내려놓고 다시 위로 올라가 텐트를 들고 내려가 배낭을 30m 정도 지나쳐 내려가 거기에 텐트를 다시 내려놨다. 이렇게 올라갔다, 내려갔다를 수천만 번은 반복하면서 피 같은 텐트를 처절하게 사수했다.

그때 별안간, 눈앞에, 나뭇잎 사이로, 뭔가 어렴풋이 가로질러 가는 것이 보였다.

계곡! 계곡이었다. 그렇게도 학수고대하던 계곡! 리얼, 계곡이었다. 아! 계곡엔 물이 정말, 콸콸 잘도 꿈틀거리며 흘러내려가고 있었다.

순간, 찰나처럼 계곡 옆의 길로 한 사람이 내려가는 것이 눈에 비쳤다. 헛것을 본 걸까? 눈을 믿을 수가 없었다. 플라톤(Plato, BC424?~BC348?)부터 데카르트 (René Descartes, 1596~1650)에 이르기까지 모두가 이구동성으로 말했듯이, 지각이란 사실 믿을 수 없는 것이지 않은가! 임마누엘 칸트(Immanuel Kant, 1724~1804)는 『순수이성비판』에서 물자체(物自體, Ding an sich)는 아예 알 수 없는 것이라고까지 말하지 않았는가! 비트겐슈타인(Ludwig Josef Johann Wittgenstein, 1889~1951)은 그래서, "말할 수 없는 것에 대해서는 침묵하라"고 조폭처럼 '입틀막' 하지 않았던가!

그런데 이건 진짜였다. 진실로 사람이었다. 사람이다! 진짜 사람이다! 사람이 그렇게 반가운 적은 평생 없었다. 살았다! 난 살아났다! 난 마침내 살아내고야 말았다! 지옥 같은 감옥의 땅굴에서 벗어나는 순간, 쏟아지는 장대비의 수천만 빗방울을 얼굴에 퍼 맞으며 저 하늘을 향해 포효하던 〈쇼생크 탈출〉의 앤디처럼!

헐레벌떡 계곡을 향해 정신없이 내려갔다. 그런데 마지막 난관이 기다리고 있었다. 내려가는 길이… 미끄러운 이끼가 계곡으로 향하는 비탈진 바위를 푸르게, 푸르게 장식하고 있었다. 비눗물이 흥건한 욕실 바닥처럼 한번 삐끗하면 바위 밑 계곡으로 곤두박질 칠 것이었다. 조심조심, 한발 한발 발을 내디디면서 고양이처럼 살금살금 기어 내려갔다. 그리고 드디어… 계곡 옆의 커다란 바위 위에, 안착했다! 마침내! 사지(死地)로부터 생환, 아니 환생한 것이다.

감격했다. 무심히 옆을 지나가는 또 다른 사람이 있었다. 그를 갈비뼈가 으스러지도록 껴안고 진하게 키스해주고 싶었다(내가 미국 영화를 너무 많이 본 걸까?).

나는 바위 위에서 한동안 꼼짝 않고 계곡 물을 바라보고 있다가 이윽고 지친 몸을 서서히 바위 위에 뉘었다. 사지를 쫙 벌리고 파아란 하늘을 하염없이 바라보았다. 그리고 시나브로 폴 매카트니의 노래처럼 찬란한 황금빛의 잠(golden slumbers) 속으로 빠져들었다.

Once, there was a way to get back homeward
Once, there was a way to get back home
Sleep, pretty darling, do not cry
And I will sing a lullaby

옛날에 집으로 돌아가는 길이 하나 있었네
옛날에 집으로 돌아가는 길이 하나 있었어
어여쁜 아가야, 울지 말고 자려무나
그러면 내가 자장가를 불러줄게

Golden slumbers fill your eyes
Smiles awake you when you rise
Sleep, pretty darling, do not cry
And I will sing a lullaby
(Thomas Dekker, *Cradle Song*)*

---

* 극작가 토마스 데커(Thomas Dekker, 1572~1632)의 1603년 희곡 '환자 그리셀(Patient Grissel)'에 나오는 'Cradle Song(자장가)'의 첫째 절(first stanza). 비틀스의 폴 매카트니(Paul McCartney, 1942~)는 이를 가져다 그의 노래 'Golden Slumbers(금빛의 잠)'의 노랫말에 썼다. 폴은 그의 라이브공연의 마지막을 3곡의

황금빛 잠이 네 눈을 가득 채우누나
네가 일어날 때 미소들이 널 깨우네
어여쁜 아가야, 울지 말고 자려무나
그러면 내가 자장가를 불러줄게
(토마스 데커의 희곡 중, *자장가*)

생텍쥐페리*의 자전적 소설 『인간의 대지』에 다음과 같은 대목이 나온다. 조종사 기요메(Henri Guillaumet)가 안데스의 만년설에 불시착했는데 동토의 눈보라 속에서 칼날처럼 살을 에이는 추위 속에 몇날 며칠을 헤매다 최후의 눈을 감기 직전, 그는 산악구조대에 의해 기적처럼 구조된다. 그는 동료이자 친구 생텍쥐페리에게 이렇게 말했다.

"내가 겪었던 일은 지구상의 어떤 짐승도 하지 못했던 것이었네!"

한 인간이 할 수 있는 지고의 자부심의 언설이다. 나는 그가 한 말이 어떤 느낌인지 알 것 같다.

메들리인 'Golden Slumbers(황금빛의 잠)/Carry That Weight(그 짐을 옮겨라)/The End(끝)'로 장식하곤 했는데, 이 곡은 그 메들리의 첫 번째 곡이다.
* 생텍쥐페리(Antoine de Saint-Exupéry, 1900~1944). 프랑스 소설가이자 공군 장교. 원래 수송기 조종사로 프랑스로부터 안데스를 넘어 우편행낭을 배달하면서 동시 작가 생활도 한 특이할 이력의 소유자다. 2차대전이 발발하자 공군 조종사로 참전하여 1944년 실종돼 저 하늘의 별이 되었다(추락사 추정). 그의 대표작 『어린 왕자』는 이 작품 『인간의 대지』를 모태로 탄생했다고 한다. 절친 기요메는 생텍쥐페리보다 앞서 1940년 이탈리아 군에 격추되어 역시 별이 되었다.

난 산을 좋아한다. 미친 듯이 헤맸던 그 시절의 청춘이 너무나 그립다. 다시 또 그런 날이 올까?

황창연 신부님이 대중 강연에서 그 낭랑하고 또박또박한 목소리에 실린 특유의 유머로 이렇게 말한 걸 기억한다.

"여행은 **가슴**이 떨릴 때 해야지 **다리**가 떨릴 때 해서는 안 돼요, 안 돼!"

여성 청중들이 깔깔 뒤집어진다. 나이 들어 다리 힘 빠지면 여행 즐기기에 이미 늦다는 말이다. 백 번 천 번 맞는 말이다. 하지만 난 아직 후퇴할 마음이 없다. 전혀! 나는 반항할 테다!
요즘 난 대둔근·중둔근·소둔근 등의 엉덩이근육과, 대퇴사두근, 대퇴내전근, 대퇴외전근, 비복근, 가자미근, 햄스트링 등 다리 근육의 빌드업에 온통 몰두하고 있다. 그래서 다리가 발발 떨면서도 힙 어브덕션, 힙 어덕션, 케겔 운동 그리고 스쾃, 런지, 발꿈치 들기 등 온갖 하체 운동에 몰입하고 있다. 이대로 결코 물러설 수 없기 때문이다.

난 저기 갈 거다. 난 다시 거기에 오르고야 말 거다! 산이 있으니까. 산이 저기에 있으니까. 저 경이로운 산이 바로 저기에 언제나처럼 있으니까.

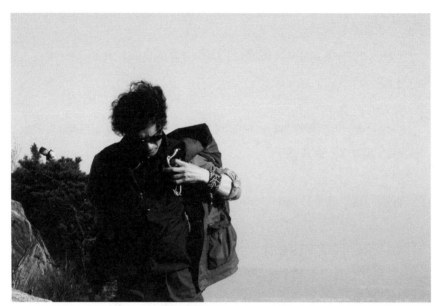

I climbed it "because it's there."

4 주원장 선정 베스트 운동 톱 3

● ○ ○

다음은 필자가 뽑은 각 분야별 베스트 운동들이다. 사실, 여기에 선정되지 않은 다른 운동들도 다들 주옥 같이 빛나는 최고의 운동들이라서 도저히 선택할 수 없는 경우가 대부분이었다. 이런 어워드는 말도 안 되는 엽기적인 행태라고 원색적으로 비난해도 나는 거기에 1도 이의를 제기하지 않겠다. 여기 뽑은 운동들은 단지 나의 일천한 경험과 나의 특정한 삶의 패턴에 근거한 매우 주관적 편견이라는 점을 감안해서 보길 바란다. 따라서 여기 없는 운동들도 다른 사람에게는 훨씬 효과적이고 훌륭한 운동일 수 있다는 점을 꼭 기억해야 할 것이다.

전신 운동 톱 3

1. 걷기 (또는 트레킹)
2. 모관 운동
3. 수영

• 걷기는 모든 운동의 기본이라서 사실 이것을 선정하는 것에서는 크게 고민하지 않았다. 이것을 꼽지 않는 것이 오히려 이상할 것이므로.

• 모관 운동이 여기 선정된 것에는 많은 사람들이 의아하게 생각할지도 모르겠다. 하지만 모관 운동을 해본 사람이라면 또 토를 달지 않을 것이라는 믿음이 있다. 겉으로 보기에는 별것 아닌 것처럼 보이지만 이것처럼 빡센 운동이 사실은 없기 때문이다. 모관 운동 제대로 3분 하는 사람은 그리 많지 않을 것이다. 목표 시간을 정해 놓고 할 수 있는 시간 안에서 몇 회에 나눠서 하는 것도 좋은 방법이다.

• 수영은 전신 운동의 대표주자 중 하나다. 다만, 한번 할 때마다 절차가 번거로워 사람들이 쉬 선택하지 않을 뿐이다. 하지만 운동 효과만큼은 그 어느 운동에도 절대 뒤지지 않는다. 아니, 어쩌면 최고의 운동이라고 할 수 있다. 특히 무릎관절이나 기타 체중의 부담에 취약한 질환을 가진 사람에게는 성전 같은 운동이다.

하체 운동 톱 3

1. 뒤꿈치 들기
2. 밴드 힙 어브덕션
3. 스쾃

• 뒤꿈치 들기는 정말 좋은 운동이다. 이건 자신 있게 말할 수 있다. 개인적으로 비복근(종아리근육) 운동에 최고봉이라고 생각한다. 필자가 매일 실천하고 있는 운동이며, 그 효과를 몸소 톡톡히 느끼고 있다. 뒤꿈치 들기의 보석 같은 장점 중

하나는 배우기 쉽고 효과 짱이라는 것이다. 이 운동을 마다할 이유가 있겠는가? 이처럼 좋은 운동이 세상 어디에 있겠는가?

• **밴드 힙 어브덕션**은 필자의 편견이 스며있는 선정일 수 있다. 하지만 이 역시도 매일 행하면서 좋은 점을 거듭 거듭 확인하고 있다. 엉덩이근육과 대퇴외전근의 단련에 이만한 운동을 찾기 쉽지 않기 때문이다. 게다가 이 운동은 의자에 앉아서 할 수 있으므로 책상에서 업무나 공부를 하면서 동시에 할 수 있는 몇 안 되는 자투리 시간 백퍼 활용 가능 템이다.

• **스쾃**의 효능은 말하면 잔소리일 것이다. 스쾃 좋은 것을 모르는 사람도 있을까? 할 수만 있다면 이 운동만큼 효과적인 하체 운동은 두 눈 씻고 찾아도 찾기 힘들 것이다. 하지만 의외로 스쾃 꾸준히 하는 사람이 그리 많지 않다. 왜까? 힘들고 재미가 없기 때문이다. 이런 운동은 며칠은 할 수 있지만 1년 365일 꾸준히 하기란 보통 어려운 일이 아니다. 이를 극복할 방법 중 하나는 TV나 영화를 보면서 하는 것이다. 진득하게, 우직하게 밀고 나갈 항상성이 확실하게 있는 사람에게 적합한 운동이다. 또 한 가지 이 운동의 발목을 잡는 이유가 있는데, 그것은 종종 무릎이 좋지 않은 사람은 하기 어렵다는 것. 대퇴사두근의 단련에 좋은 운동이므로 사실 무릎 강화에 좋은 운동인데, 무릎 관절염이 심하거나 연골이 많이 닳은 사람은 오히려 무릎관절에 무리를 줄 수 있는 양면성을 지닌다. 평소 무릎이 안 좋은 사람은 선택에 신중을 기해야 한다. 그런 사람에게는 수영이 최적의 대안이 될 것이다.

상체 운동 톱 3

1. 턱걸이 (또는 거꾸로 턱걸이)
2. 푸시업 (또는 무릎 푸시업)
3. 딥스+견갑골 딥스

• 상체 운동은 하체 운동에 비해 종류가 적은 편이므로 상대적으로 선택이 쉬운 편이었으나 사실 실천이 그리 쉬운 운동은 아니다. 턱걸이나 푸시업은 제대로 하는 것 자체가 많은 사람들에게 무척 힘든 일이다. 특히 턱걸이는 체중이 증가한 사람은 한 개도 하기 어렵다. 이런 경우 거꾸로 턱걸이나 무릎 푸시업과 같은 좀 더 쉬운 방법으로 접근하길 바란다. 그렇게 해서 근육의 증강이 어느 정도 이뤄진 다음에 정식 턱걸이나 푸시업을 시도하라.

• 딥스는 한의사로서 임상을 하는 입장에서 꼭 권하고 싶은 운동이다. 오십견이나 석회성건염, 회전근개 등의 문제로 눈물이 날 만큼 어깨 아파서 오는 환자가 무척 많기 때문이다. 평소 딥스를 꾸준히 해주면 이런 어깨 문제로 고생하는 경우는 피할 수 있다. 딥스를 하면서 견관절 딥스도 가미해주면 금상첨화. 어깨 문제는 사실 견관절 자체보다 견갑골의 문제에서 파생되는 경우가 매우 많기 때문이다.

코어 운동 톱 3

1. 플랭크
2. 바이시클 크런치

3. 다리 올리기(레그 레이즈)

• 코어 운동의 꽃은 단연코 플랭크가 차지할 것이다. 하루 한번은 꼭 엎드려서 이 널빤지 자세를 취하길 권한다. 초콜릿 같은 식스팩이 당신의 배에 새겨질 것이다.

• 바이시클 크런치도 코어 운동에 매우 좋은 운동이다. 그냥 크런치 하는 것도 매우 좋지만 바이시클 크런치처럼 좌우 교대로 크런치 하면서 대퇴도 동시에 움직여 주면 복직근과 더불어 횡복근, 내외복사근, 엉덩이근육 등 코어의 대부분을 단련할 수 있다.

• 다리 올리기도 플랭크와 바이시클 크런치 못지않게 코어에 매우 좋은 운동이다. 역시 복근뿐만 아니라 엉덩이근육 그리고 덤으로 대퇴사두근 같은 하지 단련도 동시에 이룰 수 있다.

자투리시간 활용 운동 톱 3

1. 뒤꿈치 들기
2. 케겔 운동
3. 밴드 힙 어브덕션

• 뒤꿈치 들기는 앞에서 충분히 설명했으므로 췌언은 삼가겠다. 이 운동은 보석처럼 소중한 운동이다.

• 케겔 운동은 정중동의 상징 같은 운동이다. 보이지 않게, 은밀한 작전을 수행하

듯 꾸준히 해보라. 이것이야말로 정말 아무 때나 아무 장소에서나 가리지 않고 할 수 있는 자투리시간 활용 넘버원 운동이다. 요실금, 변실금, 절박뇨, 야간빈뇨와 같은 곤혹스런 질환을 회피할 수 있는 베스트 오브 베스트 운동임을 보증한다. 성기능 향상은 굳이 언급하지 않겠다.

• 밴드 힙 어브덕션은 필자가 가장 즐겨하는 의자 운동이다. 책상에 앉아 글을 쓰는 이 순간에도 무릎에 밴드를 두르고 이 운동을 하고 있다. 물렁해진 엉덩이근육이 튼실해지고, 수시로 대퇴 외측의 짱짱한 외전근을 촉지하는 기쁨을 누릴 수 있다.

스트레칭 톱 3

1. 의자 스트레칭
2. 플로어 스트레칭
3. 짐볼 스트레칭

• 의자 스트레칭 역시 필자가 즐겨하는 운동이다. 5~10분 정도 짧은 시간 투자해서 머리부터 발끝까지 워밍업 할 수 있는 좋은 스트레칭이다.

• 플로어 스트레칭은 요가의 기본동작을 응용한 스트레칭 겸 근육 운동이다. 주로 바닥에 누워서 할 수 있는 것이므로 거실 바닥이나 침대에서 간편하게 할 수 있다(사실은 좀 힘들다).

• **짐볼 스트레칭**은 필자의 경우 주로 짐볼 위에 드러누워 전신 스트레칭에 사용한다. 아침에 전신을 기지개 켜줌으로써 기상 후 아직 돌아오지 않은 정신을 일깨우는 데 꽤 도움을 받고 있다.

대개 스트레칭을 간과하는 사람들이 많은데 스트레칭은 사실 본 운동보다 더 중요할 수도 있다. 유연성을 유지해 주고 부상을 방지해 주는 매우 유용한 기능을 하기 때문이다. 특히 나이든 사람에게는 더욱 그렇다. 매일 짧은 시간이라도 스트레칭은 반드시 하길 바란다.

5 　운동 스케줄 만들기

● ○ ○
계획이 있어야

운동을 제대로 하려면 정확한 스케줄을 세워야 한다. 그래야 체계적인 운동이 가능하기 때문이다. 여기 필자가 제안하는 운동 스케줄의 예를 소개한다. 기본 틀은 주중에는 일상 루틴과 더불어 홈트레이닝이나 유산소 운동을, 주말에는 일상 루틴과 함께 강한 운동으로 구성했다.

　주중에는 무리하지 않고 기본에 충실하고, 주말에는 강한 운동으로 몸을 풀 가동하는 것이 컨셉이다. 이를 참고하여 자신만의 최적 선상 프로그램을 만들어 보길 바란다(자기만의 맞춤 운동달력을 만들어라).

주중(월~금) 프로그램
- 기상 후 루틴: 기상_ 침대 스트레칭 / 거실_ 전신 스트레칭 / 조식_ 케겔 운동
- 출퇴근 루틴: 걷기, 지하철·아파트 계단 이용 / 전철 및 버스_ 뒤꿈치 들기 또는 케겔 운동
- 회사 루틴: 의자 케겔 운동 및 2시간마다 의자 스트레칭 혹은 서서 스트레칭
- 저녁 루틴: 저녁식사_ 케겔 운동 / TV시청_ 케겔 운동 또는 뒤꿈치 들기 / 거실_

스트레칭 및 홈트레이닝 / 책상_ 케겔 운동 및 좌석 스트레칭 / 취침_ 침대 스트레칭

• 홈트레이닝(월·수·금): 전신 스트레칭 후 근력 운동_ 엉덩이근육, 광배근, 대퇴사두근, 뒷종아리근육, 견갑골 주위 근육, 코어근육, 대흉근, 어깨근육, 팔근육, 햄스트링 운동

• 유산소 운동(화·목): 걷기, 수영, 아쿠아로빅스, 자전거 등 유산소 운동 중에 하나 선택

주말(토·일) 프로그램

• 기상 후 루틴: 기상_ 침대 스트레칭 / 거실_ 전신 스트레칭 / 조식_ 케겔 운동

• 강한 운동: 등산 또는 트레킹, 마라톤, 자전거, 구기운동, 스키, 스케이트, 레저 스포츠(스킨스쿠버, 서핑, 스케이트보드 등) 등 중등도 이상의 강한 운동 중에서 한 가지 선택

주원장의 하루 운동 루틴

나는 하루 일과를 다음과 같은 루틴으로 운동한다. **생활을 운동하는 나의 운동철학을 몸소 실천하는 데 철저하려고 부단히 노력하고 있다.** 여러분도 자신만의 생활의 운동화 프로그램을 만들어보길 간곡히 바란다.

[기상] 의자 스트레칭, 짐볼 스트레칭, 뒤꿈치 들기, 힙 어브덕션(외전운동)
• 의자 스트레칭: 아침에 일어나면 침대나 의자에 걸터앉아 스트레칭으로 하루를 시작.
• 짐볼 스트레칭: 의자 스트레칭이 끝나면 거실에 나가 짐볼로 전신 스트레칭.
• 뒤꿈치 들기: 빠른 뒤꿈치 들기 100회, 3세트. 느린 뒤꿈치 들기 10분.
• 힙 어브덕션(밴드): 책상에 앉아서 책을 보거나 글을 쓸 때 무릎에 밴드를 걸고 힙 어브덕션을 한다.

[출퇴근] 걷기, 계단 오르내리기, 뒤꿈치 들기, 케겔 운동
• 걷기: 집과 전철역 사이 그리고 전철역과 사무실 사이 구간에서 걷고, 지하철 내와 건물에 있는 모든 계단을 이용해 오르내리기(에스컬레이터나 엘리베이터 사용 안 함).
• 뒤꿈치 들기 및 케겔 운동: 전철 내 뒤꿈치 들기 및 케겔 운동.

[한의원] 힙어덕션(내전운동), 밴드 스트레칭
• 힙어덕션(휴대용 기구): 책상에 앉아서 틈나는 대로 무릎에 보조 기구를 이용하여 힙어덕션을 한다.
• 밴드 스트레칭: 밴드를 이용하여 스트레칭을 한다.

[저녁] 힙 어브덕션(외전운동), 밴드 스트레칭, 폼롤러 마사지 및 스트레칭

• 힙 어브덕션(밴드): 책상에 앉아서 책을 보거나 글을 쓸 때 무릎에 밴드를 걸고 힙 어브덕션을 한다.

• 밴드 스트레칭: 밴드를 이용하여 의자에서 스트레칭을 한다.

• 폼롤러 스트레칭: 폼롤러를 이용하여 전신 마사지와 스트레칭을 한다.

[침대] 모관 운동, 케겔 운동

• 모관 운동: 침대에 누워 손과 발을 들고 모관 운동을 3분가량 한다.

• 케겔 운동: 잠자기 전에 침대에 누워 호흡을 가지런히 하면서 케겔 운동을 한다.

[주말] 트레킹 또는 등산

• 둘레길(북한산 또는 서울 둘레길)을 트레킹하거나 북한산 또는 남산 등을 등산한다.

운동 프로그램 수행평가

다음은 자신이 계획한 운동 프로그램의 **월별 목표 달성 체크리스트**이다. 운동을 잘 실천한 경우 체크 표시를 해서 '수행평가'를 하면 보다 책임감 있게 운동을 실천해 나갈 수 있을 것이다(학교 다닐 때 수행평가에 질린 사람들에게는 미안). 여기서 생활루틴은 기상부터 출근, 사무실, 퇴근 그리고 집까지 일상생활 자체를 운동으로 한 것을 말한다.

	Week 1	Week 2	Week 3	Week 4	Week 5
월	☐ 생활루틴 ☐ 홈트	☐ 생활루틴 ☐ 홈트	☐ 생활루틴 ☐ 홈트	☐ 생활루틴 ☐ 홈트	☐ 생활루틴 ☐ 홈트
화	☐ 생활루틴 ☐ 유산소운동	☐ 생활루틴 ☐ 유산소운동	☐ 생활루틴 ☐ 유산소운동	☐ 생활루틴 ☐ 유산소운동	☐ 생활루틴 ☐ 유산소운동
수	☐ 생활루틴 ☐ 홈트	☐ 생활루틴 ☐ 홈트	☐ 생활루틴 ☐ 홈트	☐ 생활루틴 ☐ 홈트	☐ 생활루틴 ☐ 홈트
목	☐ 생활루틴 ☐ 유산소운동	☐ 생활루틴 ☐ 유산소운동	☐ 생활루틴 ☐ 유산소운동	☐ 생활루틴 ☐ 유산소운동	☐ 생활루틴 ☐ 유산소운동
금	☐ 생활루틴 ☐ 홈트	☐ 생활루틴 ☐ 홈트	☐ 생활루틴 ☐ 홈트	☐ 생활루틴 ☐ 홈트	☐ 생활루틴 ☐ 홈트
토	☐ 강한운동	☐ 강한운동	☐ 강한운동	☐ 강한운동	☐ 강한운동
일	☐ 강한운동	☐ 강한운동	☐ 강한운동	☐ 강한운동	☐ 강한운동

結_
"너는 계획이 다 있구나!"
(영화 〈기생충〉에서 기택이 기우에게)

스스로 질병 치료법

1 지압법이란?

지압법(指壓法)은 말 그대로 손가락으로 눌러서 질병을 치료하거나 예방하는 건강법을 말한다. 그 원리에 따라 여러 가지가 있으나 여기서는 한의학의 침 이론의 핵심인 **경락(經絡)**과 **경혈(經穴, 경락 상에 있는 침 시술의 포인트)을 이용한 지압법에 중심을 두고 소개할 것이다.**

복잡한 이론적 설명도 생략하고 오로지 실제 건강에 요긴한 실용적 요법에만 초점을 두고 나아가겠다. 다만, 경락이란 무엇인가라는 질문과 또 경혈이란 무엇인가에 대한 최소한의 해설은 필요할 것 같다.

경락이란?

경락이란 무엇인가? 이렇게 갑자기 단도직입적으로 물으면 사실 답하기가 그리 쉽지 않다. 오래 전부터 경락의 실체를 주장하고 해부학적으로 그 존재를 증명했다는 연구자가 종종 있었으나, 실제로 경락을 물질적 실체로서 제시한 사람은 아직 없기 때문이다(있지만 주장일 뿐 증명된 바가 없다).

현재 경락을 실체적인 대상으로 제시하는 이론으로서 가장 근접하는 것은 신경계(nervous system)와 관련된 체계라는 것이다. 그러니까 경락이란 신경계와 관계가 있다는 것. 혹자는 아예 경락이 신경의 일종이라고 주장한다.

신경이란 게 실타래처럼 우리 몸에 가지 않는 곳이 없을 정도로 전신의 모든 조직에 분포하고 있기 때문에 한 경락과 신경 라인을 짝 짓는 것은 그리 어려운 일이 아닐 것이다. 경락 가는 곳에 신경도 기필코 근처에 있을 거니까. 핵심은 그 신경이 한의학에서 말하는 경락의 기능을 수행 또는 설명할 수 있냐, 하는 것이다.

신경생리학 개론

서양의학에서 말하는 신경이란 대체로 해부학적 위치에 따라 중추신경계(central nervous system, CNS)와 말초신경계(peripheral nervous system, PNS)로 나뉜다. 그리고 기능에 따라 체성신경계(somatic nervous system, SNS)과 자율신경계(autonomic nervous system, ANS)로도 나뉜다(필자가 이해하는 신경계의 분류임).

여기서 중추신경계란 뇌와 척수에 존재하는 신경세포들을 칭하고, 말초신경계란 이들 중추신경계에서 분지되어 나온 신경세포들을 말한다. 중추신경계는 인체에 존재하는 모든 신경들을 통솔하는, 중앙의 헤드쿼터 같은 역할을 맡은 신경계를 말하고, 말초신경계는 이 중앙의 중추신경계의 통제를 받아 구체적인 임무를 수행하는 예하부대 같은 신경계라고 할 수 있다.

그리고 체성신경계란 흔히 감각신경과 운동신경을 말하고, 자율신경계란 말 그대로 몸의 기관이나 조직을 인간의 의지와 무관하게 자율적으로 조절하는 신경계를 말한다.

체성신경계의 예로서, 뜨거운 물체를 만졌을 때 그 뜨거운 느낌을 감지하는 감각신경과, 그에 반응하여 뜨거운 대상으로부터 피하도록 손의 근육을 움직이게 하는 운동신경을 들 수 있다.

자율신경계의 예는 더운 환경에 처했을 때 열의 방출을 위해 혈관을 확장하도록 하거나 땀구멍을 열도록 하는 교감신경의 흥분 작용을 들 수 있다. 교감신경은 주로 흥분성의 조절을 담당하는 자율신경계의 한 축을 말한다(다른 한 축은 주로 억제성의 조절을 담당하는 부교감신경이다).

경락은 기능적 시스템

내가 이렇게 좀 장황하게 신경계의 이론을 말하는 이유가 있다. 이러한 신경계의 기능과 한의학에서 말하는 경락의 기능은 1도 연관이 없기 때문이다. 신경계와 경락계는 접점이 아무 데도 없는 것이다.

예를 들어 엄지와 검지 사이에 존재하는 합곡혈(合谷穴)에 침을 놓는다고 가정해 보자. 이 혈은 열을 내리고, 위장관의 적체를 풀어주며, 소화 장애, 두통, 고혈압, 치통, 생리불순 등에 효과가 있다. 그런데 이런 기능은 우선 신경이론으로 볼 때 합곡혈과 아무런 관계가 없다. 아무리 해도 합곡혈을 해열작용이나 소화 촉진 작용과 연관을 지을 수가 없는 것이다.

엄지와 검지 사이를 바늘로 찌르면 신경계의 작용은 피부에 분포한 감각신경이 침 자극을 수용하여 아픔을 감지하고, 이에 손과 팔에 분포한 근육을 지배하는 운동신경이 작용하여 손을 피하는 동작만을 일으킬 뿐이다. 거기엔 열을 내려주거나 위장관의 적체를 풀어주는 기능은 어디에도 없다. 통증 감각의 수용과 운동신경의 동물적 회피반응만 존재할 뿐, 이러한 치유 기능의 주체가 되는 자율신경의 영역에는 근처에도 못 가는 것이다.

합곡에 침을 놓는 행위로부터 얻는 질병 치료의 효능과 신경계는 아무런 연관성이 없다. 그건 한의학의 경락 이론 그리고 침 이론과 같은, 그 한의학 자체의 이론체계로부터 이해해야 하는 것이다. 그러니까 경락과 신경계가 어쩌구 저쩌구 하는 뇌피셜 같은 언사는 제발 금해주길 바란다. 의학을 제대로 알고나 하는 얘긴가 하는 의구심만 들 뿐이다.

경락이란 물질로서 존재하는 것이 아니다. 실체로서 존재하는 경락은 없다. 그게 있다면 어찌 현대과학이 그것 하나 발견하지 못했겠나? 원자 정도가 아니라 양성자, 중성자, 전자 등의 소립자 그리고 반양성자, 반중성자, 양전자 등의 반입자, 거기에 중성미자, 더 나아가 바리온(baryon, 중입자족), 메존(meson, 중간자족), 렙톤(lepton, 경입자족), 포톤(photon, 광자) 등의 극소립자, 심지어 쿼크(quark), 힉스 입자 등등, 도저히 상상조차 불가능한 이런 먼지의 몇 억분의 일보다 더 작을지도 모를 초초초초미립자의 세계도 다 발견하고 있는데 말이다. 그러니까 제발 경락의 실체 운운 절대 하지 마라!

경락은 실체로서의 존재가 아니다. 그것은 기능적 체계일 뿐이다. 내 몸의 생리적, 병리적 질서를 조절하는 원리일 뿐이다. 그것은 오로지 그 기능으로서만 그 있음을 말할 뿐이다.

가끔 한강을 따라 기러기들이 떼를 지어 날아가는 것을 본다. 그런데 신기하게도 기러기들이 날아갈 때 그냥 날아가는 것이 아니라 어떤 일정한 대형을 이루면서 날아간다. 예를 들면 V자 같은 형상 말이다. 그런데 그 V자는 물질적 실체로서 존재하는 것이 아니다. 각각의 기러기들이 배열하여 V자 편대를 이루고 날아갈 뿐이지, V자가 기러기 무리에게 실체적으로 존재하는 것이 아니라는 말이다. 존재하는 것은 기러기들 그 자체뿐인 것이다.

경락이란 말하자면 이런 V자 같은 기러기들의 비행 질서 같은 것이다. 우리 몸에 생리적·병리적 활동의 질서를 컨트롤 하는 원리로서의 시스템이 있는데 그것이 바로 경락이다. 우리 몸에는 기고봉(奇高峯, 1527~1572, 퇴계와 사단칠정에 관한 논쟁으로 유명한 학자)이 말하듯 기(氣)만 존재할 뿐, 기 외에 따로 리(理)가 실체로서 존재하는 것이 아니다. 몸이 있을 뿐이고, 그 몸이 경락의 질서를 지향할 뿐이다. 경락은 내 몸이 따르는 원리이다. 경락은 내 몸이 추구하는 원리의 통합시스템일 뿐이다. **경락은 기러기들의 V자 대형이다.**

그럼 구체적으로 경락은 어떤 기능을 하는가? 내 몸에서 어떤 일을 하는가? **경락이란 한 마디로 인체의 기가 순환하는 시스템**이라고 할 수 있다. 말하자면 경락은 기의 운행 도로 같은 것이다.

도로에는 중요한 지역마다 정류장이 설치되어 있다. 그래야 사람이 이동하여 어떤 지점에서 내릴 수 있다. 버스 정류장에서 사람들이 타고 내리듯이 경락에도 그런 정거장 같은 것들이 있다. 그것이 바로 경혈이라는 것이다. 비트겐슈타인(Ludwig Wittgenstein, 1889~1951)은 세계가 언어의 그림이라고 했는데, 경락에 대해 언어-그림 이론으로 이렇게 표상해 볼 수 있을지 모르겠다: **경락은 도로요, 경혈은 정거장이요, 기(氣)는 버스에 탄 사람이다!**

경락은 이렇게 기가 운행하면서 내 몸의 모든 장부와 조직을 조절해서 균형을 유지하게 하고, 그로부터 각 장기가 가진 고유의 기능을 최적으로 발휘하게 하는 통로가 되는 것이다. 이를 통해서 내 몸이 끊임없이 동적평형(dynamic equilibrium)을 이루게 하고, 궁극적으로 생물학적 항상성(homeostasis)을 지속하게 하는 것이다.

경락은 몸의 길

지압법은 이러한 경락을 대상으로 한다. 더 자세히 말하면 경락상의 경혈이 있는 부위를 누르거나 자극하는 것이다. 그 부위는 대개 근육이나 건(힘줄)이나 관절이나 인대나 신경이나 혈관이나 심지어는 오장육부 등 몸의 어느 한 부분이 될 것이다. 경혈의 지압점은, 다시 말해 누르는 곳이 이렇게 몸의 해부학적 한 지점이 될 것이지만, 그것은 사실은 보이지 않는 경락의 경혈의 기의 비밀 통로를 누르는 것이다. 내 몸을 지배하는 보이지 않는 세계를 컨트롤 하는 것이다.

보아도 보이지 않고(視之不見), 들어도 들리지 않고(聽之不聞), 만져도 만져지지 않는(搏之不得), 노자(老子)가 말하는 **자연(自然)의 스스로(自) 그러함(然)을 따르는 도(道)의 통로, 이것이 바로 경락**이라고, 나는 생각한다.

경락과 장부의 관계

인체에는 좌우 12쌍의 경맥(經脈)과 몸의 정중앙을 종으로 흐르는 임맥(任脈)과 독맥(督脈)이 있다(총 14개의 정경正經. 이 정경에 속하는 혈을 경혈이라고 한다. 이 경혈은 몸의 중앙에 있는 임·독맥의 혈을 제외하면 예외 없이 모두 신체의 좌우에 쌍으로 존재한다. 그리고 이 14 정경에 속하지 않는 혈들도 있는데 이를 경외기혈經外奇穴이라고 한다). **12경맥은 특히 12개의 장부와 연락되어 있다.** 12개의 장부는 폐, 비, 심, 신, 간, 심포(心包)의 6개의 음(陰) 장기 그리고 대장, 위, 소장, 방광, 담, 삼초(三焦)의 6개의 양(陽) 장기를 말한다(심포와 삼초는 실존하는 장기가 아니라, 인체를 전체적으로 조절하는 신경계나 내분비계와 유사한 기능을 갖는 무형의 시스템이다). 즉 경락은 피부를 흐르지만 체내의 심부에 있는 주요 장부들과 연락 관계를 갖고 있는 것이다.

그 때문에 경락에 있는 경혈은 체표의 국소적 치료에도 이용되지만, 체내 깊숙이 있는 장부나 조직의 치료에도 응용된다. 즉, 국소 치료와 원격 치료가 동시에 가능한 체계인 것이다.

한의원에서 환자들을 치료하면 손발에 있는 경혈만을 썼는데 위나 간, 폐와 같은 내부 장기의 문제가 해결되는 것을 환자들이 경험하고 깜짝 놀란다. 멀리 떨어진 체표의 경혈에 가해진 미세한 자극에 TV 리모컨처럼 저 몸속 깊은 곳의 장기들이 반응해 급체가 풀리고 간이 편해지고 기침이 멈추기 때문이다. 이건 사실 마법사의 매직 같은 것이다. 신비스럽다고밖에 다른 설명이 불가한 세계가 아닐 수 없다.

경락의 종류는 이 장부들과 관련지어 명칭이 주어졌다. 폐경, 비경, 심경, 신경, 간경, 심포경, 대장경, 위경, 소장경, 방광경, 담경, 삼초경이 그것이다. 원래는 경락이 주로 흐르는 손과 발 그리고 음양 배속에 따라 좀 더 복잡하게 명칭이 부여돼 있다. 예를 들어 폐경의 정식 명칭은 수태음폐경(手太陰肺經)이다(태음은 경락의 삼음삼양三陰三陽 이론과 관련되어 있는 복잡한 용어로 여기서 상술은 피하겠다). 이 경락은 중부혈(中府穴)에서 기시(시작)하여 팔의 내측(陰)으로 주행하여 엄지손가락 끝에서 종지(끝마침)한다.

경락의 이름과 그 경락의 경혈이 꼭 그 경락의 장부와 관련된 특징이나 질병만 연관되어 있지는 않지만, 대체로 그 경락의 장부와 유관한 질병을 치료하거나 예방할 수 있다. 예를 들어 폐경은 폐와 관련된 특성을 가지며 폐로부터 파생되는 질병을 다스리는 기능이 있는 것이다. 이런 관계는 다른 경락들도 마찬가지이다.

알아두기

지압법을 할 때 혈자리의 위치를 표시하는 방법이 필요하다. 전통 의학에서 주로 사용한 방법이 동신촌법(同身寸法) 또는 지촌법(指寸法)이라는 것이다. 환자(측정자가 아니고 환자 본임임에 주의)의 손가락을 이용해서 거리를 측정하는 신박한 방법이다.

동신촌법

• 1촌: 엄지손가락을 손톱이 보이게 하고 엄지척을 했을 때 **엄지손가락 횡문(엄지손가락 마디를 가로지르는 선)의 길이를 1촌**으로 삼는다. 서양의 전통적 길이의 척도인 인치(inch)도 역시 엄지손가락의 너비에서 왔다고 한다. 사람들의 생각이 동서를 막론하고 다 거기서 거기인 것이다.

• 2촌: 집게손가락을 손톱이 보이는 손등 쪽에서 봤을 때 **손가락 끝에서 둘째마디 횡문까지 거리.**

• 3촌: 엄지손가락을 제외한 집게손가락부터 새끼손가락까지 네 손가락을 나란히 붙이고 폈을 때 두 번째 마디의 횡문을 이은 선의 길이.

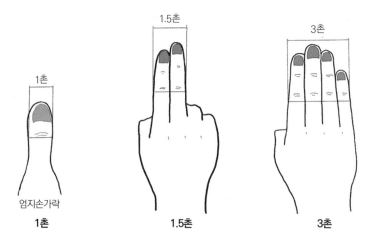

동신촌법_ 손이나 팔 등 몸의 일부를 가지고 길이를 재는 단위로 사용하는 방법.

지압하는 원칙

- 지압의 제1 원칙: 피부 표면에 **수직**으로 누른다.

- 주로 엄지손가락 끝 피부 표면(손톱이 아님)을 사용하는 게 좋지만 엄지를 사용하기 곤란한 위치는 가운뎃손가락이나 집게손가락 혹은 새끼손가락을 이용한다. 엄지를 제외한 네 손가락을 모아서 동시에 누르는 것이 적당할 때도 있다.

- **타인이 몸통에 대해 지압할 때는 가능하면 팔꿈치를 펴고 체중으로 누른다**(손 힘이나 팔 힘을 쓰는 것이 아니다). 지압은 손으로 누르는 것이 아니라 몸으로 누르는 것이다.

- **세게 누르지 않는다.** 아프면 오히려 역효과를 부를 수 있다. 가끔 환자 중에 동네 지압원 같은 데서 지압을 받은 후 몸이 더 아프다는 사람이 있다. 적정한 압력의 지압이 중요하다. 무턱대고 세게 한다고 좋은 것이 아님을 명심하라.

- 타인이 지압할 때는 **숨을 내쉬면서 누를 때 기를 불어넣는다는 생각**을 하면서 하라. 이런 생각이 매우 중요하다. 실제로 기가 전달되는 것이다.

지압 도구

지압을 할 때 손가락 끝으로 하지 않고 도구가 필요할 때도 있다. 손가락이 아프거나, 관절이 평소 약하거나, 악력이 부족하거나, 혹은 몸이 너무 피곤할 때 등등. 그럴 때는 적당한 지압도구를 구입해서 사용해도 된다.

시중에는 여러 가지 지압용 도구가 있다. 나무로 된 것도 있고 금속으로 된 것도 있는데 용도에 맞게 구입해서 사용하면 손가락에 무리한 힘을 가하지 않고 편리하게 지압을 할 수 있다. 특히 관절이 약한 사람들에게 추천한다. 물론 제일 좋은 건 손가락으로 누르는 것임은 말할 나위 없다.

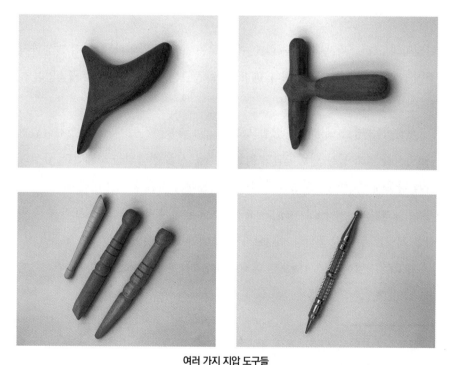

여러 가지 지압 도구들

지압 강도와 혈의 위치 및 면적에 따라 다양한 도구를 사용할 수 있다.
이중 특히 금속 지압봉은 좁은 부위에 세밀한 자극을 줄 때 유용하다.

2 알기 쉬운 지압법

● ○ ○
"不治已病, 治未病."

(불치이병, 치미병: 이미 병이 발생한 것을 다스리지 말고 아직 병이 되지 않은 것을 다스려라.)

한의학의 고전, 『황제내경(黃帝內經)』에 나오는 유명한 말이다. 질병이 발생하기 전에 그것을 예방하라는 말이다. 예방의학의 중요성을 강조하는 말로 끊임없이 회자되는 명구다.

지압법은 병을 예방하는 방법으로 평소에 활용하기에 매우 좋은 건강법이다. 필자가 평소 몸을 단련하면서 경험상 얻은 지압 건강법을 소개한다. 증상에 따라 다음에 제시하는 혈*들을 손가락을 이용해서 지입해 보길 바란나(자신의 손가락이나 타인의 손가락 또는 지압도구를 이용하면 된다). 본인한테 특히 효과 좋은 혈들을 체크해 두면 응급상황에 긴요하게 쓸 데가 생길 것이다.

참고로 경혈은 좌우 1쌍으로 존재한다(인체의 정중앙을 흐르는 임맥과 독맥의 혈

---

* 경혈에 대한 정보는 안영기 편저, 『經穴學叢書』(서울: 성보사, 1991)와 Deng Liangyue 외 10인 공저, 『Chinese Acupuncture and Moxibustion』(Foreign Languages Press, Beijing, China, 1999, pp.135~253)을 기초로 하고, 여기에 필자의 경혈 및 침구에 관한 이론과 임상 경험을 덧붙여 해설한 것이다.

들은 제외). 지압을 할 때는 대체로 아픈 쪽을 사용하지만, 경우에 따라 반대 측을 사용하거나 혹은 양측을 모두 사용할 수도 있다.

※ 독자들의 이해를 돕기 위해 지압에 자주 사용되는 경혈들을 **일러스트 형식의 그림**으로 알기 쉽게 표시했다. 그리고 필요한 경우 **실제 상황의 사진**도 첨부했다. 일러스트로 보면 알기 쉽지만 실제 몸에서는 도해처럼 그렇게 선명하게 드러나지 않기 때문이다. 이것은 여러분의 머리카락 속이나 옷 속에 숨어 있는 보석 같은 경혈들을 찾는 요령이다. 여러분을 평생 지켜줄 건강의 진주를 여기에서 발견하길 바란다.

두부(頭部)

백회(百會)

독맥혈. 두정부 즉 **머리 정상 한가운데**에 있는 혈이다. 두부를 좌우 반으로 나누는 정중선 상의 혈로서 전발제(前髮際, 앞 머리카락과 이마의 경계선)와 외후두융기(外後頭隆起, 뒤통수뼈) 사이의 중간에 위치한다(아래 그림). 몸의 모든 기운이 여기에 집결한다는 뜻이다. 무협지에 자주 등장하는 으뜸 혈 중의 하나. 좌우 손가락을 모아 구부린 상태로 중지 끝을 이용하여 지압한다.

👆주로 신경정신과 질환(두통, 편두통, 불면, 어지럼증, 불안증, 우울증 등)에 효과.

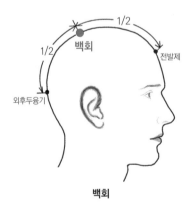

백회

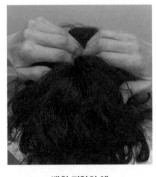

백회 지압의 예

상성(上星)

독맥혈. 두부를 좌우 반으로 나누는 정중선 상의 혈로서, 전발제에서 1촌 위에 있는 혈(백회와 전발제 사이 거리를 5등분 했을 때 전발제에서 1/5 위치. 손끝으로 촉지하면 약간 움푹 들어간 느낌이 든다. 아래 그림 참조). 역시 좌우 가운뎃손가락을 모아 지압한다.

👉 코의 질환(특히 비염, 코막힘 등), 두통 등의 증상에 특효.

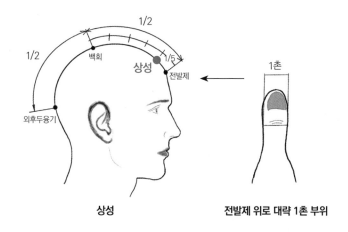

상성   전발제 위로 대략 1촌 부위

감기 걸리면 다음 혈들로 해결하라

풍부(風府)

방광경혈. 외후두융기 직하의 오목한 부위(다음쪽 그림 참조). 엄지손가락으로 지압한다.

👉 주로 외감성 질환(감기나 독감 같은 바이러스 등에 의한 감염성질환)으로 인한 경항강통(뒷목이 뻣뻣하고 아픈 증상), 감기, 두통, 중풍 등에 효과.

풍지(風池)

담경혈. 목덜미 정중앙에서 양쪽(귀 쪽)으로 1.5촌 정도 떨어진 오목한 부위(좌우 1쌍).

역시 엄지손가락으로 지압. 👍외감성 질환(감기나 독감 같은 감염성질환), 어지럼, 두통, 항강통, 고혈압 등에 효과.

예풍(翳風)

삼초경혈. 귓불(귓바퀴) 바로 뒤 하악(턱뼈)과 만나는 함몰 부위(좌우 1쌍). 엄지손가락으로 지압. 👍귀와 관련된 병(이명, 난청, 어지럼 등), 치통, 구안와사 등에 효과.

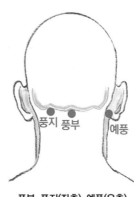

풍부, 풍지(좌측), 예풍(우측)

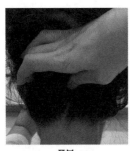

풍부

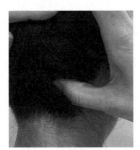

풍지

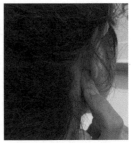

예풍

머리가 시원해지는 두부 지압 루틴

두부의 독맥(督脈) 라인: 독맥은 항문 바로 뒤의 장강혈(長强穴)에서 입 안의 은교혈(齦交穴)까지 몸의 앞뒤 정중선을 따라 흐르는 경맥이다. 머리에서도 독맥은 우리 머리를 딱 반으로 쪼개듯이 뒤통수에서 정수리의 백회를 거쳐 앞니의 중간까지 흐른다.

이 독맥의 라인을 따라 백회혈을 중심으로 앞으로 전발제까지 그리고 뒤로 후발제(뒤 머리카락과 목이 만나는 라인)까지 손가락을 조금씩 이동하면서 지압한다. 엄지와 새끼손가락을 제외한 좌우 2·3·4번째(검지·중지·약지) 손가락 끝(특히 중지)을 모아서 지압하라 (앞의 백회 지압법 사진 참조).

두부의 지압은 다음과 같은 순서로 하면 좋다.

> 백회 ➔ 백회에서 앞으로 전발제까지 조금씩 손을 움직이며 지압 ➔
> 다시 백회에서 뒤로 이동하며 후발제까지 지압 ➔ 풍부 ➔ 풍지 ➔ 예풍

👍 위와 같은 순서로 매일 지압하면 **머리가 맑아지고 눈이 밝아지며 시원해진다.** 두통, 편두통, 고혈압 등에 효과.

안면 부위

● ○ ○

이비인후과 자주 갈 필요 없다

태양(太陽)_____ 경외기혈. 좌우 관자놀이 부근을 좌우 엄지손가락을 이용하여 지압한다(누르면 뻐근하면서 시원한 느낌. 아래 그림 참조). 👍두통의 요혈. 편두통, 어지럼증, 안구피로 등에도 효과.

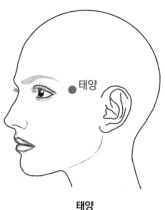

태양

인당(印堂)_____ 경외기혈. 양 눈썹 사이 미간의 정중앙(다음쪽 그림). 가운뎃손가락으로 지압. 👍코 질환(코막힘, 알레르기비염 등)이나 불면 등에 효과.

정명(睛明)_____ 방광경혈. 좌우 눈의 내안각(內眼角, 안쪽 꼬리). 눈을 감고 양쪽 눈의 안쪽 꼬리를 좌우 가운뎃손가락을 이용하여 지압한다. 👍누르면 눈이 시원해진다. 안구 질환, 눈 피로 등에 효과.

사백(四白)_____ 위경혈. 동공 중심에서 수직 하방으로 선을 그어 안와(눈두덩이) 아래 광대뼈 상에서 만나는 오목한 부위(좌우 1쌍). 가운뎃손가락으로 지압. 👍안구 질환(충혈, 안구통증, 노안, 안검 떨림), 구안와사, 축농증 등에 효과.

영향(迎香)_____ 대장경혈. 콧방울 중간에서 약간 외측 팔자 주름 근처 오목한 부위(좌우 1쌍). 새끼손가락으로 지압하면 편하다. 👍코 질환(비염, 감기, 축농증, 후각 저하 hyposmia, 코피), 구안와사 등에 효과.

119 상황이 닥쳤을 때

수구(水溝)_____ 독맥혈. 코 밑 인중의 중간. 새끼손가락으로 지압. 👍응급혈로 쇼크, 혼미, 전간(간질)에 효과. 또한 요부염좌, 안면질환 등에도 쓰인다. 여기 소개하는 혈들로 응급조치 하면서 동시에 119를 부르면 된다.

승장(承漿)_____ 임맥혈. 아랫입술 바로 아래 오목한 부위. 새끼손가락으로 지압. 👍응급혈 로서 구안와사, 중풍으로 인한 혼수, 반신불수 등에 좋다. 그리고 치통, 구내염 등에도 효과. 이 상 여섯 혈은 오른쪽 그림 참조.

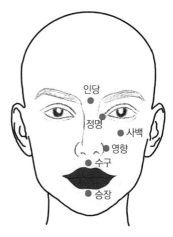

인당, 정명, 사백, 영향, 수구, 승장

입 돌아갔을 때 쓰는 혈

지창(地倉)_____ 위경혈. 양쪽 입술 끝에서 약간 떨어진 부위. 새끼손가락으로 지압. 👍구안와사, 삼차신경통, 침 흘림, 눈떨림 등에 효과.

협거(頰車)_____ 위경혈. 이를 악 물었을 때 좌우 턱뼈 각 근처에 불룩 올라오는 교근(씹을 때 작용하는 저작근의 일종)의 제일 높은 위치. 집게손가락으로 지압. 👍턱관절 질환이나 치아 통증 그리고 구안와사, 삼차신경통, 침 흘림, 개구장애(lockjaw, 입을 벌리지 못함) 등에 효과.

다음 두 혈은 세트로 지압하는 것이 좋다.

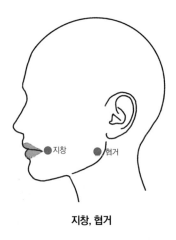

지창, 협거

참고로 좌측의 지창과 협거를 세트로 동시에 지압할 때는 왼손 새끼손가락으로 지창을, 그리고 검지손가락으로 협거를 지압하면 편리하다. 구안와사는 초를 다투는 응급상황이므로 곧바로 가까운 한의원에 가서 치료받는 것이 좋다.

귀에서 밤낮으로 소리가 난다면

청궁(聽宮)_____ 소장경혈. 입을 벌릴 때 나타나는, 귀 앞 함몰 부위. 좌우 1쌍. 입을 벌리고 엄지손가락으로 지압. 👍 귀병(이명, 난청, 어지럼증, 메니에르증후군 등), 턱관절통 등에 좋다.

이문(耳門)_____ 삼초경혈. 청궁 바로 위 함몰 부위. 좌우 1쌍. 입을 벌리고 엄지손가락으로 지압. 👍 귀병(이명, 난청, 어지럼증, 메니에르증후군 등), 중이염, 치통 등에 효과.

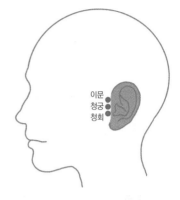

이문, 청궁, 청회

청회(聽會)_____ 담경혈. 입 벌릴 때 나타나는, 청궁 바로 아래 함몰 부위. 입을 벌리고 엄지손가락으로 지압. 좌우 1쌍. 👍 귀병(이명, 난청, 어지럼증, 메니에르증후군 등), 턱관절통, 치통 등에 효과.

위의 세 혈도 역시 세트로 지압하는 것이 좋다.

얼굴이 예뻐지고 슬림해지는 안면 지압 루틴

> 태양 → 인당 → 정명 → 사백 → 영향 → 수구 → 승장 → 지창 → 협거 → 청궁(입 벌리고 지압) → 이문 → 청회(입 벌리고 지압)

위와 같은 순서로 지압하면 얼굴의 감각기관들이 두루 좋아진다. 👍 두통, 안구피로, 비염, 코막힘, 구안와사, 귀 질환, 턱관절장애 등에 효과. 얼굴 피부 미용에도 탁월한 효과.

어깨 부위

● ○ ○

어깨 죽지가 떨어져 나간다면

견정(肩井)_____ 담경혈. 제7경추 극돌기(고개를 숙이면 가장 돌출하는 경추 돌기) 하에 있는 대추혈(大椎穴)과 견봉단(견갑가시의 외측단)을 이은 선의 중점으로 승모근의 최정점인 부위. 흔히 뒷목과 어깨 사이에 있는 승모근의 한 가운데 부근, 제일 높은 부위에서 취혈한다(눌렀을 때 가장 얼얼한 통증이 느껴지는 부위). 가운뎃손가락으로 지압.

👍중풍으로 인한 반신불수, 견배통(어깨와 어깨 주위 등의 통증), 견관절주위염 등에 효과. 어깨 담 결릴 때 쓸 수 있는 요혈.

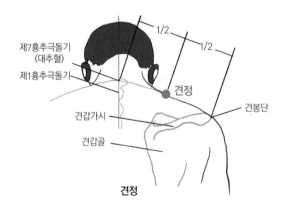

견정

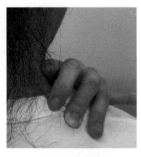

견정(중지로 지압)

견료(肩髎)_____ 삼초경혈. 견봉단(견봉 끝)의 뒤쪽, 바로 밑 오목한 곳. 가운뎃손가락으로 지압. 👍중풍으로 인한 반신불수, 고혈압, 어깨와 팔의 통증에 효과.

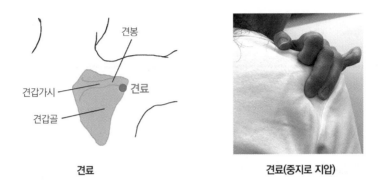

견료

견료(중지로 지압)

견우(肩髃)_____ 대장경혈. 견갑골의 견봉과 상완골대결절(그림) 사이로서, 팔을 약간 올리면 어깨 끝 부분, 앞쪽에 오목하게 들어가는 부위. 엄지나 가운뎃손가락으로 지압. 👍어깨관절통, 팔 통증, 중풍 및 후유증(힘빠짐, 반신불수 등), 고혈압 등에 효과.

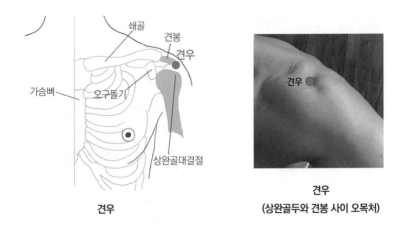

견우

견우
(상완골두와 견봉 사이 오목처)

상지

● ○ ○

엘보우 해결사

곡지(曲池)_____ 대장경혈. 팔을 굽혀 손바닥을 가슴에 댔을 때 팔꿈치 내측 횡문(팔꿈치 내측에 생긴 가로줄)이 끝나는 곳(누르면 뻐근함과 함께 상완골과 노뼈가 만나는 관절이 느껴진다). 엄지손가락으로 지압. 🔎팔꿈치 관절통, 마비, 고혈압, 고열 등에 효과. 곡지는 열을 내리는 효과가 좋아 눈이 충혈되고 아프거나 치통, 인후통, 피부발진 등의 염증성 질환에도 자주 쓰인다.곡지(왼팔에서 취혈할 때)

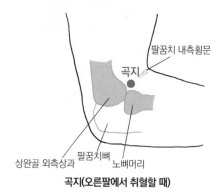

곡지(오른팔에서 취혈할 때)

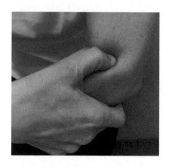

곡지(왼팔에서 취혈할 때)

척택(尺澤)_____ 폐경혈. 주관절 내측에 상완이두근건(그림처럼 팔을 약간 구부리고 힘을 줬을 때 팔꿈치 내측 중앙에서 도드라지게 잡히는 힘줄)에 접한 외측의 오목한 부위. 엄지나 검지, 중지로 지압. 👍폐질환(해수, 천식, 폐렴, 기관지염 등)에 주로 쓰인다. 주관절통증에도 효과.

곡택(曲澤)_____ 심포경혈. 주관절 내측의 상완이두근건에 접한 내측의 오목한 부위(그림 참조). 엄지손가락으로 지압. 👍흉통, 심장질환 등에 효과. 주관절과 팔의 통증에도 효과.

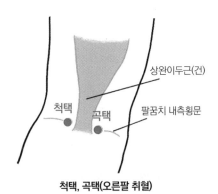

척택, 곡택(오른팔 취혈)

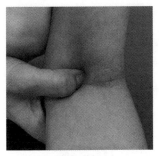

곡택(왼팔 취혈)

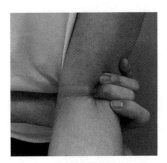

척택(왼팔 취혈)

소해(少海)_____ 심경혈. 주관절 내측 횡문의 안쪽 끝과 상완골내측상과(팔꿈치 안쪽에 도드라진 뼈로서 손가락으로 튕기면 전기쇼크가 느껴지는 곳) 사이 오목한 곳. 엄지손

가락으로 지압. 𝒞흉통, 정신 질환(건망, 불안증, 조현병 등)에 효과. 상지통증, 주관절통
에도 효과.

소해(小海)_____ 소장혈(앞의 심경혈인 소해와 다른 혈임에 유의. 한자가 다르다). 팔
꿈치를 구부렸을 때 주두(팔꿈치로 가격하는 부위)와 상완골내측상과(팔꿈치 안쪽에 전
기쇼크가 느껴지는 곳) 사이 오목한 부위. 엄지손가락으로 지압. 𝒞손이나 팔의 통증, 어
깨 뒤쪽의 통증, 두통, 항통에 효과.

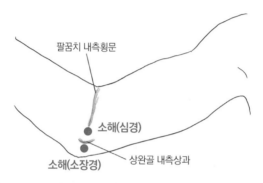

소해(少海, 심경), 소해(小海, 소장경)

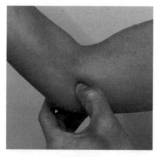

소해(심경)

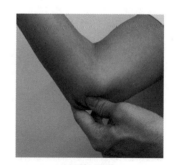

소해(소장경)

내과와 외과를 통치한다

내관(內關) _____ 손바닥을 하늘로 하고 팔꿈치를 폈을 때 손목횡문선(손목을 가로지르는 선) 중점에서 팔꿈치 쪽으로 2촌 거리. 엄지손가락으로 지압. ⚐식도염 외에 위질환(위통, 복통), 심장질환(흉통, 심계, 불안) 등에 효과.

외관(外關) _____ 손목 바깥 횡문의 상방 2촌, 척골과 요골 사이에 위치(내관과 마주 보는 대척점. 그림 참조). 엄지나 검지, 중지로 지압. ⚐감기, 발열, 상지 관절통 등에 효과.

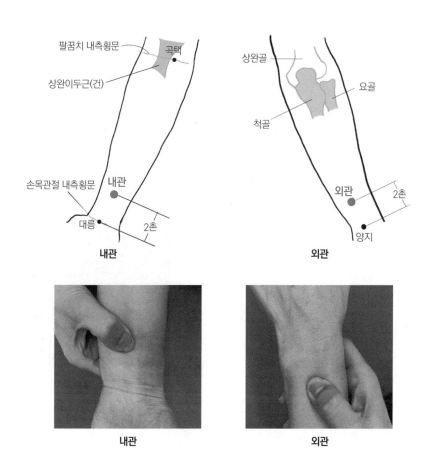

손목

● ○ ○

손목이 시큰할 때

양계(陽谿)＿＿＿＿ 대장경혈. 엄지손가락을 위로 신전(엄지척)했을 때 손목에 나타나는 두 힘줄 사이의 오목한 부위(장무지신근건과 단무지신근건 사이). 엄지로 지압한다.

👍손목관절 주위의 질환과 두통, 안구통증 및 충혈, 인후통, 치통 등에 효과.

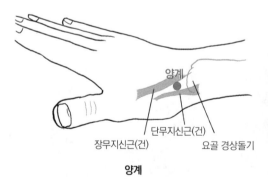

장무지신근(건)　　단무지신근(건)　　요골 경상돌기

양계

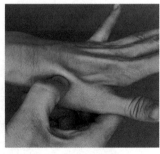

양계_ 두 힘줄 사이

양곡(陽谷)_____ 소장경혈. 손등의 손목관절 횡문 척측단(바깥쪽)의 오목한 부위(손날과 손목이 만나는 오목한 부위. 아래 그림 참조). 다른 손으로 손등을 잡고 집게손가락으로 지압한다. 👍손목관절통증, 발열질환 등에 효과.

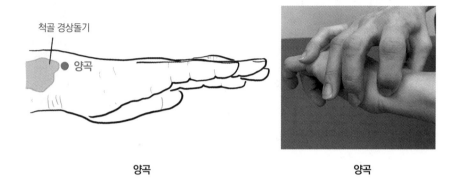

척골 경상돌기

양곡

양곡   양곡

대릉(大陵)_____ 심포경혈. 손목 내측 횡문의 중간 부위로 주먹을 쥐었을 때 손목에 튀어나오는 두 근건(그림의 요측수근굴근건과 장장근건) 사이에 있다. 다른 손의 엄지손가락으로 지압. 👍정신 및 심장질환(흉통, 심계, 불면 등) 그리고 손목관절 및 주위조직의 질환에 효과.

신문(神門)_____ 심경혈. 손바닥 쪽 손목 횡문의 척골 쪽 끝(그림의 수근횡문척측단)의 오목한 부위. 엄지손가락으로 지압한다. 👍정신질환(불안, 심계, 건망, 불면 등), 심장병 등에 효과.

태연(太淵)_____ 폐경혈. 손바닥 쪽 손목 횡문의 요골 쪽 끝(그림 참조)의 오목한 부위. 엄지손가락 또는 검지손가락으로 지압한다. 👍폐질환(해수, 천식, 감기, 인후통, 흉통 등)과 요측 손목관절 및 주위 질환에 효과.

양지(陽池)_____ 삼초경혈. 손등 쪽에서 볼 때 손목 횡문 상의 총지신근건과 소지신근건 사이 오목한 부위(그림의 손목 횡문 상의 요골과 척골의 사이). 엄지나 검지로 지압한다. ☝️손목관절 및 손목 주위 조직의 질환과 외감성질환(감기, 편도염 등) 등에 효과.

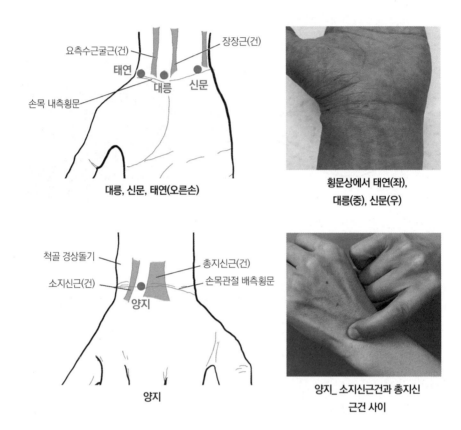

대릉, 신문, 태연(오른손)

횡문상에서 태연(좌),
대릉(중), 신문(우)

양지

양지_ 소지신근건과 총지신
근건 사이

손과 손바닥

● ○ ○

막힌 곳을 뚫어라

합곡(合谷)_____ 대장경혈. 제1중수골(엄지손가락과 연결되는 손바닥뼈)과 제2중수골(집게손가락과 연결되는 손바닥뼈) 사이 중앙에서 약간 검지손가락 쪽에 위치한다. 손등이 보이게 왼손을 놓고 엄지손가락과 검지손가락을 붙여보면 살이 불룩 올라오는 곳(다섯 손가락을 다 같이 붙이면 더 편하다). 누르면 얼얼하게 아픈 느낌을 주는 부위가 취혈 포인트. 엄지손가락으로 지압한다. 👍소화계 질환(급체, 소화불량 등) 외에 외감성 질환(감기, 두통, 항통 등), 오관 질환(안구충혈 및 통증, 코막힘 등), 각종 통증(치통, 안면통, 인후통 등), 구안와사 등을 치료한다.

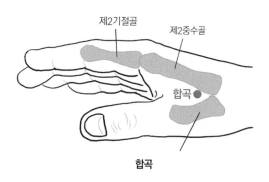

합곡

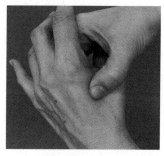

합곡_ 엄지와 검지 사이

정신줄을 잡아주는 혈

후계(後谿)_____ 소장경혈. 손등을 위로 하고, 제5기절골과 제5중수골의 관절부의 바깥에서 취혈(그림 참조). 검지나 중지로 지압. 👍도한(수면 중 식은땀), 정신질환, 전간(간질병), 항강통, 이명, 인후통 등에 효과.

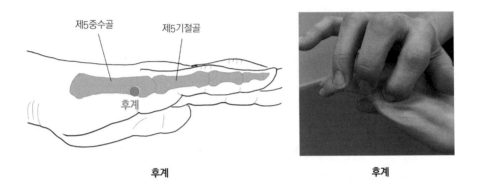

후계	후계

소부(少府)_____ 심경혈. 손가락을 쥐었을 때 소지(새끼손가락) 끝이 닿는 손바닥 부위(다음쪽 그림의 제4 및 제5중수골 사이). 엄지 또는 검지로 지압. 👍심장질환(심계, 부정맥, 흉통 등), 소변불리 등에 효과.

노궁(勞宮)_____ 심포경혈. 손을 쥐었을 때 중지(가운뎃손가락) 끝이 닿는 손바닥 부위(그림의 제2 및 제3중수골 사이). 엄지 또는 검지로 지압. 👍중풍, 혼수, 흉통, 정신질환, 구내염 등에 효과.

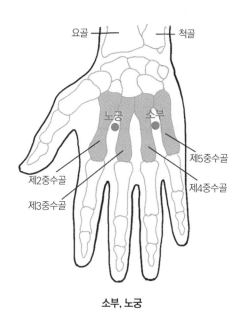

요골　　　척골

노궁　소부

제5중수골

제2중수골

제4중수골

제3중수골

소부, 노궁

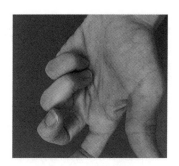

소부_ 소지가 닿는 곳

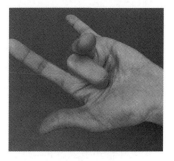

노궁_ 중지가 닿는 곳

흉협부(가슴과 옆구리)

● ○ ○

기침에 특효인 혈

중부(中府穴)_____ 폐경혈. 쇄골외단(오드리 햅번처럼 마른 여성의 목과 어깨 사이에 도드라지게 보이는 빗장뼈의 바깥쪽 끝) 아래 1촌의 오목한 위치(다음쪽 그림의 오구돌기 내측). 앉은 자세에서 반대쪽 엄지손가락 끝으로 지압한다(오른쪽 중부혈은 왼손 엄지손가락으로, 왼쪽 중부혈은 오른손 엄지손가락으로 누른다). 🤚기관지와 폐질환(기침, 천식, 흉통, 흉만), 배통(등의 통증), 액하통(겨드랑이 통증), 중풍 및 상지의 병변(주관절, 손목관절, 손가락 등의 통증, 감각 및 운동장애) 등에 효과.

천돌(天突)_____ 임맥혈. 흉골(sternum, 가슴뼈)의 윗부분, 정중앙의 오목한 부위. 검지 또는 중지로 지압. 🤚기관지 및 폐질환(기침, 천식 등), 앞목 부위 질환(인후통, 갑상선질환, 성대질환, 식도질환) 등에 효과.

수부(兪府)_____ 신경혈. 쇄골 내측 끝 바로 아래 오목한 부위(그림 참조). 검지 또는 중지로 지압. 🤚기관지 및 폐질환(기침, 천식, 흉통, 흉만) 등에 효과.

가슴이 답답하고 숨이 안 쉬어질 때

전중(膻中)_____ 임맥혈. 누운 상태에서 양유(양 젖꼭지) 사이의 중점(그림 참조)으로서 가슴뼈 상에서 취한다. 엄지로 지압. 👍기관지 및 폐질환(기침, 천식, 흉통, 흉만), 유선염, 늑간신경통, 심장병, 배통(등의 통증) 등에 효과.

기문(期門)_____ 간경혈. 제6늑간 내측단의 오목한 부위. 6번째 갈비뼈와 7번째 갈비뼈 사이(젖꼭지로부터 두 번째 갈비뼈의 아래) 내측 끝의 오목한 부위를 엄지손가락으로 지압한다(위에 가스가 있을 때 누르면 트림이 나온다). 👍간담 질환(간염, 간경화, 간암, 담낭염, 담석, 담낭암 등), 소화장애(위염, 구토, 복부팽만 등), 늑간신경통, 배통, 흉막염 등에 효과.

일월(日月)_____ 담경혈. 제7늑간 내측단의 오목한 부위(기문혈 바로 아래 늑간 오목 부위). 엄지로 지압(위에 가스가 있으면 역시 트림이 나온다). 👍간담 질환(담낭염, 간염 등), 늑간신경통, 소화기질환(소화불량, 위염, 위궤양, 위통, 위산과다 등) 등에 효과.

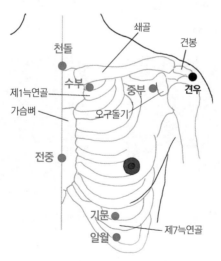

중부, 천돌, 수부, 전중, 기문, 일월

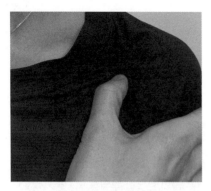

중부_ 쇄골단 아래 오목처

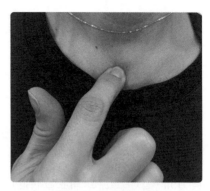

천돌_ 흉골 상부 오목처

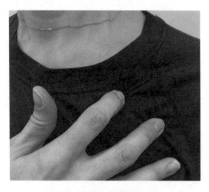

수부_ 쇄골과 제1늑골 사이

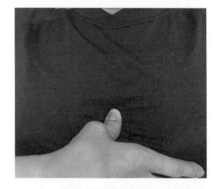

전중_ 양유(兩乳) 간 중점

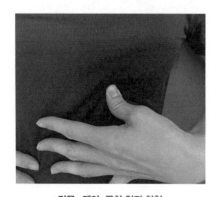

기문_ 제6늑골하 엄지 취혈

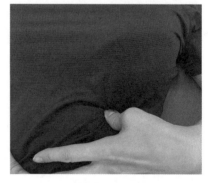

일월_ 제7늑골 아래

복부

● ○ ○

소화불량의 대표혈

중완(中脘)_____ 임맥혈. 와위(누운 자세)로, 배꼽(신궐)과 흉골체(가슴뼈) 끝(그림의 검
상돌기와 가슴뼈가 만나는 부위)의 중앙에서 취혈. 엄지나 가운뎃손가락으로 지압. 위
장질환(위염, 위궤양, 위하수, 위산과다 등) 그리고 장질환(복통, 설사, 변비, 복부팽만
등), 소화불량 등에 효과. 소화계 질환 치료에 가장 중요한 혈 중 하나이다.

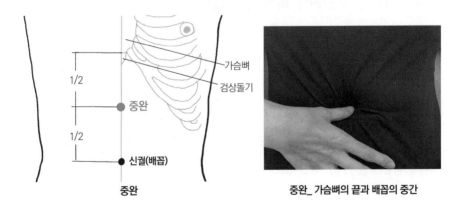

중완 가슴뼈
검상돌기
1/2
중완
1/2
신궐(배꼽)
중완

중완_ 가슴뼈의 끝과 배꼽의 중간

천추(天樞)_____ 위경혈. 와위(누운 자세)로, 배꼽 좌우로 2촌 떨어진 부위에서 취혈(아래 그림). 중지로 지압. 👍위와 장 질환(위염, 장염, 설사, 변비, 복부팽만 등), 근제통(배꼽 주위 통증), 장명(배의 소리), 요통, 담석, 배통, 늑간신경통 등에 효과.

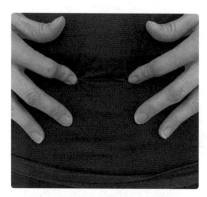

천추_ 신궐 양방 2촌(검지 취혈)

비뇨기과나 산부인과에 특히 가기 싫다면

관원(關元)_____ 임맥혈. 와위(누운 자세)로, 배꼽(신궐) 아래 3촌 부위에서 취혈(다음쪽 그림). 엄지나 중지로 지압. 👍장 질환(복통, 설사)과 비뇨생식기 질환(신장질환, 월경통, 하복통, 생리불순, 자궁질환, 발기부전, 야뇨, 요실금), 배통, 늑간신경통 등에 효과.

곡골(曲骨)_____ 임맥혈. 와위로 치골결합(성기 바로 위에서 만져지는 뼈) 바로 위 오목처에서 취혈(그림 참조). 주로 비뇨생식기 질환(요실금, 야뇨, 생리통, 생리불순, 하복통, 신장질환, 기타 자궁 및 난소질환 등)에 응용.

중극(中極)_____ 임맥혈. 와위(누운 자세)로, 배꼽 아래 4촌 부위(관원과 곡골의 중간)

에서 취혈. 엄지나 중지로 지압. 🖐비뇨생식기 질환(요실금, 야뇨, 발기부전, 조루, 정액 누설, 생리통, 생리불순, 하복통, 신장질환, 자궁 및 난소질환 등), 장질환(복통, 설사 등), 요통, 서혜통, 고관절 통증 등에 효과.

충문(衝門)_____ 비경혈. 치골결합 상연(윗부분)의 곡골혈에서 좌우로 3.5촌 떨어진 부위(서혜부 즉 사타구니의 중간, 대동맥의 박동이 느껴지는 곳). 엄지 또는 중지로 지압. 🖐산통(서혜부의 당기는 통증), 요폐(소변이 안 나오는 증상), 자궁 및 난소 질환, 고환 질환, 신장병(신염, 신부전 등) 등에 효과.

기충(氣衝)_____ 위경혈. 와위(누운 자세)로, 치골 바로 위 곡골혈에서 좌우 2촌 떨어진 부위에서 취혈. 검지나 중지로 지압. 🖐남녀 생식기 질환(발기부전, 생리불순 등), 신장 병(신염, 신부전 등), 복통, 장명, 산기(疝氣, 생식기가 붓고 아픈 증상) 등에 효과.

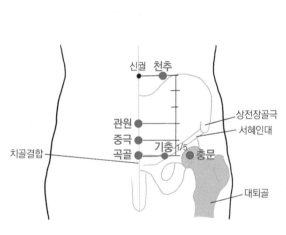

천추, 관원, 중극, 곡골, 기충, 충문

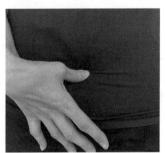

관원_ 신궐 아래 3촌

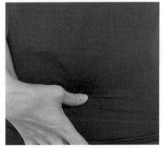

중극_ 관원과 곡골의 중간

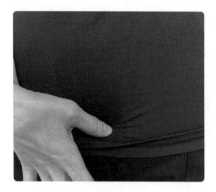

곡골_ 치골 바로 위

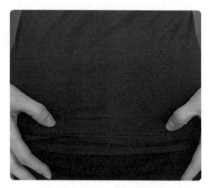

충문_ 곡골 양방 3.5촌

위와 장이 좋아지는 최고의 복부(abdomen) 지압 루틴

누운 자세로, 명치부터 시작하여 복부 정중선(임맥)을 따라 아래로 약 2~3cm 간격으로 지압을 하면서 내려간다. 누를 때 천천히 호흡을 내쉬고, 뗄 때 천천히 호흡을 들이쉰다(각 포인트마다 누를 때 숨을 내쉬면서 속으로 천천히 숫자를 하나, 둘, 셋, 넷 하고 카운트를 하고, 뗄 때는 숨을 들이쉬면서 숫자를 다섯, 여섯, 일곱, 여덟 하고 카운트를 하는 것이 좋다).

본인이 스스로 지압할 때는 좌우 손가락을 구부려 서로 붙이고 가운뎃손가락을 중심 포인트로 하여 복부 표면에 수직으로 누른다(타인이 하는 경우는 지압 받는 사람의 복부 위에서 양 엄지손가락을 펴서 나란히 붙이고 엄지손가락 끝으로 누른다). 지압을 할 때 배꼽은 누르지 않고 건너뛰어 계속 지압하며 하복부 치골의 접합부 위쪽에 도달하면 시계 방향으로 복부의 외측(복부의 표면에 수직으로 지압함을 숙지할 것)을 따라 크게 원을 그리며 진행한다.

대체적인 궤적은 명치 부근에서 수직으로 내려가 하복부 끝, 치골 상연에 다다르면 우측으로 방향을 바꿔 시계방향으로 진행하면서 원을 그린다(이렇게 시계방향으로 가는 것은 대장 연동의 흐름과 동일하게 맞추기 위함이다). 한번 할 때 3~5회(사이클)가량 하면 적당하다.

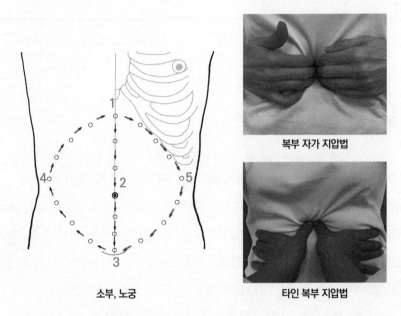

소부, 노궁

복부 자가 지압법

타인 복부 지압법

복부 지압 순서는 1(명치 부근) ➔ 2 ➔ 3(치골 상연) ➔ 4(우측 갈비뼈 하연) ➔ 1(명치 부근) ➔ 5(좌측 갈비뼈 하연) ➔ 3(치골 상연)와 같이 하되, 중간에 만나는 배꼽은 누르지 않고 건너뛴다.

효능: 매일 수시로 이 지압을 해주면 소화불량이나 변비, 설사 등의 장질환, 불안증, 수면장애 등에 좋은 효험을 볼 수 있다. 한번 해보라! 마음이 호수처럼 고요하고 편안해진다.

등 부위

● ○ ○

등짝이 늘 아프다면

피로와 건강 동시에 잡는 최고의 등(back) 지압 루틴(2인 1조로 지압)

경추부터 흉추 그리고 요추까지 등의 척추극돌기 및 엉덩이의 천골 정중능선(여기에 독맥督脈이 흐른다) 양 변(척추 정중선에서 좌우 1.5촌 떨어진 방광경 제1선)의 피부를 지압한다(그림 참조). 방광경 제1선은 인체의 거의 모든 오장육부를 조절할 수 있는 배수혈(背腧穴)들이 집약돼 있어 장부와 관련된 질환의 진단 및 치료에 매우 중요하다.

    등 지압은 효과가 좋은 질병 예방 및 치료법이지만, 본인은 할 수 없고 타인이 대신 해줘야 한다(부부 간 금슬 다지기에 최적*). 지압을 시행하는 사람이 자신의 양쪽 엄지손가락 끝을 이용해 척추 양 측면의 피부(척추 좌우 횡돌기 부근)를 수직으로 차례차례 지압한다(제8흉추 양변에는 혈이 없으나 지압의 효과를 위해 포함시켰다. 팔꿈치를 펴고 손가

---

* 지혜의 고전 『중용(中庸)』 12장에 다음과 같은 구절이 있다: "君子之道, 造端乎夫婦; 及其至也, 察乎天地." 그 뜻은 다음과 같다: "군자의 도는 부부지간에서 그 단초가 시작된다. 하지만 그 지극한 경지에 이르면 하늘과 땅에 가득 차게 드러난다." 아름다운 표현이라고 생각한다.

락 힘이 아닌 체중을 이용해 누른다).

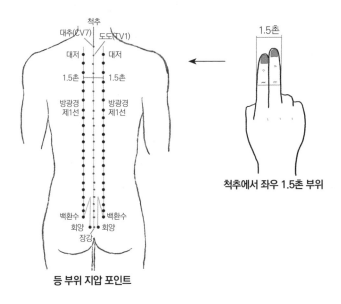

등 부위 지압 포인트

척추 양방 1.5촌 떨어진 방광경 제1선을 지압한다. 대추혈(大椎穴, 목을 구부리면 가장 튀어나온 척추인 체7경추 CV7 극돌기 직하에 위치)의 바로 아래 도도혈(陶道穴, 제1 흉추 TV1 직하에 위치) 양방 1.5촌 떨어진 대저혈(大杼穴)부터 시작하여 그림과 같이 척추 극돌기 양방 1.5촌 부위를 차례차례 지압하면서 내려간다(흉추 12개, 요추 5개, 천추 4개의 양방 1.5촌 그리고 꼬리뼈 1개의 양방 0.5촌).

엉덩이뼈(薦骨, 천골)의 아랫부분에 위치한 백환수(白環兪)까지 지압하고 마지막으로 꼬리뼈 직하의 장강혈(長强穴) 양방 0.5촌에 위치한 회양혈(會陽穴)까지 지압한다(백환수와 회양 사이에도 상료上髎, 차료次髎, 중료中髎, 하료下髎의 4혈이 추가로 있으나 지압 효과 면에서는 대차 없으므로 그림에서는 포인트를 생략했다).

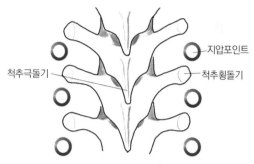

지압포인트

척추극돌기

척추횡돌기

적절한 지압점 위치_ 척추횡돌기 끝들 사이 오목처

엉덩이

● ○ ○

고관절이 고장 나면 인생 끝이다

환도(環跳)_____ 담경혈. 대퇴골의 대전사(greater trochanter)로부터 위로 1촌 가량의 위치(대둔근 상)에 있다. 👆고관절부터 허벅지, 다리의 외측 라인을 따라 나타나는 통증(좌골신경통, 요추협착증, 허리 및 허벅지의 통증, 고관절 및 주위 연부 조직의 질환), 신장병(신염, 신부전, 신장암 등), 여성생식기 질환 등에 효과. 엎드린 자세에서 엄지손가락을 이용해 지압한다. 스스로도 할 수 있지만, 타인이 지압하는 것이 더좋다.

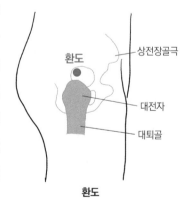

환도

상전장골극

대전자

대퇴골

환도

대퇴(허벅지)

● ○ ○

무릎 병은 이걸로

양구(梁丘)_____ 위경혈. 무릎을 쭉 펴면 슬개골 외측에 홈이 생기는데, 그 홈을 위로 쭉 밀어 올리면 막히는 곳(슬개골 외측상연 위로 3촌 부위)에서 취혈. 엄지로 지압. 👍위 와 장 질환(위염, 복통, 설사 등) 그리고 슬관절 부위(주로 바깥쪽) 통증 등에 효과.

혈해(血海)_____ 비경혈. 슬개골 내측상연으로부터 위로 2촌 부위로서, 중극 관원과 곡 골의 중간대퇴를 펴고 힘을 주면 나타나는 근육들 사이 도랑의 끝 지점에서 취혈. 엄지로 지압. 👍여성 생식기 질환(생리불순, 기능성자궁출혈 등), 피부 질환(두드러기, 피부소양 증 등), 빈혈 등에 효과. 의자에 앉아 무릎을 구부린 상태에서 엄지손가락으로 지압한다.

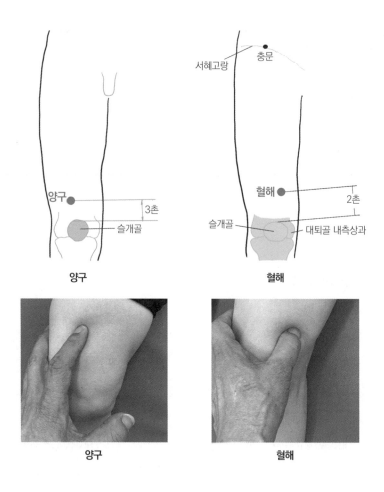

양구

혈해

양구

혈해

햄스트링 파열 예방 혈들

승부(承扶)_____ 방광경혈. 엉덩이횡문(엉덩이와 대퇴가 만나는 선)의 중앙(대둔근 하단 부위. 다음쪽 그림 참조). 중지로 지압. 👍요통, 요추협착증, 좌골신경통 등에 효과.

은문(殷門)_____ 방광경혈. 대퇴의 후면 중앙에 위치. 엎드려서 지압한다(본인보다 타인이 지압하는 것이 더 좋다). 본인이 할 때는 중지로, 타인이 할 때는 엄지로 지압한다.

👍요배통(허리와 등의 통증), 요추 추간판탈출증, 요추협착증, 좌골신경통 등에 효과.

위중(委中)_____ 방광경혈. 슬와(오금) 횡문의 중앙 위치. 검지나 중지로 지압. 👍요배통, 요추협착증, 좌골신경통, 슬관절염, 비복근 경련(종아리근육 쥐남), 하지통증, 하지마목, 복통, 구토, 설사 등에 효과.

위양(委陽)_____ 방광경혈. 슬와(오금) 횡문의 가장 바깥 끝 부위. 엄지나 중지로 지압. 👍요배통, 비복근경련(종아리 쥐난 것), 신장과 방광 질환, 복부팽만, 부종 등에 효과.

음곡(陰谷)_____ 신경혈. 슬와(오금) 횡문을 따라 내측으로 가면 만나는 힘줄(반건양근건)과 다음 힘줄(반막양근건) 사이에 존재. 엄지로 지압. 👍비뇨생식기 질환, 내측 슬관절 질환에 효과.

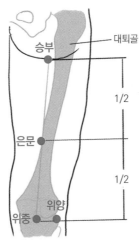

승부, 은문, 위중, 위양(오른다리 기준)

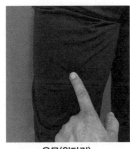

은문(왼다리)

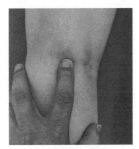

위중(왼다리)

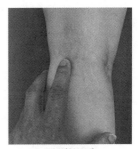

위양(왼다리)

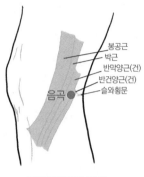

봉공근
박근
반막양근(건)
반건양근(건)
슬와횡문
음곡

음곡(오른다리 기준)

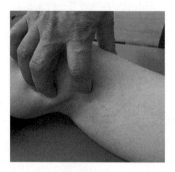

음곡(왼다리)

하퇴(무릎 아래의 다리)

● ○ ○

독비(犢鼻)_____ 위경혈. 슬개골(무릎뼈) 아래의 바깥쪽 오목한 부위. 누운 자세에서 무릎을 구부리고 취혈하여 지압한다. 중지로 지압. 슬관절 및 주위 연부조직의 통증 질환에 효과.

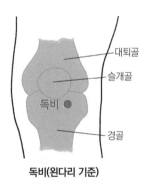

독비(왼다리 기준)

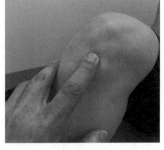

독비(왼다리)

만병통치혈이 여기 있다

족삼리(足三里)_____ 위경혈. 경골 조면(다음쪽 그림에서 슬개골 바로 아래, 만지면 울 퉁불퉁한 부위)의 외측으로부터 1촌 부위. 취혈 방법은 무릎을 구부리고 경골 전면(예전

군대에서 말하는 '쪼인트' 까이는 부위)의 바깥쪽 라인을 손가락 끝으로 밀어 올려 멈추는 곳(본인이 취할 때는 가운뎃손가락 또는 집게손가락을 이용한다. 타인이 취할 때는 엄지 손가락 이용). 👍위와 장의 질환(소화불량, 복통, 구토, 설사), 췌장 질환 등 소화와 관련 된 최고의 요혈.

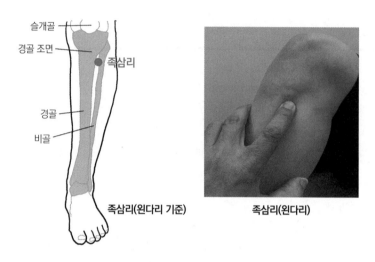

족삼리(왼다리 기준)

족삼리(왼다리)

간담이 걱정이라면

양릉천(陽陵泉)_____ 담경혈. 비골두(다음쪽 그림에서 경골 바로 뒤의 뼈로서, 족삼리 후방에서 약간 위에 잡히는 둥근 뼈가 비골두) 바로 앞, 약간 아래에 있는 오목한 곳에 있 다. 엄지로 지압. 👍간담의 질환(간염, 간경화, 담낭염, 담석 등), 슬관절통 및 슬관절 주 위 질환에 효과.

복통 설사가 잦을 때

음릉천(陰陵泉)_____ 비경혈. 경골 머리 내측의 바로 후면과 비복근(gastrocnemius m. 장딴지근) 사이의 오목한 부위(양릉천과 좌우 대척점으로 그림 참조). 다리를 펴고 내측 경골 후면을 따라 손가락으로 밀고 올라가다 뼈가 돌출한 부위에서 멈추는 곳에서 취혈한다. 엄지로 지압. 🖎복통, 복부팽만, 설사, 부종, 황달, 비뇨생식기 질환(요실금, 요로염, 생리불순, 정액누설, 발기부전 등) 그리고 무릎통증 등에 효과.

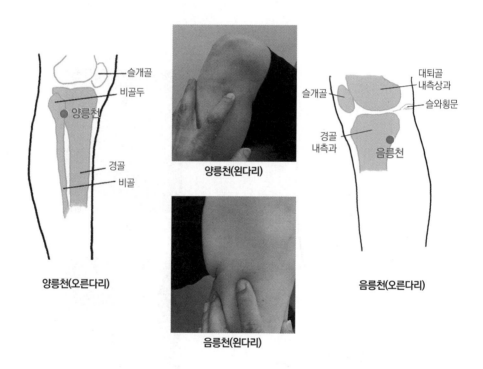

양릉천(왼다리)

양릉천(오른다리)

음릉천(왼다리)

음릉천(오른다리)

종아리가 항상 무겁고 아프다면

승근(承筋)_____ 방광경혈. 비복근(장딴지근육)의 중간(볼록한 위치. 엎드려서 종아리에 힘을 주면 비복근이 드러나는데 그 근육의 중앙점을 취한다(누르면 뻐근한 통증이 느껴진다). 중지로 지압. 👆두통, 등허리통증, 하퇴(무릎 아래 부위) 통증, 비복근경련(종아리 쥐), 하지마비 등의 질환에 효과.

승산(承山)_____ 방광경혈. 비복근 아래 끝 부분의 오목한 곳(비복근이 아래에서 갈라지는 곳)에서 취혈. 역시 누르면 얼얼한 통증이 느껴진다. 중지로 지압. 👆허리와 다리통증, 협착증, 비복근경련(종아리 쥐), 하지마비, 치질, 변비 등에 효과.

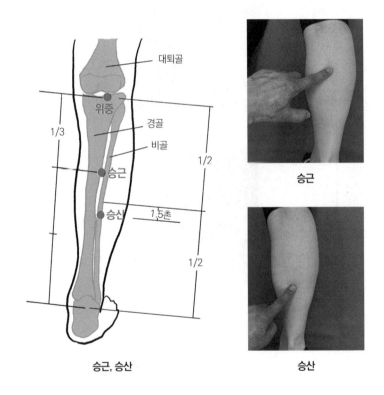

대퇴골

위중

경골

비골

승근

승산

1/3

1/2

1.5촌

1/2

승근, 승산

승근

승산

비뇨생식기 다스리는 국가대표 혈

삼음교(三陰交)_____ 비경혈. 족태음비경(足太陰脾經), 족소음신경(足少陰腎經), 족궐음간경(足厥陰肝經)의 세 음경락이 교차하는 혈이라 붙여진 명칭이다. 안쪽 복숭아뼈 중앙에서 위로 3촌, 경골 내측의 후면에 위치(뼈와 살이 만나는 접점 부위. 그림 참조). 엄지로 지압. 👆남녀 비뇨생식기 질환(생리불순, 자궁출혈, 자궁탈출, 발기부전 등)의 요혈. 복부팽만, 복통, 설사, 부종 등에도 효과.

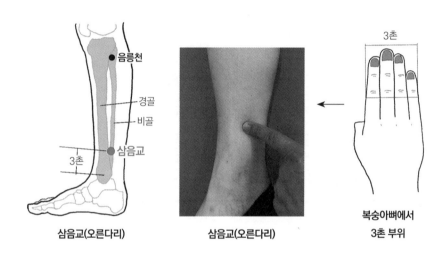

삼음교(오른다리) 　　 삼음교(오른다리) 　　 복숭아뼈에서
　　　　　　　　　　　　　　　　　　　　　　　3촌 부위

몸이 한쪽만 이상하다면

양보혈(陽輔)_____ 담경혈. 외측 복숭아뼈의 위 4촌 위치(만지면 뼈가 갈라진 것처럼 느껴지는 부위). 엄지로 지압. 👆편두통, 중풍 후유증(편마비) 등에 효과.

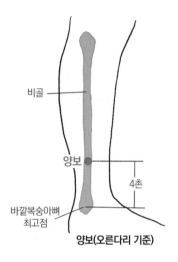

비골

양보

4촌

바깥복숭아뼈
최고점

양보(오른다리 기준)

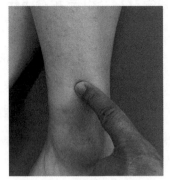

양보(왼다리)_ 만지면 뼈가 갈라진 듯한
부위

피로회복에 좋은 최고의 하지 지압 루틴

환도 ➜ 승부 ➜ 은문 ➜ 위중 ➜ 음곡 ➜ 위양 ➜ 승근 ➜ 승산(여기까지는 2인 1조로 지압하
는 것이 좋다) ➜ 양구 ➜ 혈해 ➜ 음릉천 ➜ 삼음교 ➜ 독비 ➜ 족삼리 ➜ 양릉천 ➜ 양보혈

발목과 발

● ○ ○

발병 났을 때

해계(解谿) _____ 위경혈. 족관절 전면 횡문의 중앙점의 위치(장무지신근건과 장지신근건 사이의 지점으로 바깥 복숭아뼈의 정점과 수평선상에 존재). 엄지로 지압. 👈장염, 족관절 및 주위조직의 질환, 하지 통증, 마비, 족하수증(발목이 굽혀지지 않는 질환), 두통, 현훈, 소화불량, 복부팽만, 변비 등에 효과.

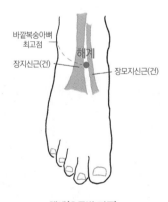

바깥복숭아뼈 최고점
장지신근(건)
해계
장모지신근(건)

해계(오른발 기준)

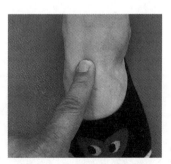

해계(왼발)_ 엄지를 당기는 신근건과 다른 발가락을 당기는 신근건의 사이

구허(丘墟)_____ 담경혈. 외측 복숭아뼈 전하방(앞면의 약간 아래 부분)의 오목한 부위. 발목을 힘껏 구부리면 바깥 복숭아뼈의 아래, 전방에 나타나는 오목한 부위. 검지나 중지로 지압. 👍흉협통(가슴과 옆구리의 통증), 담낭염, 족관절 및 주위조직의 질환에 효과.

신맥(申脈)_____ 방광경혈. 외측 복숭아뼈의 아랫면의 오목 부위. 검지로 지압. 👍두통, 현훈(어지럼증), 불면, 족관절염, 허리와 다리통증 등에 효과.

곤륜(崑崙)_____ 방광경혈. 외과첨(외측 복숭아뼈에서 제일 높은 곳)과 아킬레스건 사이 중점(그림의 외측 복숭아뼈 후면과 아킬레스건 사이 오목한 곳). 발목을 감싸면서 중지로 지압. 👍두통, 항강(뒷목 뻣뻣함), 요배통(등허리 통증), 좌골신경통, 하지마비, 족관절 및 주위조직의 질환에 효과.

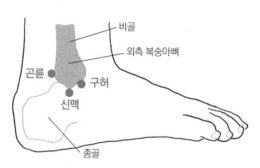

구허, 신맥, 곤륜(오른발 기준)

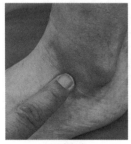

구허(왼발)

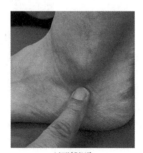

신맥(왼발)

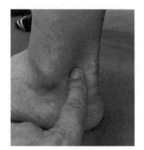

곤륜(왼발)

태계(太谿)_____ 신경혈. 내측 복숭아뼈 후면과 아킬레스건 사이 오목한 곳(곤륜과 대척점). 엄지로 지압. 🤚비뇨생식기 질환(신방광 질환, 생리불순, 정액 누설, 요실금 등) 그리고 이명, 하지마비, 발바닥통증 등에 효과.

조해(照海)_____ 신경혈. 내측 복숭아뼈 아래, 거골 밑 오목한 부위(아래 그림 참조). 엄지로 지압. 🤚불면, 심한 정신적 스트레스, 생리불순 등에 효과.

상구(商丘)_____ 비경혈. 안쪽 복숭아뼈의 전방에서 약간 아래쪽에 있는 오목한 곳(구허와 좌우 대척점. 그림 참조). 검지나 중지로 지압. 🤚위염, 장염, 소화불량, 부종 그리고 족관절 및 주위조직의 질환에 효과.

연곡(然谷)_____ 신경혈. 내측 복숭아뼈 앞에서 아래로 내려가면 만나는 뼈의 아래, 오목한 부위(그림 참조). 엄지로 지압. 🤚비뇨생식기 질환(신방광 질환, 방광염, 생리불순, 요실금 등)에 효과.

공손(孔孫)_____ 비경혈. 발의 내측 제1중족골(발바닥뼈) 기저부 앞쪽 아래면에 위치(그림 참조). 엄지로 지압. 🤚위와 장 질환(위통, 구토, 복통, 장명, 장염 등), 여성 생식기 질환(자궁질환, 생리불순 등) 등에 효과.

태백(太白)_____ 비경혈. 제1중족골두의 직후하방(바로 뒤, 아래 부위, 엄지발가락의 통풍이 자주 발생하는 곳). 엄지로 지압. 🤚위와 장의 질환(복통, 복부팽만, 장명, 위염, 변비, 설사 등), 부종 등에 효과.

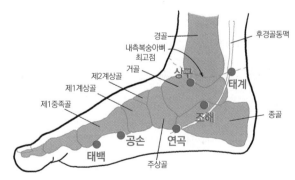

태계, 상구, 조해, 연곡, 공손, 태백

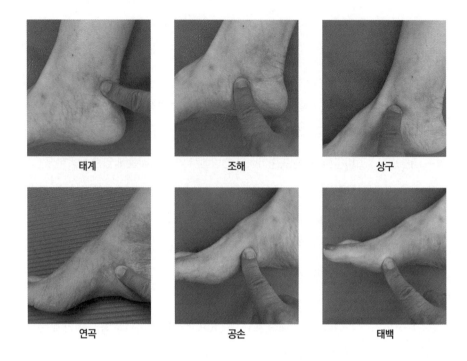

태계　　　　　　　조해　　　　　　　상구

연곡　　　　　　　공손　　　　　　　태백

간이 안 좋을 때

중봉(中封)＿＿＿＿＿ 간경혈. 발 안쪽 복숭아뼈 아랫면의 전방 1촌 부위 오목한 부위(가벼운 압력에도 통증이 느껴지는 곳). 양반다리 하듯이 발을 몸쪽으로 당겨 검지나 중지로 지압. 👍간질환(간염, 간경화 등), 뇨폐(소변이 막힌 것), 하복통 그리고 족관절 및 주위 조직의 질환에 효과.

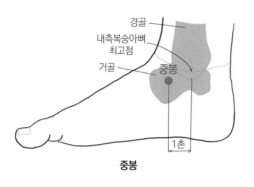

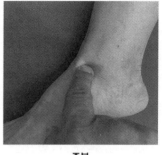

중봉   중봉

급체 했을 때

태충(太衝)_____ 간경혈. 발등의 엄지발가락과 검지발가락 사이(제1중족골과 제2중족골의 사이로 손의 합곡혈과 대칭적인 혈)를 손가락으로 누르면서 몸통 쪽을 향해 쭉 밀고 올라가면 손가락 끝이 멈추는 곳(339쪽 그림 참조). 누르면 얼얼한 느낌이 강한 부위다. 검지나 중지로 지압. 🖐소화계 질환(급체, 소화불량) 외에 두통, 현훈(어지럼증), 불면, 월경불순 등을 치료한다.

얼굴이나 몸이 띵띵 부을 때

함곡(陷谷)_____ 위경혈. 발등의 제2, 제3중족골 사이의 오목처(339쪽 그림 참조). 검지로 지압. 🖐부종(안면과 다리, 전신), 장명(장에서 나는 물소리), 복통에 효과.

머리가 아프고 어지러울 때

임읍(臨泣)_____ 담경혈. 제4중족골과 제5중족골 접합부의 전방에 있는 오목 부위(그림 참조). 검지로 지압. ☝두통, 현훈(어지럼증), 옆구리 갈비뼈 통증, 발 통증 등에 효과.

협계(俠谿)_____ 담경혈. 제4, 제5발가락의 접합부(그림 참조). 검지나 중지로 지압. ☝편두통, 고혈압, 이명, 늑간신경통 등에 효과.

행간(行間)_____ 간경혈. 엄지발가락과 둘째 발가락의 분기점(그림 참조). 검지나 중지로 지압. ☝두통, 현훈(어지럼증), 늑간신경통 등에 효과.

이가 아프거나 배가 아플 때

내정(內庭)_____ 위경혈. 발등의 제2발가락과 제3발가락의 분기점(그림 참조). 검지나 중지로 지압. ☝치통, 위통, 장염 등에 효과.

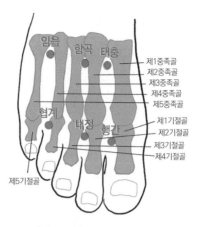

제1중족골
제2중족골
제3중족골
제4중족골
제5중족골
제1기절골
제2기절골
제3기절골
제4기절골
제5기절골

태충, 함곡, 임읍, 행간, 내정, 협계

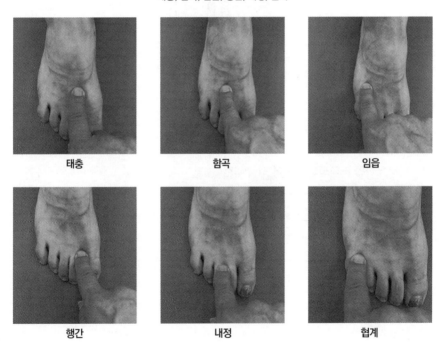

| 태충 | 함곡 | 임읍 |
| 행간 | 내정 | 협계 |

졸도 하면 무조건 여기 먼저 눌러라

용천(湧泉)_____ 신경혈. 발바닥 중심선에서 앞 1/3 지점, 제2·3중족골(발바닥뼈)의 사이에 위치(발바닥을 오므렸을 때 가장 오목하게 들어가는 부위). 엄지로 지압. 👆응급 질환(졸도, 중풍, 전간, 경기 등), 불면, 고혈압, 정신병, 두통, 하지마비 등에 효과.

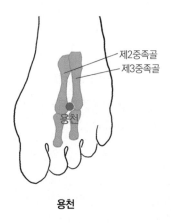

제2중족골
제3중족골
용천

용천

발마사지 효과를 극대화하는 족부 지압 루틴

해계 → 구허 → 신맥 → 곤륜 → 태계 → 조해 → 상구 → 중봉 → 연곡 →
공손 → 태백 → 태충 → 함곡 → 임읍 → 협계 → 내정 → 행간 → 용천

👆발을 자주 삐는 사람은 이 족부 지압을 꾸준히 하면 족관절이 유연해져서 발의 잦은 염좌를 피할 수 있다. 그리고 발에 쌓인 피로를 말끔히 풀어 줄 수 있다.

3 질병에 특효 지압혈 모음

● ○ ○

아플 땐 여기를 눌러라!

흔히 겪을 수 있는 질환이나 증상에 유용하게 쓰일 수 있는 실용성 높은 지압혈들을 따로 소개한다(구체적인 혈의 위치와 효능은 앞에서 제시한 경혈들을 참고하라. 사용의 편의를 위해 그림은 중복 게재했다). 질환과 치료 혈 간에 원리적으로 설명이 되는 경우도 있고, 그렇지 않은, 순전히 경험적인 경우도 있다(의학은 동서를 막론하고 이런 우연에 기초한 치료법이 적지 않다).

어쨌든 평소 어떤 질환이 발발할 때 그 치료를 위해 혹은 예방을 위해 이런 혈들을 숙지해 두면 위급한 상황에 큰 도움을 받을 수 있을 것이다. 다만, 질환이 중한 경우 여기 소개하는 방식으로 잘 듣지 않을 수 있다. 그런 경우는 당연히 가까운 한의원에 들러서 한의사의 전문적인 치료를 받길 권한다.

식체 및 소화불량 등 소화계 전반의 질환

● ○ ○

소화계 질환은 모든 병의 근원이다. 소화가 잘 되지 않으면서 건강한 사람은 세상에 없다. 이건 단언할 수 있다. 인체의 모든 생리적 활동은 먹는 것을 잘 하는 것으로부터 시작하기 때문이다. 건강을 원한다면 가장 먼저 위장을 다스려라.

　식체, 소화불량, 설사, 변비, 위염, 위궤양, 장염 등은 남녀노소 상관없이 가장 흔히 겪는 소화계 질환이다. 이런 질환은 우선 먹는 음식을 주의해야 한다. 이 책의 앞부분에 소개한 올바로 먹는 법을 잘 지키면 소화 관련 질환에 걸릴 일은 크게 감소할 것이다. 그래도 만일 소화와 관련하여 다음과 같은 질환이 생긴디면 설명과 같이 치료하고 또 예방함으로써 피해를 최소화 할 수 있다.

식체 및 소화불량, 위와 장 질환_ 사관혈(합곡+태충), 족삼리, 중완, 전중, 기문, 견정

사관혈(四關穴)_____ 응용범위가 매우 넓은 혈이다. 기혈(氣血)이 막힌 것을 뚫어주는 효능을 지닌 혈이기 때문이다(한의학에서는 대부분의 질병이 기혈이 잘 흐르지 못하고 막혔을 때 발생하는 것으로 본다). 여기 소화불량이나 복통 등 위장관 질환뿐만 아니라 생리불순, 생리통, 흉민(가슴 답답), 고혈압, 전신 통증, 전신 피로 등 기혈이 막혀 발생하는 대부분의 질환들에 두루 쓸 수 있다. 대장경의 합곡혈과 간경의 태충혈을 같이 사용한다. 임상에서 가장 많이 사용하는 대표 혈 중 하나이다.

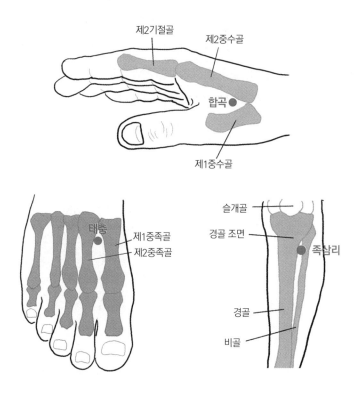

족삼리(足三里)_____ 사관혈과 더불어 임상가에서 사용 빈도가 가장 높은 혈의 하나이다. 12경락의 위경(토土에 속하는 경락)의 토의 혈(土穴)에 속한다. 위는 오행(五行)으로 토에 속하는데 그 토 경락 중에서도 또 토의 속성을 지닌 혈이니 토기의 제왕이라 할 것이다. 토는 중앙토(中央土)라고 해서 비위의 소화기능을 상징하는 기(氣)이다. 구체적인 효능은 다음과 같다.

- 소화기 질환 전반에 효과: 소화불량, 비위와 장 질환, 복통, 설사, 변비, 간과 담 질환, 당뇨병 등.
- 하지의 질환: 무릎이나 다리의 통증, 하지부종. 중풍의 치료와 예방에도 좋다.

중완(中脘) _____ 소화계 질환 치료의 대표 혈. 이 혈은 배꼽과 명치의 중간(복부의 센터 자리)에 위치하여 물리적으로 위장과 직결되는 혈임을 쉽게 간파할 수 있다. 위장과 관련된 소화계 질환에 독보적인 혈. 속이 좋지 않다면 거의 무조건 사용하는 혈 중 하나이다. 췌장 질환이나 당뇨병, 간과 담의 질환에도 소화계 질환을 동반하므로 자주 사용된다.

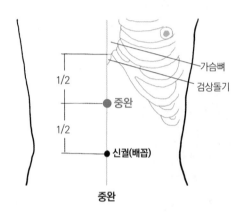

중완

전중(膻中) _____ 위장 질환으로 인해 발생하는 흉부의 통증이나 답답한 증상을 치료하는 데 효과적이다. 이 혈(다음 그림 참조)을 지압하면 트림이 나면서 통증이나 답답한 증상이 완화된다. 신경성소화불량, 신경성위염에도 효과가 탁월하다.

기문(期門) _____ 간의 모혈(募穴, 모혈이란 해당 장부의 상태가 발현되어 진단과 치료에 자주 응용되는 혈)로서 식체나 소화계 질환으로 흉협고만(胸脇苦滿, 가슴과 옆구리가 그득하고 괴로운 증상)에 효과. 이 혈을 지압하면 트림이 나오면서 답답하고 아픈 증상이 완화된다.

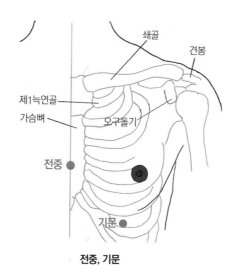

전중, 기문

견정(肩井)_____ 담경혈. 역시 소화불량이나 식체 등으로 발생하는 흉협부의 통증이나 답답한 증상을 완화해준다. 역시 지압하면 트림이 나오면서 증상이 완화되는 걸 경험할 수 있다.

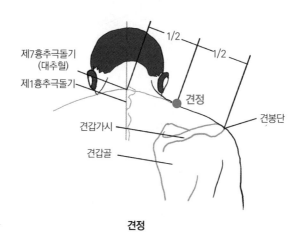

견정

역류성식도염, 오심, 구토_ 내관, 전중*

내관(內關)_____ 특히 심인성 위장질환에 효과가 있다. 따라서 신경성소화불량이나 신경성위장질환에 쓰면 좋다. 역류성식도염, 메스꺼움, 구토 등의 증상을 동반하는 위장질환에 다양하게 응용 가능하다. 물론 이 혈의 주된 분야인 스트레스나 정신과적인 질환, 즉 가슴 답답, 흉통, 불안증, 불면 등에도 당연히 쓸 수 있다.

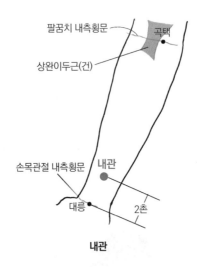

내관

면역계 질환

● ○ ○

감기, 독감, 코로나-19, 기타 바이러스성 감염성 질환_ 풍지, 풍부, 중부, 합곡, 곡지, 족삼리, 천돌, 영향, 승장

풍지(風池)_____ 매우 다양한 증상과 질병에 응용할 수 있는 주요 혈이다. 원인과 관계 없이 두부에 발생하는 통증은 거의 다 커버한다. 여기처럼 외감(外感, 외부로부터 감염)에 의한 감염성 질환으로 발생하는 두통, 발열의 증상, 고혈압과 같은 순환계 질환으로 인한 두통, 스트레스와 같은 정신과적 원인의 두통(대개 뒷목과 뒷머리가 뻣뻣하고 아픈 증상) 등에 모두 응용할 수 있다.

　혈의 명칭을 보면 바람(風)의 연못(池)이란 뜻인데, 바람은 한의학에서 외사(外邪, 외부로부터 들어오는 병리적 인자를 통칭)를 상징하는 말이다. 그리고 빠르게 진행한다는 함의도 있다(중풍이 그 예로서, 풍지는 중풍에도 물론 매우 자주 사용되는 혈이다). 흔히 감염성 질환은 그 진행이 빠르고 대체로 두통을 동반한다. 이런 증상에 특효인 혈이다.

풍부(風府)_____ 이 혈은 풍지와 거의 유사한 효능을 지닌다. 효능은 풍지를 참조할 것.

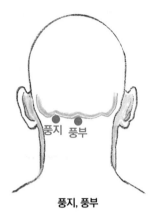

풍지, 풍부

중부(中府)＿＿＿＿ 폐경의 모혈(募穴). 폐의 질환을 진단하고 치료하는 혈이다. 감기와 같은 감염성 질환으로 인한 기침과 천식, 폐렴, 인후통, 콧물, 비색(코막힘)뿐만 아니라, 내과적인 요인으로 발생하는 폐의 질환(만성폐쇄성폐질환, 기흉, 폐기종 등)이나 알레르기 질환에도 다양하게 응용할 수 있다. 또한 어깨 관절과 직결된 부위에 있으므로 어깨 결림과 같은 통증, 견비통(어깨와 팔의 통증), 오십견 등을 다스리는 데도 효과가 좋다.

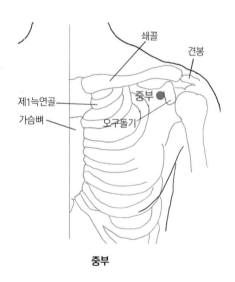

중부

곡지(曲池)_____ 열을 내려주는 데 특효가 있는 혈이다. 따라서 감염으로 인한 발열, 기타 염증으로 인한 발열 및 통증을 다스린다. 또 열성 요인으로 인한 피부 질환, 예컨대 습진, 소양증 등에 좋다. 국소적 요법으로 주관절 통증, 어깨, 손목관절 그리고 근육통 등에 다양하게 응용 가능하다.

천돌(天突穴)_____ 호흡기질환(기침, 가래, 천식, 후두결핵, 기관지염, 인두염, 편도선염, 쉰 목소리 등)에 좋다. 일반인은 침 사용 절대 금지. 한의사도 침을 놓을 때 극히 주의하는 혈.

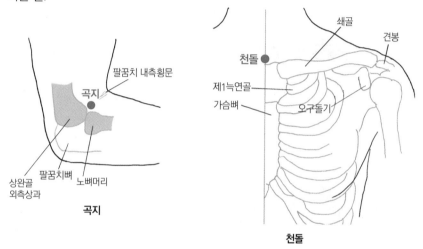

곡지

천돌

알레르기비염, 코막힘 등_ 영향, 상성, 인당, 족삼리, 사백, 곡지

영향(迎香)_____ 향기(香)를 맞이한다(迎)는 뜻에서 알 수 있듯이 코가 막혀 냄새를 잘 못 맡는 질환, 대표적으로 비염에 딱 좋은 혈이다. 감기나 기타 요인으로 코가 막히는 경우에도 역시 좋다.

상성(上星)_____ 비염, 코막힘, 코피 등에 사용할 수 있는 혈이다.

족삼리_____ 역시 비염, 축농증, 코막힘과 같은 콧병의 필수 혈이다. 상성+족삼리+영향 이렇게 세 혈을 조합하여 사용하면 비염이나 축농증, 코막힘에 좋은 효과를 볼 수 있을 것이다.

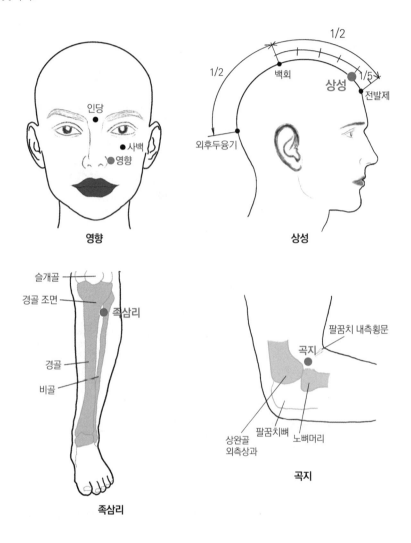

영향

상성

족삼리

곡지

두통 및 편두통, 어지럼증

● ○ ○

두통 및 어지럼증_ 태양, 백회, 풍부, 풍지

태양+백회+풍부+풍지_____ 이 네 혈의 조합은 두통 통치방으로 최고의 콤비네이션이라고 할 수 있다.

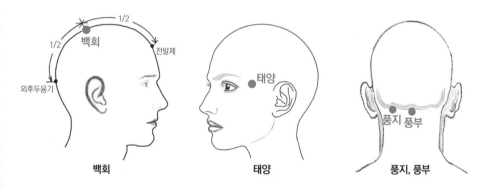

백회   태양   풍지, 풍부

편두통_ 태양, 예풍, 풍지, 합곡

태양+예풍+풍지+합곡_____ 이 네 혈도 역시 편두통의 요혈들을 집약시켜 놓은 것이다. 혈의 위치와 설명은 앞의 두부 혈들을 참조.

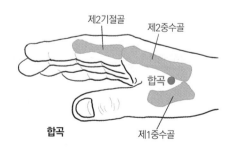

합곡

순환계 질환

● ○ ○

고혈압_ 풍지, 예풍, 내관, 양계, 합곡, 승산

풍지+예풍_____ 두부에 몰리는 혈압을 편리하게 낮출 수 있다.

내관_____ 고혈압으로 인한 심장 질환에 효과가 있다.

승산_____ 혈액순환에 좋은 혈로서 고혈압 치료에 효과가 있다. 뒤꿈치 들기 운동과 함께 하면 효능을 더욱 배가할 수 있다.

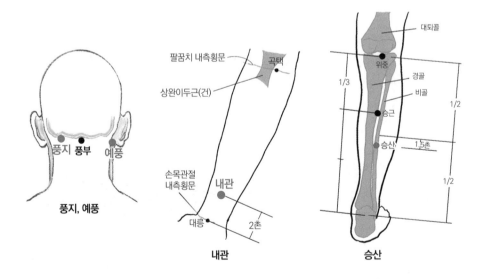

풍지, 예풍   내관   승산

뇌졸중(중풍)_ 백회, 용천, 합곡, 태충, 수구, 승장, 예풍, 풍지

중풍은 응급 상황이기 때문에 대체로 응급혈들이 쓰인다. 앞뒤 가릴 것 없이 위 혈들을 신속하게 지압하여 사망이나 마비 같은 중한 질환을 치료해야 한다.

백회+용천_____ 우선 백회+용천 조합을 시술한다. 이것은 인체의 맨 위와 맨 아래를 뚫어 기혈을 소통시키는 것이다.

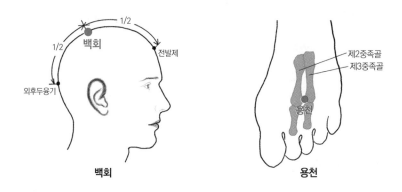

백회   용천

사관혈(합곡+태충)_____ 역시 기혈이 막힌 것을 뚫어 주는 효능이 좋은 혈로서 중풍 응급 치료의 요혈.

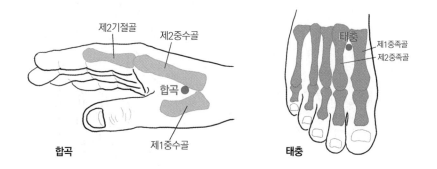

합곡   태충

수구+승장_____ 중풍으로 발생한 인사불성 같은 증상을 급히 치료하는 응급혈의 조합이다.

예풍+풍지_____ 이 조합 역시 중풍을 예방하고 치료하는 대표적 혈이다.

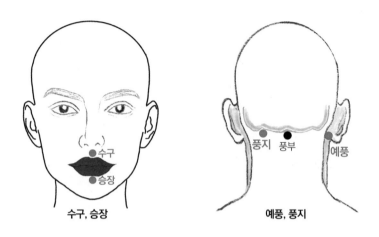

수구, 승장   예풍, 풍지

심장병, 흉통 등_ 내관, 신문, 전중

내관+신문+전중_____ 심장 관련 질환이나 심계, 불면, 불안 등의 정신질환에 대표적

요혈.

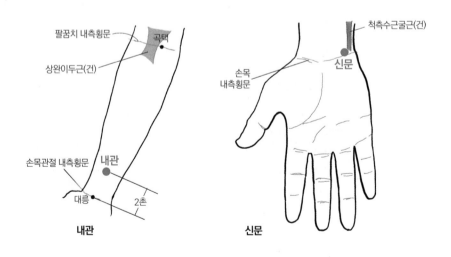

내관   신문

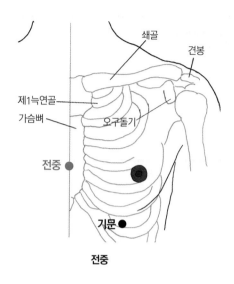

쇄골

견봉

제1늑연골

가슴뼈

오구돌기

전중 ●

기문 ●

전중

신경정신과 질환

● ○ ○

불안장애_ 전중, 신문(이상 앞 그림 참조), 소부, 노궁, 조해

소부+노궁_____ 소부는 심경의 화혈(火穴)이고, 노궁은 심포경의 화혈이다. 이 두 혈을 지압하여 심화를 내림으로써 심장을 안정시키는 효과를 기할 수 있다.

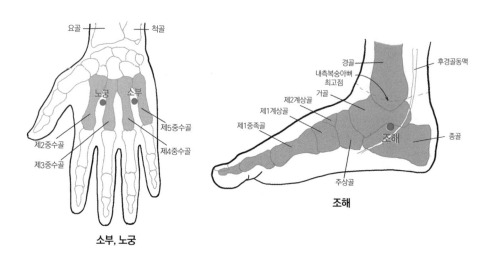

소부, 노궁

조해

화병_ 전중, 신문, 소부(이상 앞 그림 참조), 백회, 견정

전중_____ 화병이란 심장의 화, 심화를 말한다. 심한 스트레스로 심장에 화가 쌓여 발생하는 난치의 질환이다. 흔히 우울증을 동반하는데, 이때 가슴이 답답하고 아픈 증상을 나타낸다. 그 부위가 대체로 전중혈의 위치와 겹치는데, 이 부위를 꾹 눌러 지압을 해주면 가슴이 답답하고 아픈 증상을 완화할 수 있다.

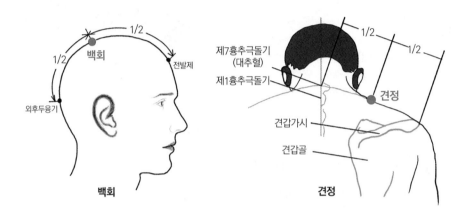

백회   견정

불면증_ 내관, 신문, 전중, 백회(이상 앞 그림 참조), 안면, 신맥, 조해

안면(安眠)_____ 경외기혈. 귓불 뒤 목과 머리가 만나는 오목한 부위로 예풍과 풍지혈 중간 지점에 있다. 혈명에서 알 수 있듯이 편안하게 수면을 취할 수 있게 하는 혈이다.

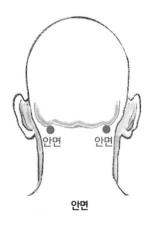

안면

신맥+조해_____ 발의 복숭아뼈의 바로 아래에 있는 혈들로서, 복숭아뼈의 내측과 외측의 서로 대척점에 위치한 조합으로 불면증에 효과가 좋다.

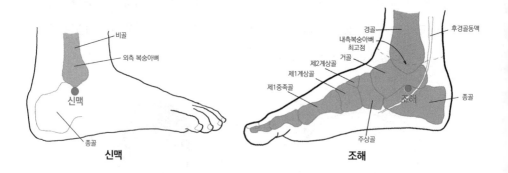

신맥

조해

공황장애_ 용천, 위중, 위양, 음곡

용천+음곡+위중+위양_____ 공황장애의 원인인 심화를 수기의 조절을 통하여 치료하는 방법. 용천과 음곡은 신경락의 혈이고, 위중과 위양은 방광경락의 혈로서 모두 수기를 조절하는 경락에 속한다. 용천은 발바닥을 지압하고, 음곡, 위중, 위양은 슬관절의 안쪽에 있는 혈이므로 오금의 안쪽, 중간, 바깥쪽을 차례로 눌러준다.

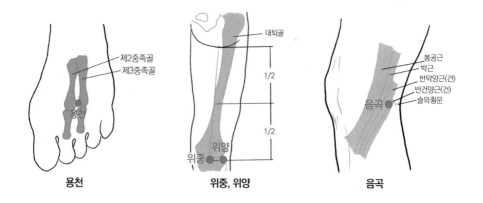

용천

위중, 위양

음곡

심계(두근거림)_ 수부

수부(兪府)_____ 이곳을 지압하거나 두드리면 심장의 두근거림을 진정시키는 효과가
좋다.

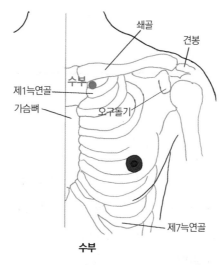

수부

부인과 질환

● ○ ○

생리통_ 삼음교, 혈해, 충문, 음릉천, 태계, 연곡, 관원, 중극

삼음교(三陰交)_____ 삼음교란 명칭은 이 혈에서 세 음경락(태음 비경, 궐음 간경, 소음 신경)이 교차한다고 해서 붙여진 것이다. 부인과 질환과 남성 생식기 질환의 명혈로 꼽힌다. 아래 혈해혈과 함께 묶어서, 삼음교+혈해 조합으로 지압하면 생리통, 생리불순 등 부인과 질환에 탁월한 효과를 얻을 수 있을 것이다.

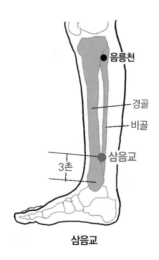

삼음교

혈해(血海) _____ 생리통, 생리불순, 자궁질환 등의 요혈. 어혈을 없애주며 혈액순환을 원활게 함.

충문(衝門) _____ 비경혈. 산통(서혜부의 당기는 통증), 소변폐색, 자궁내막염 등 남녀 비뇨생식기 질환에 효과.

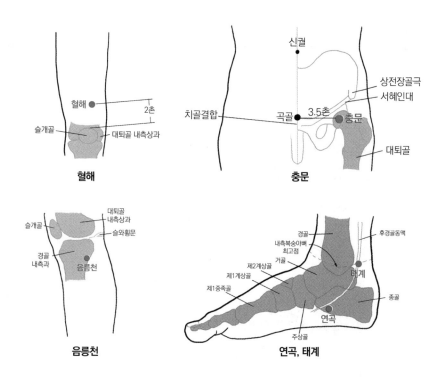

혈해

충문

음릉천

연곡, 태계

관원(關元), 중극(中極) _____ 이 두 혈역시 비뇨생식기 질환에 효과가 좋은 혈들이다.

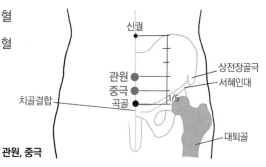

관원, 중극

안구 질환

● ○ ○

안구피로, 눈 침침, 노안 등 안구 질환_ 태양, 정명, 사백

태양+정명+사백_____ 이 세 혈을 조합하여 차례로 지압한다. 눈이 한결 편해지고 밝아

지는 것을 느낄 수 있다.

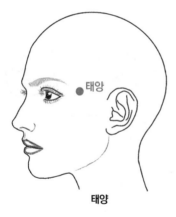

태양

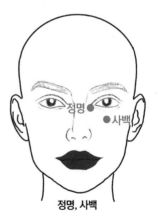

정명, 사백

4 주원장의 건강 지압 루틴 모음

● ○ ○

누르는 습관으로 건강미인이 되자

건강을 위해, 그리고 질병의 예방과 치유를 위해 앞의 지압법 총론에서 소개한 5가지 지압 루틴을 꾸준히 실천해 보자. 이것은 20년이 넘게 한의사로서 치열하게 임상을 하며 필자가 몸으로 터득한 건강한 삶의 지혜의 총결산 같은 것이다. 이 5가지 지압 루틴을 매일 실천하면 평소 병원 문턱 안 넘고도 매력적인 건강을 누리면서 유쾌하게 살 수 있는 길이 눈앞에 펼쳐질 것이다(혈의 위치는 앞의 설명 참조). 건강이 미인을 만든다. 건강은 아름다움이다.

두부 지압 루틴

> 백회 ➔ 백회에서 앞으로 전발제까지 지압 ➔ 다시 백회에서 뒤로 후발제까지 지압 ➔
>
> 풍부 ➔ 풍지 ➔ 예풍

안면부 지압 루틴

태양 → 인당 → 정명 → 사백 → 영향 → 수구 → 승장 → 지창 →

협거 → 이문 → 청궁 → 청회

복부 지압 루틴

명치부터 시작하여 복부 정중선(임맥)을 따라 아래로 약 3cm 정도의 간격으로 지압을 하면서 내려간다(배꼽은 누르지 않는다). 하복부 치골에 도달하면 시계 방향으로 복부의 외측 둘레를 따라 크게 원을 그리며 진행한다(하복 중극혈에서 → 우복부 → 상복부 → 좌복부 → 하복부의 순서로 진행하며, 치골 상연에서 지압을 멈춘다).

배부(등) 지압 루틴(2인 1조 지압)

경추부터 흉추 그리고 요추까지 척추극돌기 양 변 및 엉덩이의 천골 정중능선 양 변의 피부를 지압한다(척추 정중선에서 1.5촌 떨어진 방광경 제1선).

하지 지압 루틴

환도 → 승부 → 은문 → 위중 → 음곡 → 위양 → 승근 → 승산(여기까지 2인 1조 지압) →

양구 → 혈해 → 음릉천 → 삼음교 → 독비 → 족삼리 → 양릉천 → 양보혈

족부(발) 지압 루틴

해계 → 구허 → 신맥 → 곤륜 → 태계 → 조해 → 상구 → 중봉 → 연곡 → 공손 →

태백 → 태충 → 함곡 → 임읍 → 협계 → 내정 → 행간 → 용천

5 불경기 치료의학

● ○ ○
반항하라!

8체질의학

필자가 임상에서 주로 적용하는 의학은 8체질의학이다. 8체질 이론에 따라 약은 '체질약'을 처방하고 침은 '체질침'을 시술한다. 모든 치료의 근간이 체질을 두고 이뤄진다. 물론 경우에 따라 전통의학, 즉 『동의보감』이나 중의학 등에 기초한 침술이나 처방도 쓴다. 하지만 큰 틀은 여전히 8체질의학인 것이다.

8체질의학은 개개인이 지닌 개성을 고려하지 않고 동일한 잣대로 획일적인 치료를 행하고 있는 기존의 의료 시스템에 반기를 들고 체질에 입각한 새로운 치료와 예방 의학을 표방한 반항의 의학이다.

경제적 치료의학

8체질의학은 지금과 같은 경제적 침체기, 즉 불경기에 특히 돋보이는 의학이다. 이유는 간단하다. 의료비가 그리 많이 들지 않는 의술이기 때문이다. 8체질의학의 첫 번째 가는 기본 치료는 체질침이라는 것이다. 이것은 체질의 구조, 즉 그 체질의 장부 대소에 따라 그 체질에 맞는 혈만을 정확하게 선택해서 시술하는 침법이다. 8체질의학에서는 뜸이나 부항이나 물리치료 등의 부가적인 치료가 거의 없이 침만으로 대부분의 질병을 다스린다(이런 점이 8체질의학이 기존 의료 체제에 반항하는 한 단면이다). 체질침 시술로 치료받는 사람은 최소 치료로 최적 치료를 받을 수 있는 것이다.

물론 질병이 무거운 경우에는 약물 처방인 체질약을 쓴다. 대개 난치이거나 만성질환 혹은 몸의 기능이 많이 떨어져 심신이 허약한 상태, 또는 면역이 크게 저하되어 질병이 지속적으로 재발할 때 사용하는 경우가 많다. 하지만 이런 중환이나 고질적인 병이 아니라면 대체로 체질침만으로 질병을 다스릴 수 있다.

체질식의 매직

8체질의학의 또 하나 좋은 점은 '체질식'이라는 식이요법의 발명에 있다. 이는 8체질의학의 핵심적 특이점의 하나이다. 체질식은 각 체질마다 유익한 음식과 해로운 음식이 분류되어 있어 식생활을 그 사람의 체질에 딱 맞게 할 수 있다. 이것은 환자의 질병의 치유와 예방에 강력한 힘을 발휘한다. 말하자면 음식을 질병 치료의 주요한 수단으로 승격한 것이다. 이것은 8체질의학이 그 어떤 의학보다도 강조하는 예방의학의 정화이다.

난치병이나 희귀병으로 시달리다 8체질 치료로 고통의 늪에서 벗어난 사람들은 8체질의학을 진정 신봉한다. 8체질의학의 효능을 깊이 경험한 이들은 체질식을 철저히 지킨다. 아니, 지킬 수밖에 없다. 체질식을 지키는 삶과 그렇지 않은 삶의 차가 너무 크고 넓기 때문이다. 그들은 이렇게 생각한다: 세상에는 두 가지 종류의 사람이 있다. 체질식을 하는 사람과 체질식을 하지 않는 사람.

체질식을 철저히 지키면 우선 병이 빨리 치유된다. 체질식을 실천하는 생활이 지속되면 병에 잘 걸리지 않고 몸의 컨디션을 늘 좋은 상태로 유지할 수 있다.

감기에 잘 걸리지 않고 걸리더라도 빨리 낫는다. 소화 장애가 없어 언제나 속이 편하고 대소변이 로켓처럼 쾌속, 쾌활하게 된다. 머리가 호수처럼 맑아지고 눈 또한 태양처럼 밝아진다. 심한 피로가 없어지고 언제나 몸이 날개처럼 가볍다.

8체질의학의 의학적 효능

8체질의학은 현대의학이 잘 해결하지 못하는 난치병이나 불치병에 대한 강력한 해결책이다. 현대 질병의 대표 격인 알레르기 질환에도 특히 잘 대응한다. 자가면역과 같은 면역계 질환에도 탁월한 대처법을 제시한다. 고질적인 소화장애로 평생 시달리는 사람들의 위장관의 문제에 획기적인 돌파구가 된다. 화학적 약물 치료제에 심한 부작용이나 과민반응, 알레르기가 돌발하여 치료의 시도 자체가 불가한 사람에게 구세주가 되기도 한다. 원인이 밝혀지지 않아 아예 손을 쓰지 못하는 희귀병에도 선뜻 도움의 손길을 내민다.

이렇듯 8체질의학은 일반적인 내과질환이나 전통적인 질병뿐만 아니라 현대의학이 심히 곤란을 겪고 있는 많은 신종 질환에 대처할 수 있는 훌륭한 장점을 두루 구비하고 있다. 그런데 경제적으로도 그리 부담이 크지 않다! 이보다 더한 금상첨화가 세상 어디에 있겠는가! 나는 여러분을 8체질의학으로 정중하게 초빙하고 싶다.

모두 모여라, 사람들이여
그대가 지금 어디에 있든지
그리고 받아들여라, 물이
사방으로 들어차고 있다는 것을

그리하여 인정하라, 곧
그대가 뼛속까지 잠기리라는 것을

그대의 시간이 그대에게 진정 소중한 것이라면
당장 헤엄쳐라, 그렇지 않으면 돌처럼 가라앉으리니
시대가 지금, 바뀌고 있으니

(밥 딜런, 시대가 지금 바뀌고 있다)

    나는 치료의학으로 그리고 질병을 방어하는 예방의학으로 이처럼 훌륭한 의학은 없다고 자부한다. 8체질의학에 몸을 맡기는 그 순간, 당신은 질병의 공포로부터 벗어나 참 삶을 향유할 수 있는 든든한 발판을 마련하게 된다. 8체질의학이 물처럼 당신을 부드럽게 어루만져 줄 것이기 때문이다. 심신이 흉흉한 불경기에 우리 모두 8체질의학으로 망명하자! 당신에게 더없이 안전하고 포근한 요람이 되리니.

---

* 밥 딜런의 1964년 앨범 '시대가 지금 바뀌고 있다(The Times They Are A-changin')'의 동명 타이틀 곡의 첫째 절을 필자가 번역한 것이다. 원문은 다음과 같다.
Come gather 'round people / Wherever you roam / And admit that the waters / Around you have grown / And accept it that soon / You'll be drenched to the bone / If your time to you is worth savin' / Then you better start swimmin' or you'll sink like a stone / For the times they are a-changin'

미제(未濟)[*]

．

．

．

．

．

불경기 건강법은 끝나지 않는다.

"이제 다시 시작이다!"
김광석의 노래처럼.

---

[*] 『주역(周易)』의 총 64괘(卦) 중 마지막 괘는 미제다. 『주역』은 그 장대한 서사의 대미를 기제(旣濟, 이미 건넘)에서 미제(未濟, 아직 건너지 않음)로 맺는다. 끝나지 않음으로써 끝을 낸 것이다(도올 김용옥의 유튜브 채널, 도올TV의 주역 강의 말미의 미제괘 편 참조). 삶은 끝이 없다. 건강한 삶의 추구도 역시 끝이 없다. 불경기 건강법이 결코 끝나지 않는 연유이다.

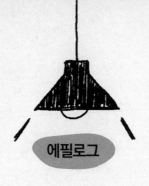

삶에는 죽음이 없다.
삶에는 삶밖에 없다.

그러니 우리,
건강하게 살자!

불경기 건강법
반항하라

불경기건강법: 반항하라

© 주석원, 2024

1판 1쇄 인쇄__2024년 10월 20일
1판 1쇄 발행__2024년 10월 30일

지은이__주석원
펴낸이__김미미
펴낸곳__세림출판
      등록__제2007-000014호

공급처__(주)글로벌콘텐츠출판그룹
      대표__홍정표 **이사**__김미미 **편집**__임세원 백찬미 강민욱 홍명지 남혜인 권군오 **기획·마케팅**__이종훈 홍민지
      표지 그림__주하연
      주소__서울특별시 강동구 풍성로 87-6
      전화__02) 488-3280 **팩스**__02) 488-3281
      홈페이지__http://www.gcbook.co.kr
      이메일__edit@gcbook.co.kr

값 20,000원
ISBN 979-11-6984-366-9 03510